扶阳临证备要

主审　孙永章　董学军

主编　刘立安　董明达

中国科学技术出版社

·北京·

图书在版编目（CIP）数据

扶阳临证备要 / 刘立安，董明达主编 .—北京：中国科学技术出版社，2023.6

ISBN 978-7-5236-0133-4

Ⅰ . ①扶… Ⅱ . ①刘… ②董… Ⅲ . ①中医疗法 Ⅳ . ① R242

中国国家版本馆 CIP 数据核字（2023）第 051129 号

策划编辑	于 雷 韩 翔
责任编辑	于 雷
文字编辑	李琳珂 靳 羽
装帧设计	佳木水轩
责任印制	徐 飞

出 版	中国科学技术出版社
发 行	中国科学技术出版社有限公司发行部
地 址	北京市海淀区中关村南大街 16 号
邮 编	100081
发行电话	010-62173865
传 真	010-62179148
网 址	http://www.cspbooks.com.cn

开 本	787mm×1092mm 1/32
字 数	251 千字
印 张	11.25
版 次	2023 年 6 月第 1 版
印 次	2023 年 6 月第 1 次印刷
印 刷	北京盛通印刷股份有限公司
书 号	ISBN 978-7-5236-0133-4/R·3051
定 价	49.00 元

编著者名单

主　审　孙永章　董学军

主　编　刘立安　董明达

副主编　孟　月　李海霞　李　奇　曹　洋

编　者（以姓氏笔画为序）

马召田　王悦卿　任昕昕　华永琴

关　澳　纪　峰　李汪洋　张　珉

张絮雨　陈芝语　范小猛　周凡超

周韶爽　唐璇子　焦云洞

内容提要

　　扶阳医学的学术思想可谓博大精深。历经近 200 年的传承、探索、总结和升华，扶阳派已形成一套完整成熟的扶阳医学理论体系，以及用于临床实践皆效的理法方药。在临床实践中，扶阳医学重视阳气，强调扶阳。全书分内、中、外三篇，内篇为扶阳解经，主要是对《黄帝内经》《伤寒论》中关于阴阳、六经、六气等中医学理论的解读；中篇为扶阳执中，扶阳理论根植于中医经典及历代中医大家的脾胃观，结合扶阳之法，用朴实的语言讲述扶阳脾胃观的本质内涵，可谓一语中的，振聋发聩；外篇为扶阳外拓，主要是基于扶阳理论，对中医病证的临床实践与应用，重在拓展对扶阳之法的认识和解读。全书引经据典，深入浅出，适合广大中医药从业者和爱好者阅读参考。

前　言

怀仁爱立救人之志，继绝学传扶阳之法。

两千年前，仲景立垂世之法，后人叹之，尊为医圣。后学孙思邈，集方传法，传《千金方》一书，弘大医之德，后人佩之，敬为药王。在历史长河中，中医学史上出现了一个又一个惊才绝艳的医家，或针砭时弊，或开宗立派，为传承和发展中医药宝库做出了卓越贡献，对后世产生了深远影响。

清末以来，以郑钦安为代表的一群医家，苦心孤诣，钻研仲景的伤寒之法，为揭时世寒凉药物滥用之弊，立扶阳之法，传《医理真传》《医法圆通》《伤寒恒论》三书，活人诲人无数。时光轮转，两百年后的今日，有扶阳后学忝列门墙，因感时世庸医多误人，遂立救人正论之志，集生平所思所学及临床经验，抛砖引玉，以伺诸同道，更愿有读者阅之能有所悟有所学，养己身救家人，则我之大幸，扶阳之大幸，中医之大幸。

有专家座谈会指出，要促进中医药传承创新发展，建立符合中医药特点的服务体系、服务模式、人才培养模式，发挥中医药的独特优势。《"十四五"中医药发展规划》更指出，传承创新发展中医药是新时代中国特色社会主义事业的重要内容，是中华民族伟大复兴的大事。在今日之盛世，如此大势之下，作为中医药行业的一员，传承发扬中医药，是我们义不容辞的责任。

此书旨在救人与传法，分内、中、外三篇，内篇为《内经》和《伤寒》的扶阳解读；中篇为扶阳执中论，结合扶阳之法，用朴实的语言讲述扶阳脾胃观的本质内涵；外篇重在拓展对扶阳之法的认识和解读。

　　在当今的社会环境下，人们多重脑而不重体，肥美溢于口，忧思困于内，脾胃之伤，滥矣！愿此书能唤起人们对脾胃的重视，意识到养生保健的重要性。当然，匆忙之下，此书恐有贻误之处，望请斧正！

编者

目　录

内篇　扶阳解经

中篇　扶阳执中

外篇　扶阳外拓

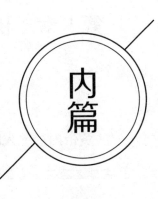

内篇

扶阳解经

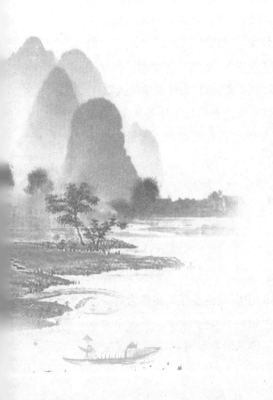

第1章 扶阳《内经》解

一、《黄帝内经》入门知要

1. 医学之源——《黄帝内经》

《黄帝内经》简称《内经》，分《灵枢》《素问》两部分，是中国最早的中医学典籍，也是传统中医学四大经典著作之一。其余三部为《难经》《伤寒杂病论》《神农本草经》。

《黄帝内经》是一本综合性的医书，其在黄老道家理论上建立了中医学"阴阳五行""脉象""藏象""经络""病因""病机""病症""诊法""论治""养生""运气"等学说，创立了一种自然、生物、心理和社会相互关联的"整体医学模式"（另据学者考证，今本中的黄老道家痕迹是唐代王冰补入）。其基本素材来源于中国古人对生命现象的长期观察、大量的临床实践以及简单的解剖学知识。

《黄帝内经》奠定了人体生理、病理、诊断以及治疗的认识基础，是影响极大的一部医学著作，被称为医之始祖。

2. "素问"释义

《黄帝内经》是现存最早的中医理论著作，相传为黄帝创作，后世学术界较为认同此书最终成型于西汉，作者亦非一人，而是由西汉之前黄老医家传承增补发展创作而来。《黄帝内经·素问》(简称《素问》),是《黄帝内经》中重要的、不可或缺的组成部分。对《素问》的含义,历来有四种说法,具体如下。

第一,《素问》即问本,就是探索人与自然的根本性问题。全元起就持这种观点,认为"素者,本也"。

第二,《素问》就是平素问答。持这种观点的,有马莳、吴昆、张介宾等人,他们认为《素问》之义,即"平素问答之书"。

第三,《素问》就是问素女。如《云笈七签·神仙通鉴》云:"天降素女,以治人疾,帝问之,作素问。"

第四,《素问》就是问太素。林亿《新校正》对《素问》书名的解释为:"按《乾凿度》云:'夫有形者生于无形,故有太易,有太初,有太始,有太素。太易者,未见气也;太初者,气之始也;太始者,形之始也;太素者,质之始也。'气形质具,而疴瘵由是萌生,故黄帝问此太素,质之始也,《素问》之名义或由此。"太素指宇宙万物之性最初形成的阶段,在太易、太初、太始之后,此时天地气、形、质都已具备但尚未分化为具体事物。而人是具备气形质的生命体,难免会有小大不同的疾病发生,故以问答形式予以阐明,这就是《素问》本义。隋代杨上善整理《内经》,称为《黄帝内经太素》(简称《太素》)是颇有见地的。太易、太初、太始、太素是古人探讨天地形成的四个阶段。《素问》正是从天地宇宙的宏观出发,运用精气学说和阴阳五行学说,解释和论证天人关系及人的生命活动规律和疾病发生发展过程,确有陈源问本之意,可谓名实相符。

3."灵枢"释义

《灵枢》共有三个名称,早期叫《九卷》,东汉张仲景在《伤寒论·自序》中云"九卷"。晋代王叔和《脉经·卷七病不可刺证第十二》引文下注"出《九卷》"。这段引文在今本《灵枢经·逆顺第五十五》可以找到,足证《九卷》即《灵枢》。

晋代皇甫谧撰《甲乙经》时,曾取材于《针经》,而考证《甲乙经》中的许多文字,与今天所见《灵枢经》相同,可以证明《针经》即《灵枢》。在《甲乙经·自序》中说:"按《七略》《艺文志》《黄帝内经》十八卷,今有《针经》九卷,《素问》九卷,二九十八卷,即《内经》也。"今《灵枢》第一篇《九针十二原》即有"先立针经"一语,说明《针经》这一名称的存在是较早的。

到唐代王冰才开始叫《灵枢》,在《黄帝内经》序中说:"班固《汉书·艺文志》曰:'《黄帝内经》十八卷。'《素问》即其经之九卷也,兼《灵枢》九卷,乃其数焉。"注文中也大量地引用了《灵枢经》的原文,这是《灵枢》首次出现。在王冰对《内经》的注文中,有时同样的一句引语,在一篇称"《灵枢经》曰",在另一篇又称"《针经》曰"。例如,《素问·三部九候论》中最后一段文中的"血病身有痛者,治其经络"。下面注《针经》曰。于是新校正云:"详此注引《针经》曰,与《三部九候论》而引之,在彼云《灵枢》,在此曰《针经》,则王氏之意,指《灵枢》为《针经》也。按今《素问》注中引《针经》者多《灵枢》之文,但以《灵枢》今不至,故未得尽知也。"《灵枢》名称的演变,大略如此。

至于其命名之义,因其书有九卷,故称之曰"九卷"。书中的主要内容，是研究针刺的问题，故又称之曰《针经》。对于《灵枢》的命名问题，马莳的解释是"《灵枢》者，正以枢为门户，阖辟所系，而灵乃至神至元之称，此书之切，何以异是"。"枢"，就是枢轴，基本释义就是门轴（《灵枢注证发微·卷首》）。张介宾解释："神灵之枢要，是谓《灵枢》。""灵枢"指让门的轴更加灵活，所以《灵枢》讲的是如何用针，使身体枢转得更加灵活，让身体的气血转起来（《类经》）。然《灵枢》又名《针经》，其主要内容是在阐述经络理论和针法。粗略统计可知，全书八十一篇专论，与此有关的内容占五分之四左右。因此，它的命名可以从针法方面来考虑的。"灵"指人体内的所谓"真灵之气"，古代医家认为，是它促成整个机体气机的运转，使各个器官组织相互联系，发挥正常的功能。"枢"是气在体内运行的枢机规律，必须掌握了气之枢机，针刺方可见效，故取名为《灵枢》。

研究《内经》里篇名的由来和意义，有利于我们更好地理解《黄帝内经》的内容。例如，《内外伤辨惑论》是研究内外伤怎么分辨为主的书籍，主要内容核心思想都体现在篇名中，这样有利于理解全书内容，不容易跑偏；《傅青主女科》是主要研究女科疾病生理病理等的专著。因此，我们先研究书名的由来意义，对于理解《黄帝内经》就不会走偏。

4. 关于《黄帝内经》的研究方法

笔者认为《黄帝内经》是从自然和生活中总结而来，是通过观察自然研究人体的生命规律，去解决生活中常见的问题。如果一个人善于观察生活，能从生活实际出发，就可以比较轻松地读懂《黄帝内经》。如果脱离了生活实际，把《黄帝内经》谈得玄乎其玄，那就是将后人引向歧途。

我们探索一下《黄帝内经》中对于"法于阴阳，和于术数"文字语句应该怎么理解更合适。

首先应该思考和解释最重要的问题，即阴阳为何？术数又为何？

笔者认为，想要解释上述问题，应按着正常的思维，结合生活实践，先解释阴阳和术数的概念，再展开来讨论，才不会对其内容理解偏差太远。

古人的思维原本是质朴的，是大道至简的，是尊重生活的，我们不能直接以现代人的思维去认识理解古人的想法。

对生活中的阴阳进行分析，山南为阳，山北为阴。水北为阳，水南为阴，上半身为阳，下半身为阴，上半年为阳，下半年为阴，春夏为阳，秋冬为阴。再结合后边的文字"饮食有节，起居有常，不妄作劳"，我们才知道"法于阴阳"并没有太过玄妙的含义，只是告诉我们上半年和下半年应该怎么做。上半年天气热，少穿一点，下半年天气寒，多穿一点衣服，避寒就温，注意保暖，注意保护生命，仅此而已。

"和于术数"和"法于阴阳"一个意思，古人的写作手法重于重复强调，四六对仗，合辙押韵，使其错落有致，文韵和谐。上半年六个月，下半年六个月，一年四季十二个月，都在说"术数"。四季又名"四气"，都是术数。这样我们才知道，重复强调，不同的语言，都是在说一件事儿。

因此，"法于阴阳，和于术数"并没有太深奥的意义。如果强行加入一些太深奥的意义，难以自圆其说，同时也无法理解中医，反而可能使中医走向歧途。理解"法于阴阳，和于术数"，还需要结合《黄帝内经》产生的时代，尽量用古人当时的思维去看待有关事物。

研究《黄帝内经》也好，学习中医理论也罢，只有结合生活实际，结合人体实际，才能真正地读懂弄通，进而找到正确的治病方法。

二、《黄帝内经》分解精讲

1.《上古天真论》

【原文】

昔在黄帝，生而神灵，弱而能言，幼而徇齐，长而敦敏，成而登天。

【解读】

这一段是介绍黄帝从出生到登天成为黄帝的过程，文字简洁，属于人物介绍，基本了解到即可。其后，才是探讨养生治病的实际内容。

【原文】

乃问于天师曰：余闻上古之人，春秋皆度百岁，而动作不衰①；今时之人，年半百而动作皆衰者，时世异耶？人将失之耶？

【注释】

①动作不衰：指活动灵敏。

【解读】

黄帝问天师岐伯：上古之人能够活到百岁还行动自如、动作灵敏，现在的人过了50岁就动作不灵敏，这是为什么？

黄帝作为一个既敦厚又勤勉的首领，很关心百姓疾苦，经常与天师探讨养生治病之道。

【原文】

岐伯对曰：上古之人，其知道者①，法于阴阳②，和于术数③，食饮有节，起居有常，不妄作劳④，故能形与神俱，而尽终其天年，度百岁乃去。

【注释】

①其知道者：懂得养生之道能够顺从自然之理的人。

②法于阴阳：指懂得和遵循阴阳变化。阴阳具体指代，历代著家解说不一，大多语焉不详。其实，古人在这里所说的阴阳内涵很简单，就是上半年和下半年分阴阳、春夏秋冬分阴阳、寒热分阴阳等。遵循春夏暖秋冬凉的规律，根据节气变化适应并调整生活节奏和生活习惯，就是法于阴阳。

③和于术数：为法于阴阳的重复强调，与法于阴阳意思相近，是古人经常用的写作手法。只不过这句是将阴阳的表述数字化，如上半年和下半年是数字，一年四季是数字，一年十二个月、三百六十五天也是数字，还可以将其五分、六分，就是五运六气，都是术数。

④食饮有节，起居有常，不妄作劳：这十二个字才是养生之道，谁做到了，谁就能健康长寿。食饮有节，指吃东西要有节制，如水果，若没有节制的食用，则会对身体造成危害，生活中我们见到很多这种例子。起居有常，指日出而作，日落而息，起居有规律，不能太晚太早，在《素问·四气调神大论》中有关于一年四季应该怎么样做的详细论述。不妄作劳，指不能太劳累，过劳会伤身体，导致各种各样疾病的发生。

【解读】

此段是岐伯回答黄帝所提问题的论述。岐伯告诉黄帝说，人能够活到百岁，尽终其天年，那就需要做到"食饮有节，起居有常，不妄作劳"，并且遵循一年四季的寒热变化规律，顺应天时。但是，我们不要把"法于阴阳"和"和于术数"做过大、过多的解释，那样既违背《内经》本意，又会给我们增添不必要的麻烦和困扰。

【原文】

今时之人①不然也，以酒为浆，以妄②为常，醉以入房，以欲竭其精，以耗散其真，不知持满③，不时御神，务快其心，逆于生乐，起居无节，故半百而衰④也。

【注释】

①今时之人：现在的人。需要明确的是，这里应理解为与黄帝、岐伯同时代的人。古代人与我们当代人有相同之处亦有不同之处，不能完全等同。

②妄：乱也。指错误的行为和生活习惯。就现代人来说，一些人熬夜玩手机不睡觉，贪凉饮冷无节制，就是妄。妄必有损，妄久必衰。

③不知持满：指不懂得保持精气（或称胃气）的充沛。

④半百而衰：五十岁身体就衰弱了。

【解读】

这一段是说，现在（黄帝岐伯时期）的人与上古时代懂得养生之道的人不一样，好酒贪杯，把错误生活方式当作生活常态。因醉后肆意行房和放纵欲望而使阴精消损乃至竭厥，因嗜好无度而使真气耗散，不知道保持气旺血足、精气充沛，不善调摄气血精神，为贪图一时舒爽，以违背自然规律方式换取短暂快乐，生活作息没有规律。所以，年方五十就过早衰老了。

【原文】

夫上古圣人①之教下也，皆谓之虚邪贼风②，避之有时，恬淡虚无③，真气从之，精神内守，病安从来。

【注释】

①上古圣人：指古代那些有才学、品行修养高、懂得养生之道的人。

②虚邪贼风：泛指异常气候和外来的致病因素。

③恬惔虚无：意指思想闲静，没有杂念。

【解读】

上古圣人教导我们，对于四时风寒邪气等致病因素应及时预防和躲避，要学会保持心情恬淡虚无，排除贪嗔痴等杂念，不要欲望太多、奢求太高，从而让人体内的气机调达、真气顺畅，让气血精神守持于内。最后一句的意思是，如果做到前面说的那几点，想得病都不容易。

【原文】

是以志闲而少欲，心安而不惧，形劳而不倦①，气从以顺，各从其欲，皆得所愿。故美其食，任其服，乐其俗，高下不相慕，其民故曰朴。

【注释】

①形劳而不倦：指人虽然有劳动（劳作）但不要过于累乏（不感到疲倦）。

【解读】

因此（遵从上古之人的教导），做到心志安闲减少不当欲望，情绪安定而没有恐惧焦虑，身体虽有劳动但别太疲倦，（人们就会）气血真气充沛调顺，每个人都能随心所愿，也都有望心想事成。人们只要做到了，无论吃什么食物都觉得可口甘美，穿什么衣服都感到自然舒适，适应风俗习惯且生活得开心如意，无论社会地位高低，相互间不倾慕（不嫉妒），这种状态下的人们自然就算得上纯朴。

【原文】

是以嗜欲①不能劳其目，淫邪不能惑其心，愚智贤不肖，不惧于物，故合于道②。

所以能年皆度百岁而动作不衰者，以其德全不危也。

【注释】

①嗜欲：嗜好与欲望。多指贪图身体感官方面享受的欲望。

②合于道：符合正确的养生之道。

【解读】

因而（承上文），任何不正当的嗜欲都不会引起他们（指听从上古之人教导的人）的注目，任何淫乱邪僻的事物也都不能惑乱他们的心志。无论愚笨的、聪明的，还是能力大、能力小，都不因外界事物的变化而动心焦虑，所以符合养生之道。之所以都能够活到百岁而动作不显衰老，是因为他们通过养生使身心得到全面提升从而避免了内外虚邪的危害。

【原文】

帝曰：人年老而无子者，材力^①尽邪？将天数^②然也？

岐伯曰：女子七岁，肾气盛，齿更发长。

二七，而天癸^③至，任脉通，太冲脉盛，月事以时下，故有子。

三七，肾气平均，故真牙生而长极。

四七，筋骨坚，发长极，身体盛壮。

五七，阳明脉衰，面始焦，发始堕。

六七，三阳脉衰于上，面皆焦，发始白。

七七，任脉虚，太冲脉衰少，天癸竭，地道不通^④，故形坏而无子也。

丈夫八岁，肾气实，发长齿更。

二八，肾气盛，天癸至，精气溢泻，阴阳和^⑤，故能有子。

三八，肾气平均，筋骨劲强，故真牙生而长极。

四八，筋骨隆盛，肌肉满壮。

五八，肾气衰，发堕齿槁。

六八，阳气衰竭于上，面焦，发鬓斑白。

七八，肝气衰，筋不能动，天癸竭，精少，肾脏衰，形体皆极。

八八，则齿发去。

肾者主水，受五脏六腑之精而藏之，故五脏盛，乃能泻。

今五脏皆衰，筋骨解堕，天癸尽矣，故发鬓白，身体重，行步不正^⑥，而无子耳。

【注释】

①材力：精力，此处指人的生殖能力。

②天数：自然赋予人类的限数，指人体生长壮老的自然规律。

③天癸：指人体内能促进生殖功能发育、成熟、旺盛的精微物质。

④地道不通：指月经停止来潮。

⑤阴阳和：指男女交媾。

⑥行步不正：走路不稳，步履蹒跚。

【解读】

在这一部分，黄帝问岐伯：人年岁老了就不能再生育子女了，是精力耗尽，还是生理上的自然规律就是这样呢？岐伯没有直接回答问题，而是向黄帝介绍和解说了人从小到老的整个生长壮老的过程（介绍分女男、分阶段。女以七岁为一段、男以八岁为一段，由小到老）。

岐伯告诉黄帝：女子 7 岁时，肾气开始充盛旺盛，乳齿更换掉，头发开始茂盛；到了 14 岁时，天癸（体内对生殖功能有促进作用的精微物质）成熟并起作用，会使任脉通畅，冲脉旺盛，月经按时来潮，女子因此具备了生育能力；21 岁时，肾气充满，智齿生出而发育健全；28 岁时，筋骨坚实，毛发丰盛，身体强盛而壮实；35 岁时，阳明脉开始衰弱，面容开始憔悴，头发开始脱落；42 岁时，三阳经脉的气血衰于头面部，整个面部都憔悴了，头发也开始变白；49 岁时，任脉虚弱，冲脉中的气血衰少，天癸枯竭，月经停止来潮，形体衰老，没有生育能力。男子 8 岁时，肾气开始充实，头发长得很快，牙齿更换；16 岁时，肾气充盛，天癸发生作用，精气盈满而能够泄出，若男女交媾，就可以生子；24 岁时，肾气充满，筋骨坚强，智齿生出而发育健全；32 岁时，筋骨发育最旺盛，肌肉丰满壮实；40岁时，肾气渐衰，头发脱落，牙齿枯槁；48岁时，阳气衰竭于上部，面部憔悴，头发花白；56岁时，肝气衰弱，筋脉活动不利，天癸枯竭，精气虚少，肾脏衰退，形体衰竭；64岁时，牙齿与头发都脱落。肾是主藏精的，接受五脏六腑的精气而将之储藏，所以五脏精气充盛，肾精充足而能排泄。现在五脏都已衰弱，筋骨松懈无力，天癸也竭尽了，因此发鬓皆白，身体沉重，步态不稳，没有生育能力。

　　用扶阳中土论来分析解释的话，人的生长壮老这一过程其实就是人的气血（胃气）升降变化的过程。任脉虚、太冲脉衰少、天癸竭、肾气衰、阳气衰等都是正气衰、胃气衰的表现。古人所谓的肾藏精，现代科学证明其不够精确。对"肾藏精"的理解应该是五脏六腑之精气皆源于脾运化精微。黄帝曰：人始生，先成精。其先天之精气育于肾中。肾脏的精气源于先天之精和后天脾之化精。肾气衰，则气血衰，气血衰，是因为气血不足。人的气血从哪来的？是从脾胃化生中来。肾气衰，其实就是藏精不足，气血虚，胃气衰，脾胃虚寒。所以说，脾胃虚寒、胃气不足才是人体由盛向衰的真正原因。

　　前面这几段，用简练准确的语言论述了肾气在人体生长衰老和生育能力变化过程中的主导作用，其内容也成为后世养生和治病的理论基础。

【原文】

帝曰：有其年已老，而有子者，何也？

岐伯曰：此其天寿过度①，气脉常通，而肾气有余也。此虽有子，男子不过尽八八，女子不过尽七七，而天地之精气②皆竭矣。

帝曰：夫道者年皆百岁，能有子乎？

岐伯曰：夫道者能却老而全形，身年虽寿，能生子也。

【注释】

①天寿过度：天寿，指天赋禀质，此处指人的自然生命力，通常指人的身体素质、精力等。过度：超过。天寿过度指人体素质（禀赋）超过常人。

②天地之精气：此处指人的正气、中气，也就是胃气。

【解读】

黄帝问岐伯：（然而）有的人（个别人）虽然年龄大了但还有生育能力，这又是为什么呢？岐伯回答说：这是因为他先天禀赋好，后天调养合理，故而精力超过普通的人，虽然年纪老了，但气血经脉仍然通畅，并且肾脏功能也没有完全衰退，所以仍具有生育的能力。不过，这些人虽然有生育能力，但是在一般情况下，当男子超过六十四岁，女子超过四十九岁时，由于体内的阴精和阳气都已枯竭，他们是不能生育的。

黄帝又问岐伯：那些懂得养生之道并善于养生的人，年龄都到了百岁，他们还能有生育能力吗？岐伯回答说：那些懂得养生之道并善于养生的人，能够防止衰老且保持身体健康，虽然年寿已高，但仍具有生育能力。

前者属于例外，后者属于特例。

【原文】

黄帝曰：余闻上古有真人①者，提挈天地②，把握阴阳，呼吸精气，独立守神，肌肉若一，故能寿敝天地③，无有终时，此其道生。

中古之时，有至人者，淳德全道，和于阴阳，调于四时，去世离俗，积精全神，游行天地之间，视听八达之外，此盖益其寿命而强者也，亦归于真人。

其次有圣人者，处天地之和，从八风之理，适嗜欲于世俗之见，无恚嗔之心，行不欲离于世，被服章，举不欲观于俗，外不劳形于事，内无思想之患，以恬愉为务，以自得为功，形体不敝，精神不散，亦可以百数。

其次有贤人者，法则天地，象似日月，辨列星辰，逆从阴阳，分别四时，将从上古合同于道，亦可使益寿而有极时。

【注释】

①真人：指远古时代养生修养最高的一种人，他们能够掌握自然规律并能保全其精神及真气。用现代人的话说，就是养生修养方面的顶级高人。

②提挈天地：原文指（人）能掌握天地变化规律之意。古人的说法略显理想和夸张，此处理解为遵循自然规律即可。

③寿敝天地：寿命能够长久且与天地同在。当然，这只是古人的理想而已。

【解读】

黄帝说：我听说在远古时代，有被称为"真人"者。这种人能够掌握天地造化之机，把握阴阳变化的规律，吐故纳新，精神内守，形体肌肉保持协调如一，所以他们的寿命能够长久，且与天地同在，没有终结之时。这是他们掌握了养生之道的结果。在中古时代，有在养生方面稍逊于"真人"的人，被称为"至人"。他们心性淳朴，全面掌握了养生之道，能够使体内的阴阳变化与宇宙间的阴阳变化协调一致，能够顺应春夏秋冬四时气候的演变，超凡脱俗，保全精神，神游于天地之间，视觉和听觉能达八方极远之处。他们可以延长寿命，形体不衰，获得与真人相同的结果。还有些略逊于"至人"的人，叫作"圣人"。他们安居于天地大气之中，顺从八风变化的规律，将自己的嗜好适应于世俗的习惯，无嗔无怒，其行为举止不脱离现实环境，穿着打扮也与其他人没有区别，在外不让忙碌的事务劳伤身体，在内没有患得患失的思想纷扰，把安静乐观作为自己的任务，把悠然自得作为自己的功劳。这样，他们的形体也不易衰老，精神也不易耗散，其寿命也可达到百岁。还有种善于养生而德才兼备的人，被称为"贤人"。他们能够效法天地变化的规律，遵循日月运行、昼夜盈亏的道理，分辨星辰位置，顺从自然界阴阳变化、四时寒暑变迁的规律，调养身体，以求得符合远古时代的养生之道，他们的寿命也可以延长，但却有一定的极限。

此段分别讲了养生修心方面真人、至人、圣人、贤人四种人及其成就方法，由高到低，讲得很多很细。归根结底还要落实到那二十个字：法于阴阳，和于术数，食饮有节，起居有常，不妄作劳。这才是正确的养生之道，也是健康长寿的根本和秘诀。具体论述中，肾气也好，真气也好，元气也好，其实都在说胃气。抓住胃气，便抓住了关键，也就抓住了中医的核心，抓住了养生治病的要领。

2.《四气调神大论》

【原文】

春三月①，此谓发陈②。天地俱生，万物以荣，夜卧早起，广步于庭，被发缓形③，以使志生，生而勿杀，予而勿夺，赏而勿罚，此春气之应，养生之道也；逆之则伤肝，夏为寒变，奉长者少。

【注释】

①春三月：即春季的三个月，具体分别为孟春、仲春、季春（后文中的夏三月、秋三月和冬三月，均可仿此理解）。

②发陈：万物生发、推陈出新的意思。

③被发缓形：被，同披。被发缓形，是将头发披散开，使身体和衣服放松舒缓。

【解读】

春季的三个月里，是万物生长发育、推陈出新的时节，自然界万物生机勃勃、欣欣向荣，这时人们应该晚睡早起，在庭院中缓缓散步，披开束发、放宽衣带、让身体自由舒展，使自己的精神状态舒畅条达，维护春天赋予人的生发之气。不要滥行杀伐，要多施予少敛夺，要多奖励少惩罚，与春季"生发"之气和养生之道相适应，不能逆这些规律。逆（违背）了这些自然规律，就可能伤及肝气（此处之所以联系到肝，是因为肝在五行中属木，木主生发，实际上未必只伤肝或必伤肝，但我们在这里主旨是解析古中医典籍，不必太过较真），到夏季时就会产生寒性病变，供养夏季生长的基础和支持就会减少。

需要强调的是，这里讲的肝气，也与胃气和正气相关。

春天里要养好胃气，以备夏天之用。春天胃气不足，给夏天提供和打下的基础就不好，就会影响夏天人的健康，即所谓的寒性病变。正如《素问·评热病论》所言："邪之所凑，其气必虚"。

【原文】

夏三月，此谓蕃秀①。天地气交，万物华实，夜卧早起，无厌于日②，使志勿怒，使华英成秀，使气得泄，若所爱在外，此夏气之应，养长之道也；逆之则伤心，秋为痎疟③，奉收者少，冬至重病。

【注释】

①蕃秀：繁茂秀美，形容自然界万物生长一派繁荣的状态。

②无厌于日：不要反感厌恶夏天的漫长和炎热。

③痎疟：疟疾的总称。

【解读】

夏季三个月，是自然界万物茂盛秀美的时节，天地之气不断上下交流，植物开花结果，人们此时应该晚睡早起，不要反感厌恶夏日的漫长和炎烈，控制情绪不轻易发怒，使自己精神饱满，使阳气（汗水）能够宣泄流畅，好像所喜爱的东西展现于外。这是与夏季相应的保养"长气"（依然是胃气）的养生之道，如果违背了养生之道，就要伤及心气（不仅限于心气），到秋季容易发生疟疾，供秋季收敛的基础就少了，到冬季还可能会引发更严重的疾病。

【原文】

秋三月，此谓容平①。天气以急，地气以明②，早卧早起，与鸡俱兴③，使志安宁，以缓秋刑④，收敛神气，使秋气平，无外其志，使肺气清，此秋气之应，养收之道也；逆之则伤肺，冬为飧泄⑤，奉藏者少。

【注释】

①容平：自然界万物形态已经平定下来。

②天气以急，地气以明：天空秋风劲急，大地清肃明净。

③与鸡俱兴：比喻人的起卧作息时间与鸡一样，早点休息，早起干活儿。

④秋刑：形容秋气肃杀，万物凋零。

⑤飧泄：泻出未消化的食物，又称完谷不化。

【解读】

秋季三个月，是自然界植物生长平定、收成的时节，秋风急劲，万物萧条，人们应该早睡早起，起居的时间与鸡的起宿相仿，使自己的精神安定宁静，以缓解秋季肃杀之气的侵犯，收敛神气不向外过度发散，使肺气保持清肃平定。这是与秋季相适应的保养"收气"的养生之道，若违背了这个养生之道，就会伤及肺气，到冬季变生泄泻、完谷不化一类的疾病，供冬季闭藏的基础也就少了。

【原文】

冬三月，此谓闭藏①。水冰地坼②，勿扰乎阳，早卧晚起，必待日光，使志若伏若匿，若有私意，若已有得，去寒就温，无泄皮肤，使气亟夺③。此冬气之应，养藏之道也；逆之则伤肾，春为痿厥④，奉生者少。

【注释】

①闭藏：形容冬季阳气收敛，生物潜藏。对人体而言，指的是闭门闭户在家躲藏（躲避冬季寒邪地侵袭）。

②坼（chè）：裂开，

③使气亟夺："气"指"阳气"。"亟"与"极"通，有藏的意思。

④痿厥：四肢痿软，软弱无力。

【解读】

冬季的三个月，是万物生机潜伏闭藏的时节。（寒凉天气）使水结冰、地冻裂。这时，人不要扰动阳气，应该早睡晚起，一定等到阳光照耀时再起床，不轻易扰动阳气，让阳气如伏似藏，好像心里很充实且得到满足，还必须避开寒凉靠近温暖（最好躲在屋子里），不要让皮肤开泄出汗，使阳气藏而不泄，这就是适应冬天"藏伏"的养生之道。如果违反了养生之道，会损伤肾气（还与胃气相关），到了春天可能要患痿厥等疾病，也会导致冬天闭藏的基础变差，供给来年春季滋养人体健康的基础也相应变差。

以上四节所论述的养生、养长、养收、养藏的方法，是《素问·上古天真论》"法于阴阳"这一摄生原则的具体化。这种适应四时之变的养生方法，对保持健康和预防疾病，有一定的指导作用，体现了中医学的整体观念。

需要清楚明白的是，自然界有四季，文中有关四季的描述和分析对植物生长养护确有一定的积极意义，但不能将这些理论完全地"移植"到人体和诊病用药上，因为人体是恒温的（正常人体温度应保持在36～37℃），即人体没有明显的"四季"变化。适用相关理论时，要具体问题具体分析，合则用、不合即不用，不能犯教条主义错误。另外，养生、养长、养收、养藏所指向的终极目标都应该是胃气，是所谓"有胃气则生，无胃气则死"。

【原文】

天气清净，光明者也，藏德不止①，故不下也。天明②则日月不明，邪害空窍。阳气者闭塞，地气者冒明，云雾不精③，则上应白露不下。交通不表，万物命故不施，不施则名木多死。恶气不发，风雨不节，白露不下，则菀槁④不荣。贼风数至，暴雨数起，天地四时不相保⑤，与道相失，则未央绝灭。唯圣人从之，故身无奇病，万物不失，生气不竭。

【注释】

①藏德不止：自然界风调雨顺一切正常，人类少灾少病身体健康。

②天明：当为"天不明"，即天蒙，阴霾晦暗。

③不精："精"与"晴"通。即不晴。

④菀槁（有书为"槀"）：茂盛的禾苗。菀，茂盛。槁，禾秆，泛指禾苗。

⑤天地四时不相保：天地四时之气不能保持相互协调，违背了正常的规律。

【解读】

天气是清净光明的，自然界中风调雨顺一切正常，人类少灾少病身体健康，万物生机不衰减。如果天气阴霾晦暗，则日月失其光辉，邪气充满天地之间，天气闭塞不通，地气昏蒙不明，云雾不能消散使天空放晴，天上的甘露不能下降，天地之气不相交通，万物的生机就阻滞了。万物的生机阻滞，即使高大的树木也可能会大量枯死。恶劣的气候不能终止，风雨不能按时而来，甘露不能下降，草木就会凋零枯萎而不能繁荣。邪风不断刮起，暴雨经常降下，天地四时之气不能保持相互协调，违背了正常规律，那么万物的寿命未至一半就会夭折。圣人能够顺应自然界的规律和变化，不违背正确的生长规律和养生之道，因此生机不会衰竭，身体没有疑难大病。

【原文】

逆春气则少阳不生，肝气内变。逆夏气则太阳不长，心气内洞。逆秋气则太阴不收，肺气焦满。逆冬气则少阴不藏，肾气独沉。

夫四时阴阳者，万物之根本也。所以圣人春夏养阳，秋冬养阴①，以从其根，故与万物沉浮于生长之门②。逆其根则伐其本，坏其真矣。故阴阳四时者，万物之终始也，死生之本也，逆之则灾害生，从之则苛疾不起，是谓得道。

道者，圣人行之，愚者佩之。从阴阳则生，逆之则死；从之则治，逆之则乱。反顺为逆，是谓内格。

是故圣人不治已病，治未病；不治已乱，治未乱，此之谓也。夫病已成而后药之，乱已成而后治之，譬犹渴而穿井，斗而铸锥，不亦晚乎？

【注释】

①春夏养阳，秋冬养阴：春夏保养心肝，秋冬保养肺肾。其实，应该理解为，春夏天气热，应该养胃气，养正气；阳气足，正气足，不容易中暑，不容易得其他病；秋冬养阴，养胃气，养正气；正气足，胃气足，能够抵抗外来的寒邪，

能够增加免疫力。

②沉浮于生长之门：沉浮，运动，指随着生长收藏的规律而运动。

【解读】

春天保养不好（违逆春生之气），少阳就不会生发，以致肝气内郁而发生病变；夏天保养不好（违逆夏长之气），太阳就不能盛长，以致心气内虚；秋天保养不好（违逆秋收之气），太阴就不能收敛，以致肺热叶焦而胀满。冬天保养不好（违逆冬藏之气），少阴就不能潜藏，以致肾气不蓄，出现注泻等疾病。其实，无论肝气内变也好，还是心气内动也好，肺气焦满也好，肾气独沉也好，都是全身的正气大亏，胃气大亏，脾胃虚寒所导致。

四时季节的变化，是万物生养的根本，所以圣人在春夏季节保养阳气以适应生长的需要，在秋冬季节保养阴气以适应收藏的需要，顺从生命发展的根本规律，就能与万物一样，在生、长、收、藏的生命过程中运动发展。如果违逆了这个规律，就会损伤正气，破坏真元之气（这里所说的阳气、阴气、正气和真元之气，其实都是胃气和正气）。因此，阴阳四时是万物盛衰存亡的根本，违逆了它，就会产生灾害，顺从了它，就不会发生重病，这样便可谓懂得了养生之道。

如果把前面所说的道理都学明白，我们就算得道，即四季阴阳寒热之道，也即养生之道。圣人（有智慧的人）会按道行之，愚笨的人知道却不去做。从道者正常健康成长，违道者生病甚至死亡。因此，智慧的人不等疾病已经发生再去治疗，而是在疾病发生之前阻止它，如同不等到乱事已经发生再去治理，而是在它发生之前预防。如果疾病已经发生，然后再去治疗，如同乱子已经形成然后再去治理，那就如同临渴而掘井，战乱发生再去制造兵器，不就太晚了吗？

3.《生气通天论》

【原文】

黄帝曰：夫自古通天者，生之本，本于阴阳。天地之间，六合之内①，其气九州、九窍②、五脏、十二节，皆通乎天气。其生五，其气三③，数犯此者，则邪气伤人，此寿命之本也。

【注释】

①六合之内：六合，指上下左右前后。六合之内，即天地之间的互词。

②九州、九窍：九州，即古时的冀、兖、青、徐、扬、荆、豫、梁、雍；九窍，有两种解释，一是指人体的上五官七窍和下二阴两窍，二是指古代的行政区划。

③其生五，其气三：其，指天之阴阳；五，指金、木、水、火、土五行；其气三，指阴阳之气各有三，即三阴三阳。

【解读】

黄帝说：自古以来，都以通于天气为生命的根本，而这个根本不外天之阴阳。天地之间，六合之内，大如九州之域，小如人的九窍、五脏、十二节，都与天气相通。天气衍生五行，阴阳之气（此处的阴阳之气仍应理解为胃气）又依盛衰消长而各分为三。如果经常违背阴阳五行的变化规律，那么邪气就会伤害人体，因此适应这个规律是寿命得以延续的根本。

【原文】

苍天之气，清净则志意治，顺之则阳气固，虽有贼邪[①]，弗能害也，此因时之序。故圣人抟[②]精神，服天气，而通神明。失之则内闭九窍，外壅肌肉，卫气散解，此谓自伤，气之削也。

【注释】

①贼邪：贼风邪气，在此泛指外界致病因素。

②抟：专一，比喻专心、服从、顺从。

【解读】

天气清净，人的精神就相应地调畅平和，顺应天气的变化就会阳气固密（中气旺胃气足），即使有贼风邪气（致病因素）也不能加害于人，这是适应时序变化的结果。因此，善于养生的人能够专心致志，顺应天气，而通达阴阳变化之理。如果违逆了适应天气的原则，就会内使九窍不通，外使肌肉壅塞，正气胃气涣散，这是人们不能适应自然变化所致，称为自伤，阳气会因此而受到削弱。

【原文】

阳气者，若天与日，失其所则折寿而不彰，故天运当以日光明。是故阳因而上，卫外者也。因于寒，欲如运枢[①]，起居如惊，神气乃浮。因于暑，汗，烦则喘喝[②]，静则多言，体若燔炭，汗出而散。因于湿，首如裹，湿热不攘，大筋緛短，小筋弛长[③]，緛短为拘，弛长为痿。因于气，为肿，四维相代，阳气乃竭。

阳气者，烦劳则张，精绝，辟积于夏，使人煎厥[④]；目盲不可以视，耳闭不可以听，溃溃乎若坏都，汩汩乎不可止。

【注释】

①运枢：即"连枢"，是说动转不灵，比喻志意不舒畅。

②喘喝：喘，呼吸困难；喝，因喘促而发出的一种声音。

③大筋緛短，小筋弛长：緛，通软，收缩之意；弛，弛缓不收之意。

④煎厥：是指阳盛阴厥导致的昏厥证，常见有耳聋、目盲，甚至昏厥不省人事等症状。

【解读】

人体的阳气（即气血胃气），就像太阳一样呵护着人体。如果阳气失去了应有的位次（功用），就会减损人的寿命并使生命机能暗弱。所以说天的运行不息靠太阳的光明，人体的健康无病靠轻清上浮的阳气来护卫。

若受寒邪侵袭，阳气应该像门轴在门臼中运转一样活动于体内不外泄。若起居不正常过于急促，则易扰动阳气外越。若受暑邪侵袭，出汗过多，则烦躁且咳喘，安静时则多言多语。若身体发高热，就会像炭火烧灼一样，一经出汗，热邪就能散去。因于湿，头部像有物蒙裹一样沉重。若湿热相兼而不得排除，则伤害大小诸筋，出现短缩或弛纵，短缩的造成拘挛，弛纵的造成痿弱。由于风，可致浮肿。以上四种邪气维系缠绵不离，相互更代伤人，就会使阳气倾竭。

在人体烦劳过度时，阳气就会亢盛而外张，使阴精逐渐耗竭。如此多次重复，阳愈盛而阴愈亏，到夏季暑热之时，便易使人发生煎厥病，发作的时候眼睛昏蒙看不见东西，耳朵闭塞听不到声音，混乱之时就像都城崩毁，急流奔泻一样不可收拾。阳盛是耗损正气，阴亏是正气不足。无论阳盛还是阴亏，其实都是正气亏、胃气亏。正气靠胃气滋养，只有温中、温阳才是解决问题之正道。脾胃旺盛，正气充足，上述症状自然消除。

【原文】

阳气者，大怒则形气绝而血菀①于上，使人薄厥②。有伤于筋，纵，其若不容。汗出偏沮，使人偏枯。汗出见湿，乃生痤痱③。高粱④之变，足生大丁，受如持虚。劳汗当风，寒薄为皶，郁乃痤。

【注释】

①菀：郁积的意思。

②薄厥：因大怒等情志刺激而迫使气血逆乱，甚至昏厥不省人事。

③痤痱：痤，是一种小疖；痱，指汗疹。

④高粱：同膏粱。膏指油腻的食品，粱指精美的食品。

【解读】

人体中的阳气，还可因为大怒而使阳气过分上逆，血液就会随之郁于头部，发生昏厥，产生"薄厥"病症。或可见筋脉损伤，出现松弛无力、肢体不能运动的症状。如果是半身有汗而另外半身无汗的，日久之后可能会发生半身不遂的病症。若出汗后受到湿邪的侵袭，汗液被寒湿之气郁闭，便会产生痤疮和痱子。经常偏食膏粱厚味的人，容易变生疔疮，这种人得病就像拿着空器具盛东西那样容易。如果劳动时汗出过多，随后又受到风寒邪气的侵袭，寒气郁闭体表的阳气，郁积日久便会使面部生长粉刺痘、青春痘等病。

其实，这些病的产生，都是损伤阳气、损伤正气所致。不管怎么说，只要人得病、有症状，都与正气有关，都是伤了正气、伤了元气的结果，这是一条万古不变的病理。"正气存内，邪不可干"。

【原文】

阳气者，精则养神，柔则养筋①。开阖不得，寒气从之，乃生大偻。陷脉为瘘，留连肉腠，俞气化薄②，传为善畏，及为惊骇。营气不从，逆于肉理，乃生痈肿。魄汗未尽，形弱而气烁，穴俞以闭，发为风疟。

故风者，百病之始也，清静则肉腠闭拒，虽有大风苛毒，弗之能害，此因时之序也。

【注释】

①精则养神，柔则养筋：《内经》在这里把"阳气"分成两种：一种是"精"，指特别清纯的精；另一种是"柔"，指比较柔和、比较稠厚的精。其实，"精"和"柔"在人体中是分不开的。"阳气"只有一个，是分不开的。

②俞气化薄：正气亏，正气变弱。俞气，应为正气。

【解读】

人的阳气，既能养神而使精神慧爽，又能养筋而使诸筋柔韧。如果汗毛孔开阖不正常，寒气就可能由此进入人体损伤正气，造成身体俯曲不能直立。寒气陷入血脉及肌肉腠理之间，积久后便会引发溃疡等病，正气损伤，俞穴之气变弱，就会出现恐惧和惊骇的症状。正气损伤，正气不畅，阻逆在肌肉之间就会发生痈肿。汗出未止时，正气不足，无力操控俞穴开阖，无力把邪气推导出去，就会发生疟疾等病。

古人说，风是引起各种疾病的开端。但事实证明"正气存内，邪不可干"，正气不能存内，正气亏虚，才是百病之始。如果能提携天地、把握阴阳、精神安静、意志安闲，正气就会充足，肌肉腠理就会密闭而有抗拒外邪的能力，纵然有大风苛毒也不能侵害人体。这正是顺应四时气候变化、规律调节养生的结果。

比如 COVID-19，也可以说它是大风苛毒，属于传染病，如何预防呢？最好的方法就是"正气存内，邪不可干"，然后就是在家避其毒气。避其毒气的过程，就是吃好喝好休息好，进而胃气旺盛、正气充足、正气存内。

【原文】

故病久则传化，上下不并，良医弗为。故阳畜积病死，而阳气当隔①。隔者当泻，不亟正治②，粗③乃败之。故阳气者，一日而主外。平旦人气生，日中而阳气隆，日西而阳气已虚，气门乃闭。是故暮而收拒，无扰筋骨，无见雾露，反此三时，形乃困薄。

【注释】

①隔：消散的意思。

②不亟正治：不及时恰当治疗。

③粗：指医术粗浅。

【解读】

病的时间太久，正气大亏，病情传化到全身各个地方，到了上下不通、阴阳阻隔的程度，虽有良医也无能为力了。中焦虚寒、气机郁阻不通，严重时也会致死。对于这种患者，应采用通泻的方法治疗。笔者认为，此时不是有了阻隔就用清热解毒药去泻，而是要温中。温中温阳后，水自生、火自降，气机调达、循环开来，也能达到泻的效果。如不迅速正确施治，而被医术粗疏的医生耽误就会导致死亡。人身的阳气，白天主司体表，清晨的时候，阳气开始活跃并趋向于外；中午时，阳气达到最旺盛的阶段；太阳偏西时，体表的阳气逐渐虚少，汗孔也开始闭合；到了晚上，阳气收敛拒守于内，不应扰动筋骨，也不要接近雾露。如果违反了一天之内这四个时间的阳气活动规律，身体就会被邪气侵扰而困乏损坏。

【原文】

岐伯曰：阴者，藏精而起亟也，阳者，卫外而为固也。阴不胜其阳，则脉流薄疾[①]，并乃狂。阳不胜其阴，则五脏气争，九窍不通。

是以圣人陈阴阳[②]，筋脉和同，骨髓坚固，气血皆从。如是则内外调和，邪不能害，耳目聪明，气立如故。

【注释】

①薄疾：急迫的样子。

②陈阴阳：使阴阳相等，各无偏胜，即令阴阳平衡之意。其实，这句话应该理解为按照自然界阴阳变化规律做，顺从自然界阴阳变化规律去养生。

【解读】

通常认为，阴是藏精于内部不断地扶持阳气的；阳是卫护于外使体表固密的。如果阴不胜阳，阳气亢盛，就使血脉流动急促，若再受热邪，阳气更盛就会发为狂症。如果阳不胜阴，阴气亢盛，就会使五脏之气不调，以致九窍不通。所以圣人按照自然界阴阳的变化去做，顺从自然界阴阳的变化去养生，无所偏胜，从而达到筋脉调和，骨髓坚固，血气畅顺。这样，则会内外调和，邪气不能侵害，耳目聪明，气机正常运行。

笔者认为，身体的阳气、胃气会蓄积起来，变成有形的血肉。当身体需要的时候，再把它源源不断地扶持和释放出去，就是化成氧气释放出去，保护人的身体。阴和阳是什么关系？许多人说阴和阳是对立的、对等的。错，阴阳在自然界中或许是对立的，但在人体当中却是合一的。阴阳是同一个东西，阴即是阳，阳即是阴。身体的肌肉、骨骼、血肉，都是阴气的储备，也都是阳气的储备。阴不胜其阳，当阳气旺盛消耗过多，需要阴精立马转化成阳气时，贮藏的阴精一下转不了那么多，不能充分供给这个阳气，这时就会出现身体燥热、身体狂热、脉流薄疾的现象，如果再加上一个外部热邪侵袭，人就可能发狂。人体会有衡量，若阴气转化补充超过一定衡量，阴气转化成阳气的过程会更加缓慢，或者说没有能力转化，这就叫阳不胜其阴，会产生怕冷乏力、无精打采，五脏气滞，九窍不通等不正常的症状。

【原文】

风客淫气，精乃亡，邪伤肝①也。因而饱食，筋脉横解②，肠澼③为痔。因而大饮，则气逆。因而强力④，肾气乃伤，高骨乃坏。

【注释】

①邪伤肝：风邪可损伤肝脏。这里的"肝"不专指肝脏，而应理解为人体全身。

②筋脉横解：筋脉纵废、筋脉松弛的意思。

③肠澼：痢疾，泄脓血。

④强力：勉强用力，过度用力。如强力撑举过重之物，强力入房等。

【解读】

风邪侵犯人体，伤及阳气，并逐步侵入内脏，阴精也就日渐消亡，这是邪气伤及人体所致。若饮食过饱，伤了中气，伤了胃气，阻滞气机升降，会发生筋脉松弛、痢疾、泄脓血、痔疮等病症。若饮酒或喝饮料过量，会造成气机上逆。若过度用力或强力入房，则会损伤肾气，腰部脊骨也会受到损伤。

【原文】

凡阴阳之要，阳密乃固①，两者不和②，若春无秋，若冬无夏，因而和之，是谓圣度③。故阳强不能密，阴气乃厥，阴平阳秘④，精神乃治，阴阳离决，精气乃厥。

【注释】

①阳密乃固：阳气致密，才能保护阴精，使阴精固守于内。

②两者不和：阴阳不协调。应理解为：中气不足，胃气不旺。

③圣度：维持正常生理机能的最高标准。

④阴平阳秘：阴气平和，阳气固密。

【解读】

大凡阴阳的关键，以阳气的旺盛最为重要。阴者藏精而起气，源源不断地支持阳气，阳气卫外而为固。阴阳若不和，若春无秋、若冬无夏，那就会生病。因此，阴阳协调配合，相互为用，是维持人体正常生理状态的最高标准。中焦受寒，阻滞气机，表现出阳热，这种阳热过度地消耗，阴气就会消耗衰竭。阴气平和，阳气固密，人的精神才会正常。如果阴阳分离决绝，人的精气就会随之而竭绝。

【原文】

因于露风①，乃生寒热。是以春伤于风，邪气留连，乃为洞泄②。夏伤于暑，秋为痎疟。秋伤于湿，上逆而咳，发为痿厥。冬伤于寒，春必温病。四时之气，更伤五脏。

【注释】

①露风：雾露风寒等外界致病因素。

②洞泄：急泻如注。

【解读】

由于雾露风寒之邪的侵犯，人体发生寒热的变化。春天伤于风邪，留而不去，会发生急骤的泄泻。夏天伤于暑邪，到秋天会发生疟疾。秋天伤于湿邪，邪气上逆，会发生咳嗽，并且可能发展为痿厥病。冬天伤于寒气，到来年的春天，就会发生温病。四时的邪气（风寒暑湿），交替伤害人五脏的正气。

无论哪个季节伤于哪儿，其实都是伤正气，生的疾病也都是正气大亏的结果。

【原文】

阴①之所生，本在五味②；阴之五宫，伤在五味。是故味过于酸，肝气以津，脾气乃厥。味过于咸，大骨气劳，短肌，心气抑。味过于甘，心气喘满，色黑，肾气不衡。味过于苦，脾气不濡，胃气乃厚。味过于辛，筋脉沮弛，精神乃央。是故谨和五味③，骨正筋柔，气血以流，腠理④以密，如是则骨气以精。谨道如法⑤，长有天命。

【注释】

①阴：指阴精，泛指精血津液。

②五味：酸、苦、甘、辛、咸五种味道的饮食物或药物。

③谨和五味：注意调和五味，即吃得要合适。

④腠理：泛指皮肤、肌肉、脏腑的纹理及皮肤肌肉交接处，通常多指后者。

⑤谨道如法：重视养生之道，按照正确的方法加以实行。

【解读】

人体的精血津液都是从水谷五味中化生而来。但五味吃得过多，也会损伤五脏。其实，五味过多首先伤的是脾胃，胃气伤了之后，其他脏才伤。吃得太酸，会损伤肝脾乃至全身，甚至导致脾气的衰竭。吃得太咸，会使骨骼损伤，肌肉短缩，心气抑郁。吃得太甜，会使心气满闷，气逆而喘，脸色发黑，肾气失于平衡。吃得太苦，就会造成正气不足、胃气不足。吃得辛味太多，会使筋脉败坏发生弛纵，也会精神耗伤。我们吃食物，要吃得不多、吃得不热、吃得正合适。气血充足，腠理才能密，骨气才能够充足，骨骼才能够健壮。如果重视前述养生之道，就能健康长寿。

4.《金匮真言论》

【原文】

黄帝问曰：天有八风，经有五风①，何谓？

岐伯对曰：八风发邪以为经风，触五脏，邪气发病。

所谓得四时之胜②者，春胜长夏，长夏胜冬，冬胜夏，夏胜秋，秋胜春，所谓四时之胜也。

【注释】

①经有五风：经，指经脉。五风，指外风伤于经脉，侵犯五脏后，分别称为肝风、脾风、心风、肺风、肾风。

②得四时之胜：即某一季节见到克制它的季节气候。如长夏见到春季的气候，冬季见到长夏的气候，夏季见到冬季的气候，秋季见到夏季的气候，春季见到秋季的气候。胜：克制。

【解读】

黄帝问道：自然界有八风，人的经脉又有五风，这是怎么回事呢？岐伯答说：自然界的八风是外部的致病邪气。正气亏虚后，邪气（趁机）侵犯经脉，产生经脉的风病，风邪还会通过经脉而侵害五脏，使五脏发生病变。一年的五个季节有相克的关系，如春胜长夏，长夏胜冬，冬胜夏，夏胜秋，冬胜春，某个季节出现了克制它的季节气候，就是所谓的四时相胜。

【原文】

东风生于春①，病在肝②，俞在颈项③；南风生于夏，病在心，俞在胸胁；西风生于秋，病在肺，俞在肩背；北风生于冬，病在肾，俞在腰股；中央为土，病在脾，俞在脊。

故春气者，病在头；夏气者，病在脏；秋气者，病在肩背；冬气者，病在四肢。故春善病鼽衄，仲夏善病胸胁，长夏善病洞泄寒中，秋善病风疟，冬善病痹厥。

【注释】

①东风生于春：指东风常见于春季的意思。

②病在肝：春季人若受病，病变多发生在肝经。

③俞在颈项：是说肝经的病变反映在颈项部位。

【解读】

东风生于春季，春季得了病，病变多发生在肝经，而表现于颈项。南风生于夏季，病变常发生在心经，而表现于胸胁。西风生于秋季，病变常发生在肺经，而表现于肩背。北风生于冬季，病变常发生在肾经，而表现于腰股。中央属土，病变常发生在脾经，而表现于脊背。所以春气致病，病多在头部；夏气致病，病多在心；秋气致病，病多在肩背；冬气致病，病多在四肢。春天多发生衄血，夏天多发生在胸胁方面的疾患，长夏多发生腹泻等里寒证，秋天多发生风疟，冬天多发生痹厥。

需要注意的是，上面所说的"常发生"和"多在"，在实际临床中并非绝对如此，不是"必然发生"和"齐刷刷出现"，应理解为"大概"或"较多"为妥。

【原文】

故冬不按跷①，春不衄血，春不病颈项，仲夏不病胸胁，长夏不病洞泄寒中，秋不病风疟，冬不病痹厥，飧泄而汗出也。

夫精者，身之本也。故藏于精者，春不病温。夏暑汗不出者，秋成风疟，此平人脉法也。

【注释】

①按：按摩导引，使阳气外发于四肢，这里泛指扰动阳

气的各种运动。

【解读】

若冬天不进行按摩等扰动阳气的活动，来年春天就不会发生鼽衄和颈项部位的疾病，夏天就不会发生胸胁的疾患，长夏季节就不会发生洞泄一类的里寒病，秋天就不会发生风疟病，冬天也不会发生痹厥、飧泄、汗出过多等病证。精，是人体的根本，所以正气充足阴精内藏而不妄泄，春天就不会得温热病。夏暑阳盛天气热，如果不能排汗散热，到秋天就会酿成风疟病。这是诊察普通人四时发病的一般规律。

【原文】

故曰：阴中有阴，阳中有阳，平旦至日中[①]，天之阳，阳中之阳也；日中至黄昏[②]，天之阳，阳中之阴也；合夜至鸡鸣[③]，天之阴，阴中之阴也；鸡鸣至平旦[④]，天之阴，阴中之阳也。故人亦应之。

【注释】

①平旦至日中：清晨至中午。即六时至十二时。

②日中至黄昏：中午至日落。即十二时至十八时。

③合夜至鸡鸣：日落至半夜。即十八时至二十四时。

④鸡鸣至平旦：半夜至清晨。即零时至六时。

【解读】

所以说，阴中有阴，阳中有阳。从清晨至中午这段时间，自然界的阳气是阳中之阳。从中午至黄昏这段时间，自然界的阳气是阳中之阴。从日落到半夜这段时间，自然界的阴气是阴中之阴。从半夜到清晨这段时间，自然界的阴气是阴中之阳。人的阴阳之气也是这样的。

【原文】

夫言人之阴阳，则外为阳，内为阴。言人身之阴阳，则背为阳，腹为阴。言人身之脏腑中阴阳，则脏者为阴，腑者为阳。肝、心、脾、肺、肾五脏皆为阴，胆、胃、大肠、小肠、膀胱、三焦六腑皆为阳。所以欲知阴中之阴，阳中之阳者，何也？为冬病在阴，夏病在阳，春病在阴，秋病在阳，皆视其所在，为施针石①也。

故背为阳，阳中之阳，心也；背为阳，阳中之阴，肺也；腹为阴，阴中之阴，肾也；腹为阴，阴中之阳，肝也；腹为阴，阴中之至阴，脾也。此皆阴阳、表里、内外、雌雄相输应也，故以应天之阴阳也。

【注释】

①针石：针，指针刺；石，指砭石。

【解读】

这一段是说人体阴阳，外部为阳，内部为阴。单就身体部位来说，背为阳，腹为阴。就脏腑来说，脏属阴，腑属阳。肝、心、脾、肺、肾五脏都属阴；胆、胃、大肠、小肠、三焦、膀胱六腑都属阳。为什么要知道阴中有阴、阳中有阳的道理呢？这是因为冬病发生在阴，夏病发生在阳，春病发生在阴，秋病发生在阳，是要根据疾病所在部位来进行针刺或砭石治疗的。所以说，背部为阳，阳中之阳为心。背部为阳，阳中之阴为肺。腹部为阴，阴中之阴为肾。腹部为阴，阴中之阳为肝。腹部为阴，阴中之至阴为脾。这些都是人体阴阳、表里、内外、雌雄的相应关系，它们与自然界阴阳变化是相符合的。

以上都是人为规定而已，与人体实际可能存在差异。

【原文】

帝曰：五脏应四时，各有收受①乎？

岐伯曰：有。

东方青色，入通于肝，开窍于目，藏精于肝。其病发惊骇，其味酸，其类草木，其畜鸡，其谷麦，其应四时，上为岁星②，是以春气在头也。其音角③，其数八④，是以知病之在筋也，其臭臊。

南方赤色，入通于心，开窍于耳，藏精于心，故病在五脏。其味苦，其类火，其畜羊，其谷黍，其应四时，上为荧惑星②。是以知病之在脉也。其音徵③，其数七④，其臭焦。

中央黄色，入通于脾，开窍于口，藏精于脾，故病在舌本。其味甘，其类土，其畜牛，其谷稷，其应四时，上为镇星②。是以知病之在肉也。其音宫③，其数五④，其臭香。

西方白色，入通于肺，开窍于鼻，藏精于肺，故病在背。其味辛，其类金，其畜马，其谷稻，其应四时，上为太白星②。是以知病之在皮毛也。其音商③，其数九④，其臭腥。

北方黑色，入通于肾，开窍于二阴，藏精于肾，故病在膝。其味咸，其类水，其畜彘，其谷豆，其应四时，上为辰星②。是以知病之在骨也。其音羽③，其数六④，其臭腐。

故善为脉者，谨察五脏六腑，一逆一从，阴阳表里，雌雄之纪，藏之心意，合心于精，非其人勿教，非其真勿授，是谓得道。

【注释】

①收受：归纳。

②岁星、荧惑星、镇星、太白星、辰星：岁星，即木星；荧惑星，即火星；镇星，即土星；太白星，即金星；辰星，即水星。

③角、徵、宫、商、羽：为我国古代五声音阶的名称，古人认为五音对人体的气血和五脏的功能活动有一定影响，五音与五脏有对应的关系。

④八、七、五、九、六：八，木的成数；七，火的成数；五，土的成数；九，金的成数；六，水的成数。古人用数字表示水火木金土五行的生成，其生数为水一，火二，木三，金四，土五。五行非土不成，这些生法只是孤阴或孤阳，必须加上土的生数五，才能起生化作用。河图数，天一生水，地六成之；地二生火，天七成之；天三生木，地八成之；地四生金，天九成之；天五生土，地十成之。

【解读】

黄帝说：五脏除与四时相应外，它们各自还有相类的事物可以归纳起来吗？

岐伯说：有。

如东方青色，与肝相通，肝开窍于目，精气内藏于肝，发病常表现为惊骇，在五味为酸，与草木同类，在五畜为鸡，在五谷为麦，与四时中的春季相应，在天体为岁星，春天阳气上升，所以其气在头，在五音为角，其成数为八，因肝主筋，在嗅味为臊。

南方赤色，与心相通，心开窍于耳，精气内藏与心，在五味为苦，与火同类，在五畜为羊，在五谷为黍，与四时中的夏季相应，在天体为荧惑星，它的疾病多发生在脉和五脏，在五音为徵，其成数为七，在嗅味为焦。

中央黄色，与脾相通，脾开窍于口，精气内藏于脾，在五味为甘，与土同类，在五畜为牛，在五谷为稷，与四时中的夏相应，在天体为镇星，它的疾病多发生在舌根和肌肉，在五音为宫，其生数为五，在嗅味为香。

西方白色，与肺相通，肺开窍于鼻，经气内藏于肺，在五味为辛，与金同类，在五畜为马，在五谷为稻，与四时中的秋季相应，在天体为太白星，它的疾病多发生在背部和皮毛，在五音为商，其成数为九，在嗅味为腥。

北方黑色，与肾相同，肾开窍于前后二阴，精气内藏于肾，在五味为咸，与水同类，在五畜为猪，在五谷为豆，与四时中的冬季相应，在天体为辰星，它的疾病多发生在膝和骨，在五音为羽，其成数为六，其嗅味为腐。

善于诊脉的医生能够谨慎细心地审查人体五脏六腑的变化，了解其顺逆状况，把阴阳、表里、雌雄的对应和联系，纲目分明地加以归纳，并把这些精深的道理，深深地记在心中。这些理论至为宝贵，对于那些不是真心实意地学习且不具备一定条件的人，切勿轻易传授，这才是爱护和珍视这门学问的正确态度。

5.《阴阳应象大论》

【原文】

黄帝曰：阴阳者，天地之道①也，万物之纲纪，变化之父母，生杀之本始②，神明之府也。治病必求于本。故积阳为天，积阴为地。阴静阳躁③；阳生阴长；阳杀阴藏；阳化气，阴成形。寒极生热，热极生寒④；寒气生浊，热气生清；清气在下，则生飧泄；浊气在上，则生䐜胀。此阴阳反作，病之逆从也。

【注释】

①天地之道：自然界的根本规律。天地，泛指自然界。道，规律；道理。

②生杀之本始：事物产生及消灭的缘由。生，产生。杀，消灭。本始，即本原和起点。

③阴静阳躁：阴性柔，所以主静；阳性刚，所以主动。躁，动的意思。

④寒极生热，热极生寒：此以寒热的互变喻示阴阳在极限条件下的互相转化。

【解读】

黄帝说道：阴阳，是自然界的根本规律，是分析归纳万事万物的纲领，是事物发展变化的根源，是事物生长和死亡的根本，是事物发生运动变化的内在力量。所以医治疾病，必须遵从阴阳变化的根本。以自然界的变化来比喻，清阳之气聚于上而成为天，浊阴之气积于下而成为地。阴主静，阳主动；阳主生发，阴主成长；阳主肃杀，阴主收藏；阳能化生气，阴能构成形体。寒到极点会生热，热到极点会生寒；寒气能产生浊阴，热气能产生清阳；清阳之气居下而不升，就会发生飧泄之病；浊阴之气居上而不降，就会发生胀满之病。这就是阴阳的正常和反常变化，因此疾病也就有逆证和顺证的分别。

本段前面说的是自然界的阴阳，后面说的才是人和人体。

我们这里分开来看会比较好理解些。

【原文】

故清阳为天，浊阴为地。地气上为云，天气下为雨；雨出地气，云出天气。故清阳出上窍，浊阴出下窍[①]；清阳发腠理，浊阴走五脏[②]；清阳实四支，浊阴归六腑[③]。

【注释】

①清阳出上窍，浊阴出下窍：清阳，此指发声、视觉、嗅觉、味觉、听觉等功能赖以发挥作用的精微物质。上窍，指耳、目、口、鼻。浊阴，这里指食物的糟粕和废浊的水液。下窍，指前后二阴。

②清阳发腠理，浊阴走五脏：清阳，此指布达于体表而温煦皮肤肌肉的阳气。浊阴，是指五脏所藏的阴精。

③清阳实四支，浊阴归六腑：此处清阳是指充实四肢的阳气而言。浊阴，指饮食物。支同肢。

【解读】

清阳之气上升而为天，浊阴之气凝聚而为地。地气上升成为云，天气作用于云，下降而为雨。雨来源于地面的水汽，云成于天气的蒸化。清阳之气出于人体的上窍，而有发声、视觉、听觉、嗅觉、味觉等功能，糟粕和废水由前后二阴排出；清阳之气发布于腠理，而能温煦体表肌肉，浊厚的阴精则分别贮藏于五脏；清阳之气充实手足四肢，饮食物则归入六腑。

实际上，"清阳"和"浊阴"在人体内分不开，都指气血，指胃气。

【原文】

水为阴，火为阳，阳为气，阴为味。味归形，形归气[1]，气归精，精归化[2]。精食气，形食味，化生精，气生形。味伤形，气伤精，精化为气，气伤于味。

阴味出下窍；阳气出上窍。味厚者为阴，薄为阴之阳[3]；气厚者为阳，薄为阳之阴。味厚则泄，薄则通。气薄则发泄，厚则发热。壮火之气衰，少火之气壮[4]；壮火食气，气食少火；壮火散气，少火生气。

气味，辛甘发散为阳，酸苦涌泄为阴。

【注释】

①味归形，形归气：饮食五味转化而滋生人的形体，形体得到滋养而能产生元气。味，指饮食五味。归，有转化、滋生的意思。形，指形体。气，在此指元气，即正气、胃气。

②气归精，精归化：饮食中的气可以温养人的阴精，阴精又能转化为元气。

③味厚者为阴，薄为阴之阳；气厚者为阳，薄为阳之阴。《类经》二卷第一注："此言气味之阴阳，而阴阳之中，复各有阴阳也。味为阴矣，而厚者为纯阴，薄者为阴中之阳；气为阳矣，而厚者为纯阳，薄者为阳中之阴。"

④壮火之气衰，少火之气壮：阳气的过亢有损于人，阳气的平和有益于人，体现了"过犹不及"的道理。

【解读】

水为阳、火为阴。水谷之气成为五味，进入人的身体化成气血精津液，气血津液蓄积起来就变成精，这个精也可以化成气，相互转化。人吃得太多，就可以伤脾胃，过度消耗，就可以伤精。

味属于阴，饮食的糟粕由下窍排出，气属于阳，轻清的阳气升发于上窍。味厚的为阴中之阴，味薄的为阴中之阳；气厚的为阳中之阳，气薄的为阳中之阴。味厚的有泻下作用，味薄的则能通利；气薄的有发散功能，气厚的则可助阳生热。壮火能使元气衰弱，少火平和能使元气旺盛，因为壮火会消蚀元气，而元气则须依赖少火的温煦。壮火可以耗散元气，少火可以充养元气。就气味而言，辛甘而有发散作用的，属于阳；酸苦而有涌泄功能的，属于阴。

"壮火"是指非正常状态，阳火亢烈、亢盛、过度。"壮火之气衰"指的是高温高热之后大量出汗，或者是不汗出消耗人体的能量，于是便正气亏，进而导致人生病。"少火"是指正常状态，阳气平和、不过度。"少火之气壮"就是少火能壮大人体的正气，如喝的热水温温而热，稀粥温温而热，并不是太热，不像火炉子快烤熟了似的。我们吃的馒头、米饭就是少火，进入体内，化生气血能量。正气靠少火来充养，靠少火来滋养。在这种温暖的少火滋养的状态之下，人就有精神、有力气。

【原文】

阴胜则阳病[1]，阳胜则阴病。阳胜则热，阴胜则寒。重寒则热[2]，重热则寒。寒伤形，热伤气。气伤痛，形伤肿。故先痛而后肿者，气伤形也，先肿而后痛者，形伤气也。风胜则动，热胜则肿，燥胜则干，寒胜则浮，湿胜则濡泻。

【注释】

①阴胜则阳病：阴偏胜则阳必衰就要产生病变。"胜"指偏胜、太过的意思。

②重（chóng）寒则热：即"寒极生热"的意思。"重"有"极"的意思。

【解读】

阴盛了，阳就病了，阳盛了，阴就病了。阴阳是平衡的。阳盛，火比较旺，所以就热；阴盛，水湿之相比较旺，所以就寒。这是用水火代表阴阳。重寒则热，或重热则寒，则涉及古代对于阴阳寒热转换的思想，若展开而言，则实为大矣，故按下不表。寒伤形，到了冬天，在外边受了风寒，身上就会疼痛不舒服。在高热的环境下，大汗淋漓，大汗一出则气虚，这就叫热伤气（当中有个汗出的问题，《内经》没有说）。气伤痛，当把正气损伤之后，人体运行、循环能力就差，于是寒凝血瘀、气滞不通，不通则痛，所以气伤痛、形伤肿。风来的时候，自然界的树木、草木是摇的，电线杆是晃的，这叫风盛则动，说的是自然界。人体当中进不来风，人体当中只有气血大亏，亏到一定程度，人体就会抖动，《内经》把这种状态叫作风，抖得严重就叫风胜。风胜则动，热胜则肿，燥胜则干，寒胜则浮，湿胜则濡泻，说得也是正气亏损后人体的一些症状。

【原文】

天有四时五行①，以生长收藏，以生寒暑燥湿风。人有五脏化五气，以生喜怒悲忧恐。故喜怒伤气，寒暑伤形。暴怒伤阴，暴喜伤阳。厥气上行，满脉去形。喜怒不节，寒暑过度，生乃不固。故重阴必阳，重阳必阴。故曰："冬伤于寒，春必温病；春伤于风，夏生飧泄；夏伤于暑，秋必痎疟；秋伤于湿，冬生咳嗽。"

【注释】

①天有四时五行：事实上，天没有四时五行，这只是古人的说法而已。四时五行，只是古人用来描述自然的理论（工具）。

【解读】

天有既定的运行规律。四时五行不是天生就有的，是人为划分和规定的。古人在说天有四时五行时，只是用四时五行描述自然。古人认为，有了四时五行，然后就有了生长化收藏这种现象，春天和夏天植物都生长，秋天都收，冬天都藏起来，然后产生寒暑燥湿风五种气候。人有五脏化五气，以生喜怒悲忧恐，古人知道人有五脏，然后就把五气与五脏对应，与喜怒悲忧恐对应。喜怒伤气是对的，人在大喜大悲时都可能会伤气。寒暑伤形，寒和热伤人的身体也是对的，暴怒暴喜既伤阴又伤阳。寒凉之气受阻滞后逆上而行，充满经脉，可导致正气损伤和形气相失。喜怒不节，过寒过热，就会有病。阳极可以转化为阴，阴极可以转化为阳。所以说，冬天被寒邪所伤，正气损伤，到来年春天就容易发生温热病；春天被风邪所伤，夏天就容易发生飧泄；夏天被暑邪所伤，汗出太多，秋天就容易发生疟疾；秋天被湿邪所伤，冬天就容易发生咳嗽。

【原文】

帝曰：余闻上古圣人，论理人形，列别①脏腑；端络经脉②，会通六合，各从其经；气穴所发，各有处名；溪谷属骨③，皆有所起；分部逆从，各有条理；四时阴阳，尽有经纪④；外内之应，皆有表里，其信然乎？

【注释】

①列别：分别、分辨。

②端络经脉：审察经脉的相互联系。

③溪谷属骨："溪谷"，肌肉会聚之处。"属骨"，骨相连之处。

④经纪：有规律的意思。

【解读】

黄帝问岐伯：我听说上古时代的圣人，研究人体的形态，分辨脏腑的阴阳；审察经脉的联系，将十二经脉分为阴阳表里相合为六对，分辨各条经脉的走行路线；各条经脉上的穴位，都有明确的部位和名称；肌肉和骨骼连属的部位，各有起点和终点；经络系统中的皮部和浮络，虽然有上下左右不同，但都条理分明；四时阴阳的变化，有一定的规律；外界环境与人体内部的脏腑、经络，相互对应，也都有表里相合的关系。以上这些说法是否都正确呢？

【原文】

岐伯对曰：东方生风，风生木，木生酸，酸生肝，肝生筋，筋生心，肝主目。其在天为玄，在人为道，在地为化。化生五味，道生智，玄生神。神在天为风，在地为木，在体为筋，在脏为肝，在色为苍，在音为角，在声为呼，在变动为握，在窍为目，在味为酸，在志为怒。怒伤肝，悲胜怒；风伤筋，燥胜风；酸伤筋，辛胜酸。

南方生热，热生火，火生苦，苦生心，心生血，血生脾，心主舌。其在天为热，在地为火，在体为脉，在脏为心，在色为赤，在音为徵，在声为笑，在变动为忧，在窍为舌，在味为苦，在志为喜。喜伤心，恐胜喜；热伤气，寒胜热；苦伤气，咸胜苦。

中央生湿，湿生土，土生甘，甘生脾，脾生肉，肉生肺，脾主口。其在天为湿，在地为土，在体为肉，在脏为脾，在色为黄，在音为宫，在声为歌，在变动为哕，在窍为口，在味为甘，在志为思。思伤脾，怒胜思；湿伤肉，风胜湿；甘伤肉，酸胜甘。

西方生燥，燥生金，金生辛，辛生肺，肺生皮毛，皮毛在肾，肺主鼻。其在天为燥，在地为金，在体为皮毛，在脏为肺，在色为白，在音为商，在声为哭，在变动为咳，在窍为鼻，在味为辛，在志为忧。忧伤肺，喜胜忧；热伤皮毛，寒胜热；辛伤皮毛，苦胜辛。

北方生寒，寒生水，水生咸，咸生肾，肾生骨髓，髓生肝，肾主耳。其在天为寒，在地为水，在体为骨，在脏为肾，在色为黑，在音为羽，在声为呻，在变动为栗，在窍为耳，在味为咸，在志为恐。恐伤肾，思胜恐；寒伤血（《太素》为骨），燥（《太素》为湿）胜寒；咸伤血，甘胜咸。

故曰：天地者，万物之上下也；阴阳者，血气之男女也；左右者，阴阳之道路也；水火者，阴阳之征兆也；阴阳者，万物之能（胎的通假字）始也。故曰：阴在内，阳之守也，阳在外，阴之使也。

【解读】

以上这几段话，意思都差不多，均为古人的说法，都是人为的划分和规定，与生活实际和人体实际有很大出入，很难与客观现实对上，对具体临床意义也不太大，我们姑且听之知之，不必过于深究，知道古人曾有这些说法即可。

笔者暂不做解读，以免给大家造成某些迷惑和混乱。

【原文】

帝曰：法①阴阳奈何？

岐伯曰：阳盛则身热，腠理闭，喘粗为之俯仰，汗不出而热，齿干以烦冤，腹满，死，能②冬不能夏。阴胜则身寒，汗出，身长清，数栗而寒，寒则厥，厥则腹满，死，能夏不能冬。此阴阳更胜之变，病之形能③也。

【注释】

①法：取法，运用的意思。

②能：通耐，耐受的意思。

③形能（tài）：能，通态，形能即形态，此处指病态。

【解读】

岐伯回答：阳盛则身体发热，皮肤腠理紧闭，气粗喘促，呼吸困难，身体亦为之俯仰摆动，汗发不出来则燥热，齿间干燥，心里感到烦闷。如果还有腹部胀满的症状，就是死症。这属于阳盛的病，冬天尚能支撑，夏天就不能耐受了。如阴盛则身体发寒，汗多但身体常觉冷而不时战栗发寒，甚至手足厥逆。如果还有腹部胀满的症状，就是死症。这属于阴盛的病，夏天尚能支撑持，冬天就不能耐受了。这就是阴阳互相胜负变化所表现的病态。

阳盛和阴盛，原因都是中焦虚寒阻滞气机，气机不调畅，才会不出汗或出汗过多。热是假象，寒才是真。阳盛则热的时候汗不出，贪凉饮冷阻滞了气机，热降不下来，逆上而为热，所以汗孔一闭，汗不出，这个时候就有郁热。阴胜则寒，因为受寒，寒气阻滞、气机不通不流畅，才会出现阴阳反作，汗孔开，往外出汗，甚则有种虚脱的感觉，汗要往外泄，血气阴阳全都有损伤。

【原文】

帝曰：调此二者^①，奈何？

岐伯曰：能知七损八益^②，则二者可调，不知用此，则早衰之节也。年四十，而阴气自半也，起居衰矣；年五十，体重，耳目不聪明矣；年六十，阴痿，气大衰，九窍不利，下虚上实，涕泣俱出矣。故曰："知之则强，不知则老。"故同出而名异耳。智者察同，愚者察异，愚者不足，智者有余，有余而耳目聪明，身体强健，老者复壮，壮者益治。是以圣人为无为之事，乐恬憺之能（态的通假字），从欲快志于虚无之守，故寿命无穷，与天地终，此圣人之治身也。

【注释】

①二者：指阴阳。

②七损八益：诸家说法不一。日人丹波元简认为，女子从七岁至四七，为盛长阶段，有四段；男子从八岁到四八，为盛长阶段，有四段，合为八益。女子从五七到七七，为衰退阶段有三段；男子从五八到八八，为衰退阶段，有四段，合为七损。笔者认为，此处的"损"指的是正气亏，"益"指的正气旺。

【解读】

黄帝问道：如何保持阴阳二者的协调呢？岐伯说：能够了解七损八益的养生道理阴阳之气便能协调，若不懂得运用这个道理，就一定会发生早衰。一般人到了四十岁时，阴气已经减半，动作开始衰弱。到了五十岁，身体显得笨重耳目也不聪明了。到六十岁时，出现阴痿，正气大衰，九窍不能通利，下虚上实，涕泪常常流出等症状。所以知道养生道理的，身体就会强健，不知道养生道理的，就容易衰老。故人同得天地阴阳之气以生，而其结果有强壮与衰老的差别。智者能够察觉其共同性，而愚者仅能察觉其不同处。愚者真气不足而智者真气有余，真气有余则耳聪目明、身轻体健，即使年纪已老，仍健壮如故，若正在壮年则身体会更为强健。因为圣人做的是无为之事，乐于保持恬淡的情态，居守于快乐自如的虚无境界，所以其寿命绵长，可以享尽天年。这就是圣人的养生之道。

其实，人早衰的真正原因是元气衰、正气衰、气血衰。气血都靠胃气滋养。胃气就是土气，土只有温热才能化气，寒凉还是不能化气，对应的药方是"四逆汤口服液"和"桂附理中丸"，这两个药温中温土。温土温中之后，胃气旺盛，所有的气都旺盛，"七损"避免了，"八益"也做到了。

【原文】

天不足西北，故西北方阴也，而人右耳目不如左明也。地不满东南，故东南方阳也，而人左手足不如右强也。

帝曰：何以然？

岐伯曰：东方阳也，阳者其精并①于上，并于上则上明而下虚，故使耳目聪明而手足不便②。西方阴也，阴者其精并于下，并于下则下盛而上虚，故其耳目不聪明而手足便也。故俱感于邪，其在上则右甚，在下则左甚，此天地阴阳所不能全也，故邪居之。

【注释】

①并：聚合的意思。

②便：灵活，自如。

【解读】

天气在西北方来说为不足，所以西北方属阴，而人与天气相应，右边的耳目也就不如左边的聪明。地气在东南方是不满的，所以东南方属阳，人的左边手足也就不如右边灵活。黄帝问道：这是什么道理？岐伯回答说：东方属阳，就阳气来说，它的精华聚合在上部，上部旺盛，下部必然虚弱了，就会出现耳聪目明，而手足不便利的情况。西方属阴，就阴气来说，它的精华聚合在下部，下部旺盛，上部就必然虚弱了，就会出现耳不聪、目不明，而手足却便利的情况。是故，同样感受外邪，如果在上部，那么身体右侧表现明显，如果在下部，那么身体左侧表现明显，这就是由于天地阴阳之气不能不有所偏胜，而在人身也有阴阳左右的不足，身体哪里虚了，邪气就会乘虚滞留在哪里。

以上为古人说法，应阴阳五行理论而致，与现实多有不符，了解即可。

【原文】

故天有精，地有形，天有八纪①，地有五里②，故能为万物之父母。清阳上天，浊阴归地，是故天地之动静，神明为之纲纪，故能以生长收藏，终而复始。惟贤人上配天以养头，下象地以养足，中傍人事以养五脏。天气通于肺，地气通于嗌③，风气通于肝，雷气通于心，谷气通于脾，雨气通于肾。六经为川，肠胃为海，九窍为水注之气。以天地为之阴阳，阳之汗，以天地之雨名之；阳之气，以天地之疾风名之。暴气象雷，逆气象阳。故治不法天之纪，不用地之理，则灾害至矣。

【注释】

①八纪：是立春、立夏、立秋、立冬、春分、秋分、夏至、冬至八个节气。

②五里："里"应作"理"，指东、南、西、北、中央五方。

③嗌：喉下之食管处，即咽。

【解读】

岐伯接着说，所以（承上），天有精气，地有形体，天有八风的纲纪，地有五行之道理，天地是万物的根源。清阳上升于天，浊阴下归于地，天地的动静，以变幻莫测的阴阳变化为纲纪，因此有生长收藏的变化，终而复始，循环不休。古代的贤人法象天地自然，在上部，配合天气以养头；在下部，取象地气以养足；在中部，傍合人事以养五脏。天气与肺相通，地气与咽相通，风气与肝相通，雷气与心相通，谷气与脾相通，雨气与肾相通，人体的六经好比河川，肠胃犹如大海，九窍为水气灌注之处。以天地自然比类人体的阴阳，则阳气发泄所形成的汗就像天地间的雨；阳气的运行就像天地间的疾风。刚躁暴怒的发作就像雷霆，人的上逆之气就像自然界阳火的升腾。调养身体，如果不取法天的八风之纪和地的五行之理，不遵循自然规律，疾病灾害就会到来。

【原文】

故邪风①之至，疾如风雨，故善治者治皮毛，其次治肌肤，其次治筋脉，其次治六腑，其次治五脏。治五脏者，半死半生②也。故天之邪气，感则害人五脏；水谷之寒热，感则害于六腑；地之湿气，感则害皮肉筋脉。

【注释】

①邪风：泛指外界致病因素。

②半死半生：指病势沉重、生命垂危的阶段。

【解读】

所以外邪入侵人体，急如疾风暴雨。善于治病的医生，在外邪刚入侵的时候就给予治疗；技术稍差的医生，在外邪入侵已有表证的时候才治疗；技术较差的医生，在外邪到六腑的时候才治疗；技术更差的医生，在外邪到五脏的时候才治疗。假如病邪进到五脏就非常严重，这时正气大亏，治疗的效果只有半死半生了。因此，天上的风邪，进入人体就会损害五脏；饮食中的寒热如果非时失宜，进入人体就会损害六腑；地下的湿气，进入人体就会损害皮肉筋脉。

这段话告诉我们，治病要趁早，尽可能在疾病产生初期和中期进行治疗，千万别拖到"病邪进到五脏"时，那就有可能"半生半死"了。在笔者看来，最好的治疗方法是"治未病"，在疾病未发作之前就把致病因素消灭掉。

【原文】

故善用针者，从阴引阳，从阳引阴，以右治左，以左治右。以我知彼，以表知里①，以观过与不及之理，见微得过，用之不殆②。

善诊者，察色按脉，先别阴阳，审清浊而知部分；视喘息③，听音声，而知所苦④；观权衡规矩，而知病所主⑤；按尺寸，观浮沉滑涩，而知病所生。以治无过，以诊则不失矣。

【注释】

①以我知彼，以表知里：以医者的正常状况，测度病者的异常变化，以外部变化，诊察内部的疾病。

②殆：危险。

③视喘息：喘息，指呼吸的气息和动态。

④听音声，而知所苦：通过听病人发出的声音来了解病痛之所在。

⑤观权衡规矩，而知病所主：诊察四时脉象是否正常，以推知疾病发生在何脏何经。权、衡、规、矩，这里借指四时正常的脉象。

【解读】

所以善于用针的医生，能够通过针刺阴分诱导在阳分的邪气，针刺阳分诱导在阴分的邪气，针刺左侧以治右侧疾病，针刺右侧以治左侧疾病。（医生）以自己的正常状态，通过比较来察知病人的异常状态，从外部变化可诊知内在的疾病，用这样的方法作为判断虚实的依据，见到微小的征象就知道疾病的症结所在，此时进行治疗就不致使病情发展到危险的地步了。

善于治病的医生，看病人色泽，按病人脉搏，首先要辨别病属阴还是属阳，看正气是否亏虚。审察浮络的五色清浊，从而知道何经发病；看病人喘息的情况，听病人发出的声音，从而知道病人的痛苦所在；看四时不同的脉象，从而知道疾病在哪个脏腑；切按尺肤和寸口，了解脉象浮沉滑涩，从而知道疾病所在部位。这样，在治疗上，就可以没有过失，在诊断上，也不会有失误了。

【原文】

故曰：病之始起也，可刺而已，其盛①，可待衰而已。故因其轻而扬之②，因其重而减之③，因其衰而彰之④。形不足者，温之以气；精不足者，补之以味。其高者⑤，因而越之；其下者，引而竭之⑥；中满者，泻之于内；其有邪者，渍形以为汗；其在皮者，汗而发之；其慓悍者，按而收之；其实者，散而泻之。审其阴阳，以别柔刚。阳病治阴，阴病治阳，定其血气，各守其乡，血实宜决之，气虚宜掣引之。

【注释】

①其盛，可待衰而已：病势正盛时不可治疗，待病势稍衰时而后刺之。

②因其轻而扬之：病之初起，势轻而在表，用疏散法治疗，取效宜速。

③因其重而减之：病深重的，应逐步减轻，取效宜缓。

④衰而彰之："衰"，正气衰弱。"彰之"，给予补益之剂。

⑤其高者，因而越之："高"，是病在上，应用吐法及其他（如针刺）方法。

⑥其下者，引而竭之：病在下，应用通便方法。

【解读】

所以说，病在初起的时候，用针刺就可治愈；若邪气盛时，必须等到邪气稍退时再去治疗。对于疾病来说，在轻的时候，要加以宣发；在重的时候，要加以消减；在将被治愈的时候，要防止疾病复发，宜补益正气。对病人来说，形体羸弱的，应用厚味的药品补之；精气不足的，应用甘温药温补其气。如病在膈上，可用吐法；病在下焦，可用疏导之法；病胸腹胀满的，可用泻下之法；如感受风邪的，可用辛凉发汗法；如邪在皮毛的，可用辛温发汗法；病情发越太过的，可用抑收法；病实者，可用散法和泻法。观察病的属阴属阳，来决定应当用柔剂还是用刚剂。病在阳的，治其阴；病在阴的，治其阳。辨明气分和血分，使它互不紊乱，血实的就用泻血法，气虚的就用升补法。

6.《阴阳离合论》

【原文】

黄帝问曰：余闻天为阳，地为阴，日为阳，月为阴。大小月三百六十日成一岁，人亦应之。今三阴三阳不应阴阳，其故何也？岐伯对曰：阴阳者，数之可十，推①之可百，数之可千，推之可万，万之大不可胜数，然其要一也。天覆地载，万物方生。未出地者，命曰阴处，名曰阴中之阴；则出地者，命曰阴中之阳。阳予之正，阴为之主②。故生因春，长因夏，收因秋，藏因冬。失常则天地四塞。阴阳之变，其在人者，亦数之可数。

【注释】

①推：推广演绎的意思。

②阳予之正，阴为之主：指阴阳各司其职。万物的生长成形，要靠阴阳二气的作用，阳气主发生，阴气主成形。

【解读】

黄帝问岐伯：我听说天属阳，地属阴，日属阳，月属阴，大月和小月合起来三百六十天而为一年，人也与此相应。如今所说人体的三阴三阳，和天地阴阳之数不符，这是什么道理呢？岐伯回答说：阴阳在具体运用时，经过进一步推演，可以由一及十，由十及百，由百及千，由千及万，甚至数也数不尽，但是概括起来，它的规律却只有一个（阴阳对立统一）。混沌之后，天地划分，天居上为阳，地居下为阴，万物承天之德，受地之气而生。在地面以下的叫作阴处，又称为阴中之阴；所以在地面以上的就叫阴中之阳。在万物的生长中，阳和阴各有其职责，阳主生发，为德，予万物之性；阴主成形，为味，予万物之精。所以万物的生发因于春气的温暖，盛长因于夏气的炎热，收成因于秋气的清凉，闭藏因于冬气的寒冷。如果阴阳的消长失于正常，则天地间生长收藏的变化就要止息。这种阴阳的消长变化，在人体说来，也有一定的规律，并且是可以推知的。

从以上论述可以看出，阴阳具有无限可分性，也存在着无限可能性。因此，生硬地将阴阳引入人体和阐释病理就存在一定的主观性，我们在学习和临床中务必辨证看待这一点。三阴三阳经的作用，最终也是靠气血来实现。另外，阴阳的变化，具有一体两面性。阴之始为阳，阳之终为阴，古人用阴阳来描述人体，解释医理。再者，把自然界分阴阳有利于农耕，而在人体内不存在明显的四季变化，人是恒温动物，人体的脾胃只有永远保持温热，才能消化好，吸收好，生机旺盛，人生命才能健康无虞。

【原文】

帝曰：愿闻三阴三阳之离合①也。岐伯曰：圣人南面而

立，前曰广明②，后曰太冲③，太冲之地，名曰少阴，少阴之
上，名曰太阳。太阳根起于至阴，结于命门，名曰阴中之阳；
中身而上，名曰广明，广明之下，名曰太阴，太阴之前，名
曰阳明，阳明根起于厉兑④，名曰阴中之阳；厥阴之表，名曰
少阳，少阳根起于窍阴⑤，名曰阴中之少阳。是故三阳之离合
也，太阳为开，阳明为阖，少阳为枢。三经者，不得相失也，
搏而勿浮，命曰一阳。

【注释】

①离合：分开和合并。

②广明：阳盛的意思。此指属阳的部分。以人身的前后
分，前为广明；以人身上下分，上半身为广明。

③太冲：属阴的部位。

④厉兑：穴名，在足大趾侧次趾之端。

⑤窍阴：穴名，在足小趾侧次趾之端。

【解读】

黄帝说：我想要听一听三阴三阳的离合情况。

岐伯说：圣人面向南方站立，前方名叫广明，后方名
叫太冲，行于太冲部位的经脉，叫作少阴。在少阴经上面的
经脉，名叫太阳，足太阳膀胱经下端起于至阴穴，上端结于
目，称为阴中之阳；身半以上属阳，名叫广明，广明之下的
经脉，称为太阴，太阴前面的经脉，名叫阳明，足阳明胃经
下端起于厉兑穴，称为阴中之阳；厥阴经脉之表，叫作少阳，
少阳经下端起于窍阴穴，称为阴中之少阳。所以三阳经的离
合，分开来看，太阳主表为开，阳明主里为阖，少阳主表里
之间为枢。这三经相互为用，而不能背离，其脉象如果表现
为搏指有力而不浮，说明三阳经气统一协调，这样合起来称

为一阳。

不论"太阳为开"也好，还是"阳明为阖"也好，或是"少阳为枢"也好，都是受正气和胃气的影响和左右。正气足、胃气足时，其功能正常。当其功能不正常时，大概率是正气亏、胃气亏。只有正气、胃气不足时，开、阖、枢才会出现问题。"正气存内，邪不可干"。控制了正气和胃气，也就控制了所谓的开、阖、枢。

【原文】

帝曰：愿闻三阴？岐伯曰：外者为阳，内者为阴。然则中为阴，其冲在下，名曰太阴，太阴根起于隐白，名曰阴中之阴。太阴之后，名曰少阴，少阴根起于涌泉，名曰阴中之少阴。少阴之前，名曰厥阴，厥阴根起于大敦，阴之绝阳，名曰阴之绝阴。是故三阴之离合也，太阴为开，厥阴为阖，少阴为枢。三经者不得相失也，搏而勿沉，名曰一阴。阴阳𩒹𩒹①，积传为一周②，气里形表，而为相成也。

【注释】

①阴阳𩒹𩒹（zhōng zhōng）：形容阴阳之气运行不息。

②积传为一周：各经气血传注，连续累计而周于一身，一昼夜可行五十周次。

【解读】

黄帝说：我想再了解一下三阴（离合）的情况。岐伯说：在外的为阳，在内的为阴，在里的经脉称为阴经。冲脉在下，而它上部的经脉叫作太阴，太阴的下端起于隐白穴，称为阴中之阴；太阴后面的经脉，叫作少阴，少阴的下端起于涌泉穴，称为阴中之少阴；少阴前面的经脉，称为厥阴，厥阴的下端起于大敦穴，阴气初尽，阳气将生，被称为阴之绝阳，又被称为阴之绝阴。因而三阴经的离合，分开来看，太阴主表为开，厥阴主里为阖，少阴主表里之间为枢。这三经相互为用，而不能背离，其脉象如果表现为沉搏有神而不是过沉，说明三阴经气统一协调，如果合起来讲称为一阴。阴阳之气，运行不息，递相传注于全身，这样才能气运于里而形立于表，形气二者是相辅相成的。

与前段同理，只有正气、胃气不足时，开、阖、枢才会出现问题。"正气存内，邪不可干"，控制了正气和胃气，也就控制了所谓三阴三阳的开、阖、枢。

7.《阴阳别论》

【原文】

黄帝问曰：人有四经①，十二从②，何谓？岐伯对曰：四经应四时③；十二从应十二月；十二月应十二脉④。

【注释】

①四经：指肝、心、肺、肾。

②十二从：指十二辰，即子、丑、寅、卯、辰、巳、午、未、申、酉、戌、亥十二地支。

③四经应四时：即肝应春，心应夏，肺应秋，肾应冬。

④十二月应十二脉：即手太阴应正月，手阳明应二月，足阳明应三月，足太阴应四月，手少阴应五月，手太阳应六月，足太阳应七月，足少阴应八月，手厥阴应九月，手少阳应十月，足少阳应十一月，足厥阴应十二月。

【解读】

黄帝问道：人有四经十二从，是什么意思？岐伯回答说：四经与春夏秋冬四时相应，十二从与十二月相应，而十二月又与十二经脉相应。

【原文】

脉有阴阳，知阳者知阴，知阴者知阳。凡阳[①]有五，五五二十五阳。所谓阴者，真脏[②]也。见则为败，败必死也。所谓阳者，胃脘之阳[③]也。别[④]于阳者，知病处也，别于阴者，知生死之期。三阳在头，三阴在手，所谓一也。别于阳者，知病忌时，别于阴者，知死生之期。谨熟阴阳，无与众谋。所谓阴阳者，去者为阴，至者为阳；静者为阴，动者为阳；迟者为阴，数者为阳。

【注释】

①阳：指阳脉，此指有胃气之脉。

②真脏：指真脏脉，即无胃气的脉。

③胃脘之阳：即胃气也，五脏赖之以为根本者也。

④别：辨清。

【解读】

脉有阴阳之分，了解了什么是阳脉，就知道了什么是阴脉，了解了什么是阴脉，也就知道了什么是阳脉。阳脉有五种，分别表现五脏的特征，五脏之中各有五种阳脉，五五共二十五种。所谓阴脉，就是没有胃气的真脏脉。见到此脉，即为五脏败坏之象，五脏败坏必致死亡。所谓阳脉，是指脉有胃气。能辨别脉中胃气的情况，就可以知道病变的所在；能辨别真脏脉的情况，就可以推算出死亡的日期。三阳经脉的虚实，要诊察头颈部的人迎脉。三阴经脉的虚实，要诊察手腕部的寸口脉，健康状态下人迎与寸口的脉象是一致的。辨别阳脉，可以知道疾病的衰旺之时。辨别阴脉，就能测知疾病的生死之期。谨慎熟练地辨别阴脉阳脉，是诊脉的关键，临证时便可胸有成竹而不必同别人多商量了。所谓阴阳，在脉诊方面还有另外的意义，脉去的为阴，脉来的为阳；脉静的为阴，脉动的为阳；脉迟的为阴，脉数的为阳。

这一段强调了脉中胃气的作用和重要性，值得肯定。

【原文】

凡持真脉之脏脉者，肝至悬绝①急，十八日死；心至悬绝，九日死；肺至悬绝，十二日死；肾至悬绝，七日死；脾至悬绝，四日死。

【注释】

①悬绝：指脉来孤悬将绝，胃气衰败之象。

【解读】

凡诊得无胃气的真脏脉，如肝脉孤悬将绝，十八日当死。心脉孤悬将绝，九日当死。肺脉孤悬将绝，十二日当死。肾脉孤悬将绝，七日当死。脾脉孤悬将绝，四日当死。

这段大家参考一下即可。可能"当"，也可能不"当"，不绝对。

【原文】

曰：二阳之病发心脾①，有不得隐曲②，女子不月③；其传为风消，其传为息贲者，死不治。曰：三阳为病发寒热，下为痈肿，及为痿厥，腨痛；其传为索泽④，其传为㿉疝⑤。曰：一阳发病，少气，善咳，善泄；其传为心掣，其传为隔。二阳一阴发病，主惊骇、背痛、善噫、善欠，名曰风厥。二阴一阳发病，善胀，心满善气。三阴三阳发病，为偏枯萎易，四肢不举。

【注释】

①二阳之病发心脾：即胃病多发于心、脾。

②不得隐曲：有二说。一指二便不通利，一指阳道病（阳痿早泄等隐私病）。

③女子不月：指月经闭止。

④索泽：血涸肤枯。

⑤㿉疝：阴囊肿大。

【解读】

又说：阳明病变多由于心脾病变引起，有不得隐曲、女子经闭等症发生，如病久传变，成为血枯形瘦的风消病或气息奔迫的息贲病就不可治疗了。又说：太阳发病，发冷发烧，下部出现痈肿，以及两足痿弱无力，小腿肚的部位疼痛闷胀，病久可传变为皮肤甲错不润的索泽病，及阴囊肿痛的㿉疝病。又说：少阳发病，可出现气息不足，常常咳嗽和泄泻。久病可传变为心虚掣痛的心掣病及饮食不下，痞隔难通的膈病。阳明与厥阴发病，可出现惊骇背痛，时常嗳气和呵欠，称为风厥病。少阴和少阳发病，常常发胀心下满闷，时作叹息。太阳与太阴发病，出现半身不遂，筋肉痿弱弛缓或四肢不能举动。

其实，㿉疝也好，索泽也好，腨痛也好，痿厥也好，痈肿也好，隐曲也好，也无论是哪阴哪阳、几阴几阳发病，都是正气不能存内导致的病症。当正气不能存内时，五脏六腑和十二经络的发病表现是不一样的。正气亏时，哪个部位的正气先亏得厉害，哪个部位就先发病。我们根据症状及表现来确定方法时，宜扶正的同时，加上对应的方药，这样效果会更好些。

但人体是一个整体，有时牵一发动全身，一处有病其他处亦有影响和关联，因此，治病时还要有整体观念，不能头痛医头，脚痛医脚。同理，温补正气和气血，也并非仅对有症状的部位起作用。发病原因既然都是正气亏，调正气、补胃气的作用也会惠及全身各处。

【原文】

鼓①一阳②曰钩，鼓一阴③曰毛，鼓阳胜急曰弦，鼓阳至而绝曰石，阴阳相过曰溜。

【注释】

①鼓：指脉的搏动。

②一阳：这里的"阳"指脉搏动的形态。有力为阳，微有力为一阳。

③一阴：脉搏动，微无力。

【解读】

脉的搏动，微显有力叫作钩脉，微显无力叫作毛脉，搏动时急劲有力的称为弦脉，搏动时虽有力但轻取不得的称为石脉，力量平缓、来去自如的称为溜脉。

【原文】

阴争于内，阳扰于外，魄汗未藏，四逆而起①，起则熏肺，使人喘鸣②。阴之所生，和本曰和③。是故刚与刚，阳气破散,阴气乃消亡。淖则刚柔不和,经气乃绝。

【注释】

①魄汗未藏,四逆而起:此应"阳扰于外",正气不足,出汗过多,失于闭固,阳气外泄,以致四肢逆冷。魄汗,即身体汗出。四逆,四肢逆冷。

②起则熏肺,使人喘鸣:此应"阴争于内"而言,正气亏虚,阴气内争,则气血不从,扰动肺气,故令人喘鸣。

③和本曰和:阴阳平衡才能达到机体的正常。

【解读】

阴阳失去正常,就会出现阴气内争、阳气外扰的病理变化。阳气外扰则汗出而体表不固,阳气外泄,以致四肢逆冷。阴气内争而气血不从,扰动肺气而发生喘鸣。阴气的生化要靠阴阳的调和(实际上是脾胃的调和),这样才能刚柔相济,保持正常。阴阳不和,正气不和,经气也就会随之败绝。

当中焦阻滞、气机不畅,即阴阳失常,这个时候才有阴争阳扰的病理变化。阴阳和其实就是脾胃和,脾胃和就是胃气和。脾胃和,脾胃消化好,吸收好,气旺血足,阴阳之气才足,才有"和本曰和"。

【原文】

死阴①之属,不过三日而死;生阳②之属,不过四日而死。所谓生阳死阴者,肝之心谓之生阳,心之肺谓之死阴,肺之肾谓之重阴③,肾之脾谓之辟阴④,死不治。

【注释】

①死阴:病邪在五脏的传变以五行相克次序而传的,称

为死阴。

②生阳：病邪在五脏的传变以五行相生次序而传的，称为生阳。

③重阴：肺肾都属阴，肺病传肾叫作重阴。

④辟阴：肾病传脾，肾水侮脾土叫作辟阴。

【解读】

这段是用五行相克理论来解释阴阳，是说属于死阴的病，不过三天就会死亡，属于生阳的病，不过四天就能痊愈。所谓生阳、死阴，是指疾病的传变，肝病传心等依相生次序而传，谓之生阳；心病传肺等依相克次序而传，谓之死阴；肺病传肾，阴以传阴，谓之重阴；肾病传脾，水盛侮土，阴水扩放，谓之辟阴，为不治的死症。

【原文】

结阳者，肿四支。结阴①者，便血一升，再结二升，三结三升。阴阳结斜，多阴少阳曰石水，少腹肿。二阳结谓之消②，三阳结谓之隔，三阴结谓之水③，一阴一阳结谓之喉痹④。

【注释】

①结阴：阴血内结。

②消：此指消渴病。

③水：水肿的病。

④喉痹：病名，喉肿而闭塞。

【解读】

阳气外结，则四肢肿；阴气内结，会出现便血，郁结轻的，便血一升，稍重的便血二升，更重的，便血三升；邪气郁结于阴经阳经，偏重于阴的，发生石水病，少腹肿胀；邪气郁结于二阳，肠胃受病，可发生消渴病；邪气郁结于三阳，膀胱小肠受病，会发生便闭的膈病；邪气郁结于三阴，脾肺受病，水道不利可发生水肿病；邪气郁结于一阴一阳，厥阴与少阳受病，可发生喉痹。

　　无论"结阳""结阴"，还是"石水""消""隔""水""喉痹"，皆为中气不足、中焦运化无力，上下不通，气机阻滞所致。

【原文】

　　阴搏阳别①，谓之有子。阴阳虚，肠澼死。阳加于阴，谓之汗。阴虚阳搏，谓之崩②。三阴俱搏，二十日夜半死；二阴俱搏，十三日夕时死；一阴俱搏，十日死；三阳搏且鼓，三日死；三阴三阳俱搏，心腹满，发尽不得隐曲，五日死；二阳俱搏，其病温，死不治，不过十日死。

【注释】

　　①阴搏阳别：阴脉搏击于指下，与阳脉有显著区别，这是怀孕的脉象。"阴"指尺脉。"阳"指寸脉。

　　②阴虚阳搏，谓之崩：崩，指出血多而急势如山崩。

【解读】

　　阴脉搏击于指下，与阳脉有明显的区别，这是怀孕的现象。在脉上阴阳都现虚象，再患痢疾（胃气消亡），这是死证。阳脉胜于阴脉，是要出汗的。阴脉虚，阳脉搏指，在妇人就会发生血崩的病。三阴（肺、脾）之脉，都搏击于指下，经过二十天就会在夜半死亡。二阴（心、肾）之脉，都搏击于指下，经过十三天就会在傍晚时死亡。一阴（心包络、肝）之脉，都搏击于指下，经过十天就会在凌晨死亡。三阳（膀胱、小肠）之脉，都搏击于指下，并且鼓动过甚的，经过三天就会死亡。三阴三阳之脉都搏击于指下，心腹胀满，作痛，大小便不通，经过五天就会死亡。二阳（胃、大肠）之脉都搏击于指下，经气浮散，这已无法可治，不过十天就要死亡。

8.《灵兰秘典论》

【原文】

黄帝问曰：愿闻十二脏①之相使，贵贱②何如？

岐伯曰：悉乎哉问也，请遂言之。心者，君主之官也，神明出焉。肺者，相傅之官，治节出焉。肝者，将军之官，谋虑出焉。胆者，中正之官，决断出焉。膻中者，臣使之官，喜乐出焉。脾胃者，仓廪③之官，五味出焉。大肠者，传道之官，变化出焉。小肠者，受盛之官，化物出焉。肾者，作强之官，伎巧④出焉。三焦者⑤，决渎之官，水道出焉。膀胱者，州都之官，津液藏焉，气化则能出矣。凡此十二官者，不得相失也。故主明则下安，以此养生则寿，殁世不殆，以为天下则大昌。主不明则十二官危，使道⑥闭塞而不通，形乃大伤，以此养生则殃，以为天下者，其宗大危，戒之戒之！

【注释】

①十二脏：指心、肝、脾、肺、肾、膻中（心包）、胆、胃、大肠、小肠、三焦、膀胱十二个脏器。

②贵贱：主要与次要的意思。

③仓廪（lǐn）：贮藏粮食的仓库。

④伎巧：技巧。

⑤三焦者：是中医藏象学说中一个特有的名词，六腑之一，是上焦、中焦和下焦的合称，即将躯干划分为3个部位，

横膈以上内脏器官为上焦，包括心、肺；横膈以下至脐内脏器官为中焦，包括脾、胃、肝、胆等内脏；脐以下内脏器官为下焦，包括肾、大肠、小肠、膀胱。

⑥使道：十二官相互联系之道。

【解读】

黄帝问岐伯：我想听一下人体六脏六腑这十二个器官的职责分工、高低贵贱是怎样的呢？岐伯回答说：问得真详细呀！请让我谈谈这个问题。心，人身之起点，是君主（皇帝、君王）之官，人的生机活力和精神状态都通过它来体现。肺，是相傅之官（宰相），犹如相傅辅佐着君主，主一身之气而调节全身的活动。肝，被称为将军之官，谋略由此而出（春秋以卿为将军，即一军之帅）。胆，像中正的判官，主管决断。膻中（此处指心包络，维护着心而接受其命令），是臣使之官，为君主（心志）传递喜乐。脾和胃，是仓廪之官，饮食五味的水谷精华靠它们的作用得以消化、吸收和运输。大肠，是传导之官，能传送食物的糟粕，使其变为粪便排出体外。小肠，是受盛之官，承受胃中下行的食物而进一步分化清浊。肾，是作强之官，它能够使人发挥强力而产生各种技巧变化（是人体生命的本源）。三焦，是决渎之官（水利部长），能够通行水道。膀胱，是州都之官（分配水源），蓄藏津液，通过气化作用排出尿液。以上这十二位掌管国家的官员，虽有分工，但其作用应该协调而不能相互脱节。君主如果明智顺达，下属也会安定正常，用这样的道理来养生，就可以使人长寿，终生不会发生危殆，用来治理天下，就会使国家昌盛繁荣。君主如果不明智顺达，包括心脏在内的十二官就都要发生危险，各器官发挥正常作用的经络闭塞不通，形体就要受到严重伤害。在这种情况下，谈养生续命是不可能的，只会招致夭殃，缩短寿命。同样，以君主之昏聩不明来治理天下，那政权就危险难保了，千万要警惕再警惕呀！

古人没有解剖生理等现代这些高科技仪器手段支撑，所以只得借以质朴的自然界和社会生活中的一些现象来说明问题，并指导具体的诊断治病。"不以数推，以象谓之"。其实，这种方法在当时是相当了不起的！

另外，我们都曾认为心为五脏之主，但在实际和临床中并非如此。当一个人生命垂危之时，应先救胃气，保胃气，这一点大家一定要把它弄清楚。此外，"主明"靠的是气血，"主不明"是因为气血不足。气血靠胃气滋养，胃气旺，气血才足。

【原文】

至道①在微，变化无穷，孰知其原！窘②乎哉，消者瞿瞿③，孰知其要！闵闵之当④，孰者为良！恍惚之数⑤，生于毫氂⑥，毫氂之数，起于度量，千之万之，可以益大，推之大之，其形乃制。

【注释】

①至道：至深的道理，这里指深刻的养生之道。

②窘（jiǒng）：困难。

③消者瞿瞿（qú qú）：有学问的人勤谨地探论研究。

④闵闵之当：此言理论的深玄，昏暗难明，如有物之遮蔽。

⑤恍惚之数：指难于确切说明的、似有如无的数量。

⑥毫氂：极其微小。

【解读】

至深的道理是从细微之处表现出来的，其变化也没有穷尽，谁能清楚地知道它的本源，实在是困难得很呀！有学问的人勤勤恳恳地探讨研究，可是谁能知道它的要妙之处！那些道理暗昧难明，就像被遮蔽着，怎能了解到它的精华！产生至深道理的、若有若无的毫厘事物，来源于比毫厘更小的不可度量的事物，这些细微事物成千上万地积累扩大，推衍增益，才演变形成了至为精要的理论总结。那似有如无的数量，是产生于毫厘的微小数目，而毫厘也是起于更小的度量，只不过把它们千万倍地积累扩大，推衍增益，才演变成了形形色色的世界。

"孰知其原？"古人也很困惑。古人没找到"原"在哪里，我们今天找到了，原即为本，人身之本则为"胃气"，因此"原"即胃气，就是土气。土只有温热才能生化，寒凉则不生不化。土生万物。

【原文】

黄帝曰：善哉，余闻精光①之道，大圣之业，而宣明②大道，非斋戒③择吉日，不敢受也。黄帝乃择吉日良兆，而藏灵兰之室④，以传保焉。

【注释】

①精光：精纯而又明彻。

②宣明：通达明白。

③斋戒：洗心曰斋，诚意曰戒。斋戒即诚心诚意的意思。

④灵兰之室：黄帝藏书的地方。

【解读】

黄帝说：好啊！我听到了精纯明晰的道理，这真是大圣人建立事业的基础，对于这宣畅明白又宏大的理论，如果不专心修省而选择吉祥的日子，实在不敢接受它。于是，黄帝就选择有良好预兆的吉日，把这些著作珍藏在灵台兰室，很好地保存起来，以便流传后世。

9.《六节藏象论》

【原文】

黄帝问曰：余闻天以六六之节①，以成一岁，人以九九制会②，计人亦有三百六十五节，以为天地，久矣。不知其所谓也？

岐伯对曰：昭乎哉问也！请遂言之。夫六六之节，九九制会者，所以正天之度③，气之数也。天度者，所以制日月之行也；气数者，所以纪化生之用也。天为阳，地为阴，日为阳，月为阴，行有分纪，周有道理，日行一度，月行十三度而有奇焉。故大小月三百六十五日而成岁，积气余而盈闰矣。立端于始，表正于中④，推余于终，而天度毕矣。

【注释】

①六六之节：古人以天干配地支计日，十天干与十二地支相配完毕，共六十日，称为一甲子，六个甲子，就是六个六十日，故称为六六之节。

②九九制会：九九之数用来概括万物变化的多样性。

③天之度：古人将周天定为三百六十五度，每度为周天的三百六十五分之一，每昼夜日行一度，也就是太阳视运动

每昼夜运行周天的三百六十五分之一，每年（以三百六十五日计）行过整个周天。

④表正于中：根据圭表日影以正其中气之度。

【解读】

黄帝问道：我听说天体的运行是以六个甲子构成一年，人则以九九极数的变化来配合天道的准度，而人又有三百六十五穴与天地相应，这些说法已听到很久了，但不知是什么道理？

岐伯答：你提的问题很高明啊！请让我就此问题谈谈看法。六六之节和九九制会是用来确定天度和气数的。天度，是计算日月行程的。气数，是标志万物化生之用的。天属阳，地属阴，日属阳，月属阴。它们的运行有一定的部位和秩序，其环周也有一定的道路。每一昼夜，日行一度，月行十三度有余，所以大月、小月和起来三百六十五天成为一年，由于月份的不足，节气有盈余，于是产生了闰月。确定了岁首冬至并以此为开始，用圭表的日影以推正中气的时间，随着日月的运行而推算节气的盈余，直到岁尾，整个天度的变化就可以完全计算出来了。

【原文】

帝曰：余已闻天度矣。愿闻气数，何以合之？

岐伯曰：天以六六为节，地以九九制会。天有十日，日六竟而周甲①，甲六复而终岁②，三百六十日法也。夫自古通天者，生之本，本于阴阳，其气九州九窍，皆通乎天气。故其生五，其气三。三而成天，三而成地，三而成人。三而三之，合则为九，九分为九野，九野为九脏。故形脏四，神脏五③，合为九脏以应之也。

【注释】

①日六竟而周甲：为甲子的一周，计六十天。

②甲六复而终岁：六个甲子重复累积而为一年。

③形脏四，神脏五：张志聪注："形脏者，藏有形之物也。神脏者，藏五脏之神也。藏有形之物者，胃与大肠、小肠、膀胱也。藏五脏之神者，心藏神，肝藏魂、脾藏意、肺脏魄、肾藏志也。"

【解读】

黄帝对岐伯说：我已经明白了天度，我还想知道气数是怎样与天度配合的呢？岐伯回答：天以六六为节制，地以九九之数，配合天道的准度，天有十干，代表十日，十干循环六次而成一个周甲，周甲重复六次而一年终了，这是三百六十日的计算方法。自古以来，都以通于天气而为生命的根本，这根本不外天之阴阳。地的九州，人的九窍，都与天气相通，天衍生五行，而阴阳又依盛衰消长而各分为三。三气合而成天，三气合而成地，三气合而成人，三三而合成九气，在地分为九野，在人体分为九脏，形脏四，神脏五，合成九脏，以应天气。

"生之本，本于阴阳"中的"阴阳"应该是指宇宙间的阴阳二气的运动。

【原文】

帝曰：余已闻六六九九之会也，夫子言积气盈闰，愿闻何谓气？请夫子发蒙解惑①焉。岐伯曰：此上帝所秘，先师传之也。帝曰：请遂闻之。

岐伯曰：五日谓之候，三候谓之气，六气谓之时，四时谓之岁，而各从其主治焉。五运相袭②，而皆治之，终期之日，周而复始，时立气布，如环无端，候亦同法。故曰：不知年之所加③，气之盛衰，虚实之所起，不可以为工矣。

【注释】

①发蒙解惑：启发蒙昧，解释疑惑。

②五运相袭：指木、火、土、金、水五行之气随着时间的推移而循序相承。

③年之所加：指各年主客气加临情况。

【解读】

黄帝说：我已经明白了六六九九配合的道理，先生说气的盈余积累成为闰月，我想听您讲一下什么是气？请您来启发我的蒙昧，解释我的疑惑！岐伯说：这是上古皇帝秘而不宣的理论，是先师传授给我的。黄帝说：请全部讲给我听。

岐伯说：五日称为候，三候称为气，六气称为时，四时称为岁，一年四时各随其五行的配合而分别当旺。木、火、土、金、水五运随时间的推移而递相承袭，各有当旺之时，到一年终结时，再从头开始循环，一年分立四时，四时分布节气，逐步推移，如环无端，节气中再分候，也是这样的推移下去。所以说，不知当年主客气加临、气的盛衰、虚实的起因等情况，就不能做个好的医生。

【原文】

帝曰：五运之始，如环无端，其太过①不及①如何？岐伯曰：五气更立，各有所胜，盛虚之变，此其常也。帝曰：平气①何如？岐伯曰，无过者也。帝曰：太过不及奈何？岐伯曰：在经^②有也。

【注释】

①太过、不及，平气：五运值年时，其气有余者为太过；其气不足者为不及；其气无太过不及者为平气。

②经：指古医经，古代经书。

【解读】

黄帝说：五运的推移，周而复始，如环无端，它的太过与不及是怎样的呢？岐伯说：五运之气更迭主时，互有胜克，从而有盛衰的变化，这是正常的现象。黄帝说：平气是怎样的呢？岐伯说：就是没有太过和不及。黄帝说：太过和不及的情况怎样呢？岐伯说：这些情况在经书中已有记载。

【原文】

帝曰：何谓所胜？岐伯曰：春胜长夏，长夏胜冬，冬胜夏，夏胜秋，秋胜春，所谓得五行时之胜，各以气命其脏。帝曰：何以知其胜？

岐伯曰：求其至也，皆归始春，未至而至^①，此谓太过，则薄所不胜^②，而乘所胜^②也，命曰气淫^③不分，邪僻内生，工不能禁。至而不至，此谓不及，则所胜妄行，而所生受病，所不胜薄之也，命曰气迫。所谓求其至者，气至之时也。谨候其时，气可与期^④。失时反候，五治不分，邪僻内生，工不能禁也。

【注释】

①未至而至：时令未到，却出现了与该时令相应的气候。

②所不胜、所胜：五行之气既有相生的关系，又有相克的关系，就某行之气而言，克我者为所不胜，我克者为所胜。

以木为例，金克木，故金为其所不胜，木克土，故土所胜。

③气淫：指其气太过。淫，太过之意。

④气可与期：气候的特征可以预期。

【解读】

黄帝说：什么是所胜？岐伯说：春胜长夏，长夏胜冬，冬胜夏，夏胜秋，秋胜春，这就是时令根据五行规律而互相胜负的情况，同时，时令又依其五行之气的属性来分别影响各脏。黄帝说：怎样知道它们之间的相胜情况呢？

岐伯说：首先要推求气候到来的时间，一般从立春开始向下推算。如果时令未到而气候先期来到，称为太过，某气太过就会侵侮其所不胜之气，欺凌其所胜之气，这叫作气淫；时令已到而气候未到，称为不及，某气不及，则其所胜之气因缺乏制约而妄行，其所生之气因缺乏资助而困弱，其所不胜则更会加以侵迫，这叫作气迫。所谓求其至，就是要根据时令推求气候到来的早晚，要谨慎地等候时令的变化，气候的到来是可以预期的。如果搞错了时令或违反了时令与气候相合的关系，以至于分不出五行之气当旺的时间，那么，当邪气内扰，病及于人的时候，再好的医生也不能控制了。

【原文】

帝曰：有不袭乎？岐伯曰：苍天之气，不得无常①也。气之不袭是谓非常，非常则变矣。帝曰：非常而变奈何？岐伯曰：变至则病，所胜则微，所不胜则甚，因而重感于邪则死矣。故非其时则微，当其时则甚也。

【注释】

①常：规律。

【解读】

黄帝说：五运之气有不按照规律依次相承的情况吗？岐伯说：天的五行之气，在四时中的分布不能没有常规。如果五行之气不按规律依次相承，就是反常的现象，反常就会使人发生病变。在某一时令出现的反常气候，若为当旺之气之所胜者，则其病轻微，若为当旺之气之所不胜者，则其病深重，因而若再次感受邪气，就会造成死亡。所以反常气候的出现，不在其所克制的某气当旺之时令，病就轻微，若恰在其所克制的某气当旺之时令发病，病就深重。

【原文】

帝曰：善。余闻气合而有形，因变以正名。天地之运，阴阳之化，其于万物，孰少孰多，可得闻乎？

岐伯曰：悉乎哉问也！天至广不可度，地至大不可量，大神灵问，请陈其方。草生五色，五色之变，不可胜视。草生五味，五味之美，不可胜极。嗜欲不同，各有所通。天食人以五气①，地食人以五味。五气入鼻，藏于心肺，上使五色修明，音声能彰。五味入口，藏于肠胃，味有所藏，以养五气②，气和而生，津液相成，神乃自生。

【注释】

①天食（sì）人以五气：天供给人们生命所必需的气。食，作饲养、供给解。五气，指天之气而言，因其随时令的变化而表现为风、暑、湿、燥、寒等，所以称为五气。

②五气：此指五脏之气而言。

【解读】

黄帝说：好。我听说由于天地之气的和合而有万物的形体，又由于其变化多端以至万物形态差异而定有不同的名称，天地的气运，阴阳的变化，它们对于万物的生成，就其作用而言，哪个多，哪个少，可以听你讲一讲吗？岐伯说：问得实在详细呀！天极其广阔，不可测度，地极其博大，也很难计量，像您这样伟大神灵的圣主既然发问，就请让我陈述一下其中的道理吧。草木显现五色，而五色的变化，是看也看不尽的。草木产生五味，而五味的醇美，是尝也尝不完的。人们对色味的嗜欲不同，而各色味是分别与五脏相通的。天供给人们以五气，地供给人们以五味。五气由鼻吸入，贮藏于心肺，其气上升，使面部五色明润，声音洪亮。五味入于口中，贮藏于肠胃，经消化吸收，五味精微内注五脏以养五脏之气，五气和谐而保有生化机能，津液随之生成，神气也就在此基础上自然产生。

【原文】

帝曰：藏象①何如？

岐伯曰：心者，生之本，神之变也，其华在面，其充在血脉，为阳中之太阳，通于夏气。肺者，气之本，魄之处也，其华在毛，其充在皮，为阳中之太（《太素》作少）阴，通于秋气。肾者，主蛰，封藏之本②，精之处也，其华在发，其充在骨，为阴中之少（《太素》作太）阴，通于冬气。肝者，罢极之本③，魂之居也，其华在爪，其充在筋，以生血气，其味酸，其色苍，此为阳中之少阳，通于春气。脾、胃、大肠、小肠、三焦、膀胱者，仓廪之本，营之居也，名曰器，能化糟粕，转味而入出者也，其华在唇四白，其充在肌，其味甘，其色黄，此至阴之类，通于土气。

凡十一脏，取决于胆也。

【注释】

①藏象："藏"泛指体内的脏器。"象"指内脏活动显现于外的各种生理和病理征象。"藏象"是指人体内脏功能活动表现于外的征象。

②封藏之本：肾精宜固藏，忌妄泄，肾气实则封藏坚固，虚则遗泄，所以说肾为封藏之本。

③罢（pí）极之本：肝主筋，人的运动由乎筋力的盛衰，所以疲劳乏力，责之于肝。罢极，疲累劳困。

【解读】

黄帝说：脏象是怎样的呢？岐伯说：心，是生命的根本，为神所居之处，其荣华表现于面部，其充养的组织在血脉，为阳中的太阳，与夏气相通。肺，是气的根本，为魄所居之处，其荣华表现在毫毛，其充养的组织在皮肤，是阳中的太阴，与秋气相通。肾主蛰伏，是封藏精气的根本，为精所居之处，其荣华表现在头发，其充养的组织在骨，为阴中之少阴，与冬气相通。肝，是罢极之本，为魂所居之处，其荣华表现在爪甲，其充养的组织在筋，可以生养血气，其味酸，其色苍青，为阳中之少阳，与春气相通。脾、胃、大肠、小肠、三焦、膀胱，是仓廪之本，为营气所居之处，因其功能是盛贮食物的器皿，故称为器，它们能吸收水谷精微，化生为糟粕，管理饮食五味的转化、吸收和排泄，其荣华在口唇四旁的白肉，其充养的组织在肌肉，其味甘，其色黄，属于至阴之类，与土气相通。以上十一脏功能的发挥，都取决于胆气的升发。

笔者认为，真正决定十一脏功能发挥的是胃气，胃气甚至决定人的死生，只有重视胃气，在临床才有好的疗效。

【原文】

故人迎①一盛②，病在少阳；二盛②，病在太阳；三盛②，病在阳明；四盛②，已上为格阳③。寸口①一盛，病在厥阴；二盛，病在少阴；三盛，病在太阴；四盛，已上为关阴④。人迎与寸口俱盛四倍已上为关格⑤，关格之脉，赢，不能极于天地之精气，则死矣。

【注释】

①人迎、寸口：人迎，颈部结喉两侧足阳明经所过脉动之处。寸口，腕部手太阴经所过脉动处。二者俱为切脉的部位。

②一盛、二盛、三盛、四盛：分别指脉搏较常时大一倍、大两倍、大三倍、大四倍。盛，脉搏盛大。下寸口脉同。

③格阳：《类经》六卷第二十二注："四盛已上者，以阳脉盛极而阴无以通，故曰格阳。"格，阻隔之意。

④关阴：《类经》六卷第二十二注："四盛已上者，以阴脉盛极而阳无以交，故曰关阴。"关，闭塞之意。

⑤关格：《类经》六卷第二十二注："阴气太盛，则阳气不能荣也，故曰关。阳气太盛，则阴气弗能荣也，故曰格。阴阳俱盛，不得相荣，故曰关格。"

【解读】

人迎脉大于平时一倍，病在少阳；大两倍，病在太阳；大三倍，病在阳明；大四倍以上，为阳气太过，阴无以通，是为格阳。寸口脉大于平时一倍，病在厥阴；大两倍，病在少阴；大三倍，病在太阴；大四倍以上，为阴气太过，阳无以交，是为关阴。若人迎脉与寸口脉俱大于常时四倍以上，为阴阳气俱盛，不得相荣，是为关格，关格之脉盈盛太过，标志着阴阳极亢，不能达于天地阴阳精气平调的生理状态，会很快死去。

10.《五脏生成》

【原文】

心之合①脉也，其荣②色也，其主③肾也。肺之合皮也，其荣毛也，其主心也。肝之合筋也，其荣爪也，其主肺也。脾之合肉也，其荣唇也，其主肝也。肾之合骨也，其荣发也，其主脾也。

是故多食咸，则脉凝泣而变色；多食苦，则皮槁而毛拔；多食辛，则筋急而爪枯；多食酸，则肉胝胎而唇揭④；多食甘，则骨痛而发落，此五味之所伤也。故心欲⑤苦，肺欲辛，肝欲酸，脾欲甘，肾欲咸，此五味之所合也。

【注释】

①合：内外的配合。此指与五脏有特殊配合关系的组织。

②荣：表现于外的荣华。此指集中表现五脏精气的外在组织。

③主：意为制约的一方。

④肉胝胎（zhī zhōu）而唇揭：指皮肉粗厚皱缩，口唇掀起。胝，皮厚。揭，掀起。

⑤欲：喜而求之。

【解读】

心的外合是脉，外荣是颜面的色泽，制约者是肾。肺的外合是皮，外荣是毛，制约者是心。肝的外合是筋，外荣是爪，制约者是肺。脾的外合是肉，外荣是唇，制约者是肝。肾的外合是骨，外荣是发，制约者是脾。所以过食咸味，则使血脉凝涩不畅，而颜面色泽发生变化。过食苦味，则使皮肤枯槁而毫毛脱落。过食辛味，则使筋脉劲急而爪甲枯干。过食酸味，则使肌肉粗厚皱缩口唇掀起。过食甘味，则使骨骼疼痛而头发脱落。这是偏食五味所造成的损害。所以心欲得苦味，肺欲得辛味，肝欲得酸味，脾欲得甘味，肾欲得咸味，这是五味分别与五脏之气相合的对应关系。

其实，在人的生命过程中，五脏六腑各器官组织都是兄弟关系，不存在高低强弱之分。它们通过团结协作，共同维护人的身体健康并抵御病邪的侵害。五味分别与五脏之气相合的对应，其实也不一定只针对一个脏器，对全身都有影响。同理，过食某味，其实不一定只对一个脏器有反应，而是对全身都有影响。出现症状的真正原因是正气亏、气血亏、胃气亏，这才是根本。

【原文】

五脏之气，故色见青如草兹①者死，黄如枳实②者死，黑如炲③者死，赤如衃血者死，白如枯骨者死，此五色之见死也。青如翠羽者生，赤如鸡冠者生，黄如蟹腹者生，白如豕膏者生，黑如乌羽者生，此五色之见生也。生于心，如以缟裹朱。生于肺，如以缟裹红。生于肝，如以缟裹绀。生于脾，如以缟裹栝楼实④。生于肾，如以缟裹紫⑤。此五脏所生之外荣也。

【注释】

①草兹：指死草的颜色，其色青而枯暗。

②枳实：常绿灌木枳的果实，可入药，其色黑黄不泽。

③炲（tái）：煤烟的灰尘。

④栝楼实：即瓜蒌。为多年生葫芦科植物栝楼的果实，色正黄，可入药。

⑤紫：这里指紫色的丝织物。

【解读】

这段话说的是五脏之气体现在面色上，出现青如死草、枯暗无华的，为死症；出现黄如枳实的，为死症；出现黑如烟灰的，为死症；出现红如凝血的，为死症；出现白如枯骨的，为死症。这是五色中表现为死症的情况。面色青如翠鸟的羽毛，主生；红如鸡冠的，主生；黄如蟹腹的，主生；白如猪脂的，主生；黑如乌鸦毛的，主生。这是五色中表现有生机而预后良好的情况。心有生机，面色就像细白的薄绢裹着朱砂；肺有生机，面色就像细白的薄绢裹着粉红色的丝绸；肝有生机，面色就像细白的薄绢裹着天青色的丝绸；脾有生机，面色就像细白的薄绢裹着瓜蒌；肾有生机，面色就像细白的薄绢裹着紫色的丝绸。这些是五脏有生气的表现。

其实，真正主生死的是胃气，人出现症状的原因是正气亏、胃气亏。

【原文】

色味当五脏①，白当肺、辛，赤当心、苦，青当肝、酸，黄当脾、甘，黑当肾、咸。故白当皮，赤当脉，青当筋，黄当肉，黑当骨。

【注释】

①色味当五脏：即色味与五脏相应。

【解读】

五色、五味与五脏相应：白色和辛味应于肺，赤色和苦味应于心，青色和酸味应于肝，黄色和甘味应于脾，黑色和咸味应于肾。因五脏外合五体，所以白色应于皮，赤色应于脉，青色应于筋，黄色应于肉，黑色应于骨。

这段话是将五色、五味、五体分别与五脏联系起来，古人认为这种联系便于以五行理论分析诊断和解释疾病机理。这是人为的划分和分配，实际未必。

【原文】

诸脉者，皆属于目①；诸髓者，皆属于脑；诸筋者，皆属于节；诸血者，皆属于心；诸气者，皆属于肺，此四支八谿之朝夕也。故人卧血归于肝，肝受血而能视，足受血而能步，掌受血而能握，指受血而能摄。卧出而风吹之，血凝于肤者为痹，凝于脉者为泣，凝于足者为厥。此三者，血行而不得反其空②，故为痹厥也。人有大谷③十二分，小谿④三百五十四名，少十二俞⑤，此皆卫气所留止，邪气之所客也，针石缘而去之。

诊病之始，五决为纪。欲知其始，先建其母。所谓五决者，五脉也。

【注释】

①诸脉者，皆属于目：目为宗脉聚会之处，故有此说。

②空：同"孔"，指血气循行之道路，即下文大谷小溪

之属。

③大谷：指人体的大关节。

④小豁：指肉之小会，也就是俞穴。

⑤十二俞：指十二脏腑在背部的俞穴，即心俞、肝俞、脾俞、肺俞、肾俞等十二穴。

【解读】

各条脉络都属于目，诸髓都属于脑，诸筋都属于骨节，诸血都属于心，诸气都属于肺。同时，气血的运行朝夕来往，不离于四肢八豁的部位。当人睡眠时血归藏于肝，肝得血之濡养于目就能视物；足得血之濡养就能行走；手掌得血之濡养就能握物；手指得血之濡养就能拿取。如果刚刚睡醒就外出受风，血液的循环就要凝滞，凝于肌肤的发生痹证；凝于经脉的发生气血运行滞涩；凝于足部的该部发生厥冷。这三种情况，都是由于运行的气血不能返回组织间隙的孔穴（循环不好），造成痹厥等证。全身有大谷十二处，小豁三百五十四处，这里面减除了十二脏腑各自的腧穴数目。这些都是卫气留止的地方，也是邪气客居之所。治病时，可循着这些部位施以针石，以祛除邪气。

诊病的根本，要以五决为纲纪。想要了解疾病的关键，必先确定病变的原因。所谓五决，就是五脏之脉，以此诊病，即可决断病本之所在。

这些都是古人的说法而已，大家知道即可。这段话里的卫气，其实也是来源于胃气。

【原文】

是以头痛巅①疾，下虚上实②，过③在足少阴、巨阳，其则入肾。徇蒙招尤④，目瞑耳聋，下实上虚，过在足少阳、厥阴，甚则入肝。腹满䐜胀，支鬲胠胁⑤、下厥上冒，过在足太阴、阳明。咳嗽上气，厥在胸中，过在手阳明、太阴。心烦头痛，病在鬲中，过在手巨阳、少阴、甚则入心。

【注释】

①巅：巅顶，即头顶。

②下虚上实：正气虚于下，邪气实于上。

③过：过失，此指引起疾病的关键部位。

④徇蒙招尤："徇"是指眼睛视物晃动，"徇"通"侚"，"侚"是疾、快之意；"蒙"是视物不清，"蒙"是"浑浊"之意；"尤"古与"摇"通用，"招尤"即"招摇"，是感觉晃动不定的意思。

⑤支鬲胠胁：支，支撑。鬲，即膈。胠胁，即胁肋。

【解读】

头痛等巅顶部位的疾患，属于下虚上实的，病变在足少阴和足太阳经，病甚的，可内传于肾。头晕眼花，身体摇动，目瞑耳聋，属下实上虚的，病变在足少阳和足厥阴经，病甚的，可内传于肝。腹满䐜胀，腋下好像被什么支撑着，胁肋好像被堵塞了一样，这是下部经气逆而上犯，病变在足太阴和足阳明经。咳嗽气喘，气机逆乱于胸中，病变在手阳明和手太阳经。心烦头痛，胸膈不适的，病变在手太阳和手少阴经，病势重了就会传入心脏。

其实，人体所有经脉都受气血控制。当气血亏虚时，所有经脉都可能出现症状。从中医整体观念来论，上述病证是气血不足、正气不足、胃气不足所致。

【原文】

夫脉之小大，滑涩浮沉，可以指别。五脏之象，可以类推①。五脏相音②，可以意识。五色微诊，可以目察。能合脉色，可以万全。

【注释】

①五脏之象，可以类推："五脏之象"即五脏的征象。五脏藏于内，可用取类比象的方法来推测。

②相音：察听病人音声之清浊长短疾徐。"相"，察的意思。

【解读】

脉象的小、大、滑、浮、沉等，可以通过医生的手指加以鉴别；五脏功能表现于外，可以通过相类事物的比象而加以推测；五脏各自的声音可以凭意会而识别，五色的微小变化可以用眼睛来观察。诊病时，如能将色、脉两者合在一起进行分析，就可以万无一失。

上述分和归，客观来看略显草率。抓正气抓胃气，才是根本之道。

【原文】

赤，脉之至也，喘①而坚。诊曰：有积气在中，时害于食，名曰心痹，得之外疾，思虑而心虚，故邪从之。白，脉之至也，喘而浮，上虚下实，惊，有积气在胸中，喘而虚，名曰肺痹。寒热，得之醉而使内②也。青，脉之至也。长而左右弹。有积气在心下支肤，名曰肝痹，得之寒湿，与疝同法，腰痛足清头痛。黄，脉之至也，大而虚，有积气在腹中，有厥气，名曰厥疝③。女子同法，得之疾使四肢，汗出当风。

黑，脉之至也，上坚而大。有积气在小腹与阴，名曰肾痹，得之沐浴清水而卧。

【注释】

①喘：脉躁数。

②醉而使内：酒后入房，醉后行房。

③厥疝：病名。多因脾虚，肝气乘上逆所致。症见腹中逆气上冲，胃脘作痛，呕吐，足冷，少腹痛引睾丸。

【解读】

外现赤色，脉来急疾而坚实的，可诊为邪气积聚于中脘，常表现为妨害饮食，病名叫做心痹。这种病得之于外邪的侵袭，是思虑过度以致心气虚弱，邪气才随之而入的。外现白色，脉来急疾而浮，这是上虚下实，故常出现惊骇，病邪积聚于胸中，迫肺而作喘，但肺气本身是虚弱的，这种病的病名叫做肺痹，有时发寒热，常因醉后行房而诱发。青色外现，脉来长而左右搏击手指，这是病邪积聚于心下，两肋下支撑不适，这种病叫做肝痹，多因受寒湿而得，与疝的病理相同，它的症状有腰痛、足冷、头痛等。外现黄色，而脉来虚大的，这是病邪积聚在腹中，有逆气产生，病名叫作厥疝，女子也有这种情况，多由四肢剧烈的活动，汗出当风诱发。外现黑色，脉象尺上坚实而大，这是病邪积聚在小腹与前阴，病名叫作肾痹，多因冷水沐浴后睡卧受凉。

我们说的这些伤症，都是正气损伤之后才出现的。赤、白、青、黑、黄的外观，加之所表现的脉象，均可通过重剂温中温阳来解决。中气旺，循环畅，水升火降，气机调达，疾病痊愈，这才是得道之法。

【原文】

凡相^①五色，面黄目青，面黄目赤，面黄目白，面黄目黑者，皆不死也。面青目赤，面赤目白，面青目黑，面黑目白，面赤目青，皆死也。

【注释】

①相：观察。

【解读】

凡观察五色，出现面黄目青、面黄目赤、面黄目白、面黄目黑的，都不是死症。面青目赤、面赤目白、面青目黑、面黑目白、面赤目青，都是死症。

人面色黄时，虽然气血亏，但未全亏，胃气尚在，正气尚在，所以不死；人面色黑时，气血大亏，胃气大亏，正气大亏，所以会死。

11.《五脏别论》

【原文】

黄帝问曰：余闻方士^①，或以脑髓为脏，或以肠胃为脏，或以为腑。敢谓更相反，皆自谓是，不知其道，愿闻其说。

【注释】

①方士：古代一种以仙方或法术蒙骗他人的人，因略知医术，故常混入医生之中。

【解读】

黄帝问道：我从方士那里听说，有人以脑髓为脏，有人以肠胃为脏，也有的把这些都称为腑，如果向他们提出相反的意见，他们都坚持自己的看法，不知哪种理论是对的，希望谈一谈这个问题。

【原文】

岐伯对曰：脑、髓、骨、脉、胆、女子胞^①，此六者，地气之所生也，皆藏于阴而象于地，故藏而不泻，名曰奇恒之腑。夫胃、大肠、小肠、三焦、膀胱，此五者，天气之所生也，其气象天，故泻而不藏，此受五脏浊气，名曰传化之腑，此不能久留，输泻者也。魄门^②亦为五脏使，水谷不得久藏。所谓五脏者，藏精气而不泻也，故满而不能实^③；六腑者，传化物而不藏，故实而不能满也。所以然者，水谷入口，则胃实而肠虚；食下则肠实而胃虚。故曰实而不满，满而不实也。

【注释】

①女子胞：即子宫，亦称胞宫。

②魄门：即肛门。肺藏之神是"魄"，大肠与肺是表里关系，故称魄门。

③满而不能实：王冰注："精神为满，水谷为实。"

【解读】

岐伯回答说：脑、髓、骨、脉、胆、女子胞，这六者是秉承地气而生的，都能贮藏精血，就像大地包藏万物一样，它们的作用是藏而不泻，叫做奇恒之腑。胃、大肠、小肠、三焦、膀胱，这五者是秉承天气所生的，它们的作用像天一样的健运周转，所以泻而不藏，受纳五脏的浊气，称为传化之腑，这是浊气不能久停其间，而必须及时转输和排泄的缘故。此外，肛门也为五脏行使输泻浊气的职能，这样，水谷的糟粕就不会久留于体内了。所谓五脏，它的功能是贮藏精气而不向外发泄，须经常地保持精气饱满，而不是一时地得到充实。六腑，它的功能是将水谷加以传化，而不是加以贮藏，有时显得充实，但却不能永远保持盛满。之所以出现这种情况，是因为水谷入口下行，胃充实了，但肠中还是空虚的，食物再下行，肠充实了，胃中就空虚了，这样依次传递，所以说六腑是一时充实而不是持续的盛满，五脏则是持续盛满而不是一时的充实。

【原文】

帝曰：气口①何以独为五脏主？

岐伯曰：胃者水谷之海，六腑之大源也。五味入口，藏于胃，以养五脏气。气口亦太阴也，是以五脏六腑之气味，皆出于胃，变见于气口。故五气入鼻，藏于心肺，心肺有病，而鼻为之不利也。凡治病必察其上（原文脱字，据《太素》补）下，适其脉，观其志意，与其病也。

拘于鬼神者，不可与言至德②，恶于针石者，不可与言至巧③。病不许治者，病必不治，治之无功矣。

【注释】

①气口：亦称寸口、脉口，当手太阴经太渊穴处，即腕上高骨旁脉动处，候此处脉搏变化，可知全身气血盛衰情况，为古人施用脉诊法的重要部位。

②至德：至深的道理。此指医学道理。

③至巧：至精的技巧。此指医疗技巧。

【解读】

黄帝问道：诊察气口之脉，为什么能够知道五脏六腑十二经脉之气呢？

岐伯回答说：胃是水谷之海，为六腑的泉源，饮食五味入口，留在胃中，经过脾的运化输转，能充养五脏之气（上达于肺）。气口（在太渊穴）是手太阴肺经所经之处，所以五脏六腑的水谷精微，都出自胃，反映于气口处。而五气入鼻，藏留于心肺，所以心肺有了病变，则鼻为之不利。凡治病，必先观察其上下的变化，诊查脉候的虚实，查看情志精神的状态，还要辨别疾病情况（以确定治疗方法）。对那些拘守鬼神迷信观念的人，不能与其谈论至深的医学理论，对那些讨厌针石治疗的人，也不可能和他们讲医疗技巧。有病不许治疗的人，他的病是治不好的，勉强治疗也收不到应有的功效。

12.《异法方宜论》

【原文】

黄帝曰：医之治病也，一病而治各不同，皆愈，何也？

岐伯对曰：地势①使然也。

【注释】

①地势：指高低、燥湿等因素。

【解读】

黄帝问道：医生治疗疾病，同病而采取各种不同的治疗方法，但结果都能痊愈，这是什么道理呢？岐伯回答说：这是地理环境不同，而治法各有所异的缘故。

【原文】

故东方之域，天地之所始生也①。鱼盐之地，海滨傍水，其民食鱼而嗜咸，皆安其处，美其食。鱼者使人热中②，盐者胜血③，故其民皆黑色疏理④，其病皆为痈疡，其治宜砭石⑤。

故砭石者，亦从东方来。

【注释】

①天地之所始生也：《类经》十二卷第九注："天地之气，自东而升，为阳生之始，故发生之气，始于东方，而在时则为春。"

②热中：指热积于中而言。因鱼性热，食多则易致热积于中，而外发痈疡。

③盐者胜血：盐味咸，咸走血，过食咸则血凝，故云盐者胜血。

④疏理：腠理疏松。

⑤砭石：古代的医疗工具，以石制成的尖石或石片，可用其刺治痈疽，以除脓血。

【解读】

岐伯说，东方是自然界万物生发之气开始的地方。东方也是出产鱼和盐的地方，由于地处海滨而接近于水，该地方的人们多吃鱼类而喜欢咸味。他们安居在这个地方，以鱼、盐为美食。但由于多吃鱼类，鱼性属火会使人热积于中，而过多的吃盐，咸能走血，又会耗伤血液，所以该地的人们大都皮肤色黑且肌理疏松，该地多发痈肿、疮疡之类的疾病，对其治疗，大都宜用砭石刺法。因此，砭石的治病方法也是从东方传来的。

在古人朴素的自然辩证观点中，太阳从东方升起，太阳的温热也从东方所来。太阳从南回线转回到赤道，北半球接收的阳光越来越多，大地温热，万物复苏，才有春生。如果太阳不往回转就没有春生，所以决定春生的是太阳和阳光。

这一章节中的许多论述，均为古人当时认识，受社会生活和科学技术等方面局限，与客观实际有些不符，正确之处我们采纳，不正确的地方我们知道即可。比如，某种药物从何方来？古人认为是从东、西、南、北方向来，其实未必，药物的来向并不绝对是哪一方向，实际上从任何方向都可能传来。

【原文】

西方者，金玉之域，沙石①之处，天地之所收引也②。其民陵居③而多风，水土刚强，其民不衣而褐荐，其民华食而脂肥，故邪不能伤其形体，其病生于内④，其治宜毒药⑤。故毒药者，亦从西方来。

【注释】

①沙石：即流沙，今称之为沙漠。

②天地之所收引也：此言自然界秋天之象。秋天之气劲急，天地之气亦自西而降，故云天地之收引也。收，收敛。引，"五常政大论"王冰注："引，敛也。"

③陵居：指依丘陵而居。

④病生于内：指饮食、七情之病生于内。

⑤毒药：总括能除病之药物。王冰注："能攻其病，则谓之毒药。……药，如草木虫鱼鸟兽之类，皆能除病者也。"

【解读】

岐伯说，西方地区盛产金玉，遍地沙石，这里是日落的地方，气候有如秋天般收敛引急。该地的人们依山陵而住，其地多风，水土的性质又属刚强，他们穿粗织衣服，睡草席毛毡，但饮食都是鲜美酥酪牛羊肉之类，因此体肥，正气比较足，外邪不容易侵犯他们的身体。他们发病，大都属于内伤类疾病，对其治疗，宜用药物。因此，药物疗法是从西方传来的。

【原文】

北方者，天地所闭藏之域也，其地高陵居，风寒冰冽，其民乐野处而乳食①，脏寒生满病②，其治宜灸焫③，故灸焫者，亦从北方来。

【注释】

①其民乐野处而乳食："乐野处"，乐于野外居住，即游牧生活。"乳食"，以牛羊乳为食品。

②脏寒生满病：指当地的气候，比较寒冷，而人们久居野外，故易因内脏受寒而生胀满一类的疾病。王冰注："水寒冰冽，故生病于脏寒也。"

③灸焫：即今之灸法。

【解读】

北方为自然界之气闭藏的地区，其地势高，人们依丘陵而居，气候风寒冰冽，当地居民喜欢在野外住宿，吃的是牛羊乳汁，易因内脏受寒而生胀满这类疾病，这种病适宜用灸法治疗。因此，用艾灸治病的方法是北方传来的。

【原文】

南方者，天地所长养①，阳之所盛处也，其地下②，水土弱③，雾露之所聚也，其民嗜酸而食胕④。故其民皆致理⑤而赤色，其病挛痹⑥，其治宜微针。故九针者，亦从南方来。

【注释】

①长养：南方的气候水土适宜生长养育万物。

②地下：地势低洼。

③水土弱：水土卑湿。

④胕：即"腐"字。

⑤致理：肌肤密致。

⑥挛痹：筋脉拘挛，麻木不仁。

【解读】

南方是自然界万物生长繁育、阳气旺盛的地方，其地洼下，水土较弱，由于水位的蒸发，经常雾露集聚，当地的人们喜欢吃酸味和酵化过的食物，其皮肤腠理多致密而色赤，易发生筋脉拘挛，麻痹不仁这类疾病，这种病适宜用微针治疗。因此，用九针治病的方法是从南方传来的。

其病挛痹，就是气血大亏、气血不足、正气不足、胃气不足所致。

【原文】

中央者，其地平以湿，天地所以生万物也众①，其民食杂②而不劳，故其病多痿厥寒热③，其治宜导引按跷④，故导引按跷者，亦从中央出也。

【注释】

①天地所以生万物也众：此言中央之地，其地势平坦，气候寒暖适宜，故物产较其他地区丰富。

②食杂：食物种类繁多。

③其病多痿厥寒热：高士宗注："不劳则四肢不强，故其

病多痿厥。痿厥，痿痹厥逆也。食杂则阴阳乖错，故其病多寒热。寒热，阴阳偏胜也。"

④导引按跷：一种治疗方法，即摇动肢节筋骨，按摩皮肉，捷举手足。

【解读】

中央地区，地势平坦而湿润，自然界出产的物资众多，人们食物品种繁杂，生活比较安逸，少于劳动，易发生痿痹、厥逆、寒热这类疾病，这种病适宜用导引按摩法治疗。因此，用导引按摩治病的方法是从中央地区传出来的。

【原文】

故圣人杂合以治①，各得其所宜，故治所以异而病皆愈者，得病之情②，知治之大体也。

【注释】

①杂合以治：集合各种疗法，用以治病。

②得病之情：能够了解病情。

【解读】

高明的医生汇集各种疗法，针对病情给予恰当的治疗。尽管疗法不同，疾病却都能痊愈，这是能够了解病情，并掌握了治病大法的缘故。

本篇指出由于地理、气候、物质生活及体质等差别，可以发生不同的疾病。在治疗上也必须采用与之相适宜的治疗方法，此即文中所谓"得病之情，知治之大体"之义。本篇所述，主要强调了临证时应因人因地制宜的中医治病原则，这种辨证施治的大法，至今仍有指导意义。

13.《移精变气论》

【原文】

黄帝问曰：余闻古之治病，惟其移精变气①，可祝由②而已。今世治病，毒药治其内，针石治其外，或愈或不愈，何也？

【注释】

①移精变气：注家解释不一，一是认为移易和改变病人的精气，使之精神内守，则病自愈；一是认为转移病人的精神，改变病人脏气紊乱的状况。今从前注。

②祝由：古代通过祝祷治病的一种方法，后世称用符咒驱病的为祝由科。

【解读】

黄帝问道：我听说古时治病，只是移易改变病人的精气，使之精神复强而内守，用祝由方法，病就可以治好。现在治病就不同了，用药物治其内，针石治其外，有的病能治好，有的治不好，这是什么原因呢？

【原文】

岐伯对曰：往古人居禽兽之间，动作以避寒，阴居以避暑，内无眷慕①之累，外无伸宦之形②，此恬淡之世，邪不能深入也。故毒药不能治其内，针石不能治其外，故可移精祝由而已。当今之世不然，忧患缘其内，苦形伤其外，又失四时之从，逆寒暑之宜，贼风数至，虚邪朝夕，内至五脏骨髓，外伤空窍肌肤，所以小病必甚，大病必死，故祝由不能已也。

【注释】

①眷慕：追求，羡慕。

②外无伸宦之形：在外不因追逐名利而劳碌其形体。

【解读】

岐伯说：古代人巢居穴处，追逐生存于禽兽之间，用形体运动以御寒，到阴凉之处以避暑，其内无眷恋思慕以累其精神，其外无追逐名利以劳其形体，处在这种清静无为的环境中，其精气内守，邪气是不能深入侵犯的。所以当其患病时，既不需要药物治其内，也不需要针石治其外，只是用祝由方法来移易改变其精气，病就可以治愈。现在的人们就不同了，内则忧患扰动其情志，外则劳苦以伤其形体，又不能顺从四时气候的变化，违反了寒暑之所宜，加以贼风数至，虚邪时侵，一旦感受邪气，内则深入五脏骨髓，外则伤害其孔窍肌肤。由于精气已虚，小病必重，大病必死，祝由就治不好他的病了。

【原文】

帝曰：善。余欲临病人，观死生，决嫌疑①，欲知其要，如日月光，可得闻乎？

岐伯曰：色脉者，上帝之所贵也，先师之所传也。上古使僦贷季②，理色脉而通神明，合之金木水火土，四时八风六合③，不离其常，变化相移，以观其妙，以知其要。欲知其要，则色脉是矣。色以应日，脉以应月，常求其要，则其要也。夫色之变化，以应四时之脉，此上帝之所贵，以合于神明也。所以远死而近生，生道以长，命曰圣王。

【注释】

①决嫌疑：决断疑难脉证。

②僦（jiù）贷季：古代的医生，相传为岐伯的三世祖师。

③八风六合：八风，指东、南、西，北、东南、西南、东北、西北八方之风气。六合，指东、西，南、北、上、下。

【解读】

黄帝道：很好！我想要临诊病人，能够察其死生，决断疑惑，掌握要领，如同日月之光一样的心中明了，这种诊法可以讲给我听吗？

岐伯说：关于诊察色脉的方法，是上古帝王所重视的，先师所传授的。上古的皇帝，曾命僦贷季研究色和脉的道理，使之通达神明，能够联系到金、木、水、火、土、四时、八风、六合的变化更移规律，并从观察这些奥妙的变化中，掌握其要领。而要掌握这些要领，就需要研究色和脉。色的明暗变化，象太阳之有阴晴；脉的虚实变化，象月亮之有盈亏，要经常研究这些要领，并取法于这些要领。人之气色的变化，是和四时的脉象相应的，上古帝王之所以重视，以其能合于天地四时的奥妙变化，掌握了就可以从色脉诊察出死生的征兆，就能远离死亡而保持生命，善于摄生而能使寿命延长的，就是"圣王"了。

【原文】

中古之治病，至而治之，汤液十日，以去八风五痹①之病，十日不已，治以草苏草荄之枝②，本末为助，标本已得，邪气乃服③。暮世之治病也则不然，治不本四时，不知日月④，不审逆从，病形已成，乃欲微针治其外，汤液治其内，粗工凶凶⑤，以为可攻，故病未已，新病复起。

【注释】

①五痹：指皮痹、肌痹、筋痹、脉痹，骨痹五种痹证。

②草苏草荄之枝：即草叶草根，"苏"，叶；"荄"，根；"枝"，茎。

③标本已得，邪气乃服：有人解释为，医生的诊断与治疗，如果与病情相符合，则邪气散而病愈。"标本已得"其实应该理解为病人医生相配合。

④不知日月：不知道色脉与日月（阴阳，实际上是胃气）相应的变化和疾病的关系。

⑤粗工凶凶：指医术不高明的医生，粗率从事，不能详审病情。

【解读】

中古时候的医生治病，多在病一发生的时候就治疗，先使服汤液十天，以祛除八风和五痹的病邪，如果治疗十天，其病不愈，再用草的枝叶与根同时煎服，使之本末相助（病人医生相配合），那么，邪气即可消散，病即可愈。后世的医生治病就不同了，治病不遵循四时阴阳（实为胃气）消长的规律，不懂得色脉与日月相应的变化，不能审察出色脉出现的逆顺，等到疾病已经形成，才开始用微针治其外，汤液治其内，水平低下的医生还自认为可以治愈，结果原有的疾病没有治好，反而增添了新病。

【原文】

帝曰：愿闻要道。岐伯曰：治之要极①，无失色脉，用之不惑，治之大则。逆从倒行②，标本不得，亡神失国。去故就新，乃得真人③。

帝曰：余闻其要于夫子矣，夫子言不离色脉，此余之所知也。岐伯曰：治之极于一。帝曰：何谓一？岐伯曰：一者因得之。帝曰：奈何？岐伯曰：闭户塞牖，系之病者，数问其情，以从其意，得神者昌，失神者亡。帝曰：善。

【注释】

①要极：最重要的意思。极，尽也。

②逆从倒行：指误将色脉之逆当作顺，将色脉之顺当作逆。

③去故就新，乃得真人：（当下医生）应丢掉旧有的简陋知识，积极钻研新的知识，使自己的医疗技术达到所谓"真人"的水平。

【解读】

黄帝说：我愿听听关于诊治疾病的重要道理。岐伯说：治病最重要的是不要诊错色脉（应为正气），要能准确地掌握对色脉的诊断，临证用之而不惑乱，这就是治病的大法。如果不能正确诊察色脉的顺从，治起病来势必倒行逆施，使诊治不能与病情相吻合。这种做法，用之于病人，则必亡其神，用之于治国，则必失其国。所以当下医生应丢掉陈旧知识并接受新的医术，使自己达到"真人"的水平。

黄帝说：我已听先生讲过关于治病的关键，先生说的是治病不离色脉，这些道理我已经知道了。岐伯说：治病的关键，可以总归为一。黄帝说：什么叫一？岐伯说，一就是神，可以通过问诊得之。黄帝说：怎样问法？岐伯说：关闭门窗，密切注视病人，反复询问病情，顺从病人的意志，使之情志舒畅，尽情叙述，诊察其病情，观察其神气的存亡。凡神气旺盛的病预后良好，神气丧失的预后多不良。黄帝说：好。

"治之极于一"中的"极于一"应理解为"归于胃气"。色脉反映的就是正气，即胃气。经曰"胃气者，人之神，神者，水谷之精气也"，说的还是胃气。

14.《汤液醪醴论》

【原文】

黄帝问曰：为五谷①汤液及醪醴②奈何？岐伯对曰：必以稻米，炊之稻薪，稻米者完，稻薪者坚。帝曰：何以然？岐伯曰：此得天地之和，高下之宜，故能至完；伐取得时，故能至坚也。

【注释】

①五谷："金匮真言论"以麦、黍、稷、稻、豆为五谷。

②醪醴：醪，浊酒。醴，甜酒。

【解读】

黄帝问道：用五谷做汤液和醪醴，方法如何？岐伯说：必须用稻米作原料，稻秸作燃料，因为稻米之气完备，稻秸之质坚劲。黄帝说：为什么这样呢？岐伯说：稻米得天地之和气，生长于高下适宜的土地上，所以得气最为完备；稻至秋收割，伐取得时，所以稻秸之质坚劲。

【原文】

帝曰：上古圣人作汤液醪醴，为而不用①，何也？岐伯曰：自古圣人之作汤液醪醴者，以为备耳！夫上古作汤液，故为而弗服②也。中古之世，道德稍衰，邪气时至，服之万全。帝曰：今之世不必已，何也？岐伯曰：当今之世，必齐毒药攻其中，镵石针艾治其外也。

【注释】

①为而不用：为祭祀宾客而不用以煎药。

②弗服：不用。

【解读】

黄帝道：上古时代有学问的医生，制成汤液和醪醴，虽然制好，却备在那里不用，这是什么道理？岐伯说：古代有学问的医生，他做好的汤液和醪醴，是以备万一的，因为上古太和之世，人们身心康泰，清静无为，很少疾病，所以虽制成了汤液，还是放在那里不用。到了中古代，社会道德衰落，有了私心杂念，养生之道不太讲求，人们的身心比较虚弱，因此外界邪气时常能够乘虚伤人，但只要服些汤液醪醴，病就可以好了。黄帝道：现在的人虽然服了汤液醪醴，而病不一定好，这是什么缘故呢？岐伯说：现在的人和中古时代又不同了，一有疾病，必定要用药物内服，砭石、针灸外治，其病才能痊愈。

【原文】

帝曰：形弊血尽而功不立①者何？岐伯曰：神不使②也。帝曰：何谓神不使？岐伯曰：针石道也。精神不进，志意不治③，故病不可愈。今精坏神去，营卫不可复收。何者？嗜欲无穷，而忧患不止，精气弛坏，荣泣卫除④，故神去之而病不愈也。

【注释】

①形弊血尽而功不立：指病虽经汤液醪醴及毒药针灸等

法治疗，只是弄得形体败坏，血气竭尽，而病仍未愈。弊，坏也，败也。

②神不使：指病势已很严重，病人的神气已经败坏，虽然用药物针石治疗，但是神气已不能发挥正常的作用。使，用也。

③精神不进，志意不治：精神衰微，志意散乱不定。

④精气弛坏，荣泣卫除：即精气毁坏，营血涩少，卫气失去正常作用的意思。施，弛同，毁坏。

【解读】

黄帝说：有的病人，经用药物、针灸等法治疗后，弄得形体弊坏，气血竭尽，但仍不见效，这是什么缘故呢？岐伯说：这是因为病人的神气已经败坏，已不能使那些治法发挥应有的作用。黄帝说：为什么不能发挥其应有作用呢？岐伯说：针石，是用以治病的方法。但用在精神已经毁坏、志意已经散乱不定的人身上，却不能发挥其应有的作用，所以病不愈。况且现在病人正是到了精坏神去，营卫已不可恢复的地步。这是为什么呢？主要是由于他生活上欲求无穷，精神上忧患不止，以致精气衰败，营血涩少，卫气也失去正常的功能，所以神气去而病不愈。

【原文】

帝曰：夫病之始生也，极微极精①，必先入结于皮肤。今良工皆称曰病成，名曰逆，则针石不能治，良药不能及也。今良工皆得其法，守其数②，亲戚兄弟远近音声日闻于耳，五色日见于目，而病不愈者，亦何暇不早乎？岐伯曰：病为本，工为标，标本不得，邪气不服，此之谓也。

【注释】

①极微极精：微，轻浅；精，专一，即单纯。此言疾病初起之时，非常精微。

②守其数：言医生应遵守治病的法度。

【解读】

黄帝说：病初生的时候，非常轻浅和单一，必定是先侵袭结聚于皮肤。此时病在皮肤毫毛，是应该容易治疗的。现在，技术优良的医生一诊察，都说病已形成，而且病势严重，虽用针石、良药也不能治愈。应该说现在技术优良的医生也都能掌握治病的方法，遵守治病的法度，与病人的关系又像亲戚兄弟那样亲近，声音的变化每日都能听到，五色的变化每日都能看到，可是病却没有治好，这是不是治疗得不及时呢？岐伯说：治病的时候，因为以病人为本，医生为标，病人与医生不能很好合作，病邪就不能制服，道理就在这里。

"标本不得"，有人解释为病为本，医生为标，医生的治法和病情不一致。笔者则认为应该是病人为本，医生为标，病人与医生不能很好合作或不能很好地沟通，这样才符合《内经》原意，也与《内经》其他篇目的论述相吻合。

【原文】

帝曰：其有不从毫毛而生，五脏阳以竭也，津液充郭①，其魄独居②，精孤于内，气耗于外③，形不可与衣相保，此四极急而动中，是气拒于内而形施于外④，治之奈何？岐伯曰：平治于权衡⑤，去宛陈莝，微动四极，温衣缪刺其处，以复其形。开鬼门，洁净府，精以时服。五阳已布，疏涤五脏，故精自生，形自盛，骨肉相保，巨气乃平。帝曰：善。

【注释】

①津液充郭：在此指水气充满于肌肤。

②魄独居：《类经》十二卷第十五注："魄者阴之属，形虽充而气则去，故其魄独居也。"此处之魄，系指阴精而言。现水液停潴，充溢于皮肤，而阳气已竭，故云其魄独居。此句之文义与下句"精孤于内"同。

③精孤于内，气耗于外：水液无气以化而停潴，是精中无气，故云精孤于内。证系阴盛阳虚，阴愈盛则阳愈虚，阳气虚少，故云气耗于外。

④气拒于内而形施于外：此言水肿病人，水寒之气格拒于内，形体因浮肿变易于外。

⑤平治于权衡：即在治疗水肿时，应衡量揣度病情，予以平治。

【解读】

黄帝道：有的病不是来自外表毫毛而是内生的，是由于贪于阴冷等不良行为伤了五脏之阳气，导致五脏的阳气衰竭，以致水气充满于皮肤，而阴气独盛。阴气独居于内，阳气耗散，水气泛滥造成形体肿胀，形体浮肿则不能穿原来的衣服，四肢肿急而影响到内脏，这是阴气格拒于内而水气弛张于外，对这种病的治疗方法怎样呢？岐伯说：（治疗时）要权衡病情的轻重缓急，调和阴阳的偏盛和偏衰，驱除体内的瘀血积水、疏通经脉，并叫病人四肢做些轻微运动，令阳气渐次宣行，穿温暖一些的衣服，助其肌表之阳，而阴凝易散。用缪刺方法，去水以恢复原来的形态。用发汗和利小便的方法，开汗孔，泻膀胱，使阴精归于平复，五脏阳气输布，以疏通五脏的郁积。这样，精气自会生成，形体也强盛，骨胳与肌肉保持着常态，正气也就恢复正常了。黄帝道：讲得很好！

"去宛陈莝"王冰注："谓去积久之物，犹如草莝之不可久留于身中也。"意思是说要像斩草除根一样消除病症。我们应该调正气、调元气、调胃气。胃气足则中气足，水升火降，气机调达，水肿等症自然去除。文中的"精"也是指正气。我们应该顾护正气，正气充足，才会"五阳已布，疏涤五脏，故精自生，形自盛，骨肉相保，巨气乃平"。

大家记住，不管用多么美妙的语言或多么难懂的语言，要想治水肿，必须治的是正气、调胃气，这才是治病用药的根本。

15.《玉版论要》

【原文】

黄帝问曰：余闻《揆度》《奇恒》①，所指不同，用之奈何？岐伯对曰：《揆度》者，度病之浅深也。《奇恒》者，言奇病也。请言道之至数，《五色》《脉变》①《揆度》《奇恒》，道在于一。神转不回，回则不转，乃失其机。至数之要，迫近于微②，著之玉版，命曰合《玉机》。

【注释】

①《揆度》《奇恒》《五色》《脉变》：俱为古经篇名。

②至数之要，迫近于微：指至理的要领，浅而易见的是色脉，而其微妙处却在于神。

【解读】

黄帝问：我听说《揆度》《奇恒》的诊法，可以运用于多方面，但所指不同，怎样运用呢？岐伯说：《揆度》是揣测衡量疾病的轻重和深浅，而《奇恒》中记载的是用来辨别那些异乎寻常的疾病内容。请让我谈谈诊病中最重要的道理吧。《五色》《脉变》《揆度》《奇恒》等，虽然所指不同，但道理只有一个，那就是神。神机在人体运转不息，向前而不退却，如果退却，人就失去生生之机了，所以诊病的至理，浅显易见的是色脉，而其微妙之处却在于神，请把这些道理写在玉版上，以便与"玉机真脏论"相互参考应用。

笔者认为，"神"和"道"在于一，都应该指气血、正气、胃气。人的神气在于哪？在于正气，在于胃气，在于水谷之气。这么多文字说的都是一个理儿，即"正气存内，邪不可干""有胃气则生，无胃气则死"。另外，正常情况，水生火降，气机调达，这叫"神转不回"；正气亏，胃气亏，中焦阻滞，气机阻滞，循环不畅，这叫"回而不转"。

【原文】

容色见上下左右，各在其要①。其色见浅者，汤液主治，十日已。其见深者，必齐②主治，二十一日已。其见大深者，醪酒主治，百日已；色夭面脱，不治，百日尽已。脉短气厥死，病温虚甚死。

【注释】

①容色见上下左右，各在其要：指面色的变化出现于上下左右（指某脏所主部位，出现逆常的颜色），应分别诊察其主疾病的浅深顺逆。

②必齐："齐"同"剂"。即必须以汤剂治疗。

【解读】

面部五色的变化，出现于上下左右不同部位，应分别诊察这些部位所属脏腑及其浅深顺逆。色浅的病亦轻浅，用汤液治之病十天可愈。色深的病亦较重，用药物治之，病二十一天可愈。色深重的病亦深重，须用醪酒治之，病十百天可愈。面色枯槁无神，面容瘦削的，为神气已去，不可治也，一百天后死亡。脉短而气欲厥的，为中虚阳脱，必死。温热病而精血虚甚的，为阴竭，亦必死。

这段话用笔者的扶阳理论可以理解为：面色变化出现于上下左右，应分别查其主病之浅深顺逆，查正气亏虚情况。其色浅者就是并不是很深，脸色看着还可以，但有病色了，这是正气亏，可用汤液治之；其色深者，正气大亏，可用许多汤药组成完整处方治之；其色大深者，正气大亏，可用五谷酿成的浊酒治之；面色枯槁无神，面部瘦削，正气特亏近无，古人认为没法了或不用再治了，但我们不主张放弃，仍然要坚持治疗，温中温阳，固护胃气，救扶正气，尽最大可能挽救病人于危难之中。

【原文】

色见上下左右，各在其要。上为逆，下为从。女子右为逆，左为从。男子左为逆，右为从。易，重阳死，重阴死。阴阳反作，治在权衡相夺，《奇恒》事也，《揆度》事也。

【解读】

经曰：面色（大概是以鼻部为中轴）见于上下左右，应分别诊察其主病的浅深逆顺。色向上移行的为逆，向下移行的为顺；女子色见于右侧的为逆，见于左侧的为顺；男子色见于左侧的为逆，见于右侧的为顺。其色变更常道，反顺为逆，男子色见于左，是为重阳，重阳者死。女子色见于右，是为重阴，重阴者死。这种阴阳出现反常的疾病，应衡量其病情，予以适当的治疗，调之使人平衡。这是属于《奇恒》与《揆度》中所论述的内容。

这段话是古人当时的认识和说法，这种人为的、呆板的划分规定与人体实际存在很大的问题，临床上意义不大。大家知道古人有此种说法即可，不用太深究。

【原文】

搏脉痹躄，寒热之交①，脉孤为消气②，虚泄为夺血③。孤为逆，虚为从④。行《奇恒》之法，以太阴始。行所不胜曰逆，逆则死；行所胜曰从，从则活。八风四时之胜，终而复始，逆行一过，不复可数⑤。论要毕矣。

【注释】

①搏脉痹躄（bì），寒热之交：《类经》十二卷第十四注："搏脉者，搏击于手也，为邪盛正衰，阴阳乖乱之脉。故为痹为躄或寒或热之交也。痹，顽痹也。躄，足不能行也。"

②脉孤为消气：脉孤，指毫无冲和胃气之真脏脉。消气，指阳气耗损。

③虚泄为夺血：虚泄，指脉虚而搏动无力。夺血，阴血受到损伤。

④孤为逆，虚为从：孤者，偏绝之谓；绝者，不可复生，故为逆。虚者，不足之谓；不足者，犹可补，故曰从。脉孤为阳气已消，阳气消者不易复，故为逆；脉虚，为阴血受损，阴血损者可渐生，故为从。

⑤逆行一过，不可复数：此言四时气候失常。

【解读】

经曰，脉来搏击于指下，为邪盛正虚之象，其所主或为痹证，或为足不能行，或为寒，或为热。无胃气的孤脉，主阳气耗损；搏动无力的虚脉，主阴血被伤。见孤脉者，病情为逆，预后多不良；见虚脉者，病情为从，预后多良好。要运用《奇恒》的诊法，应从诊察手太阴经的寸口入手。如见己所不胜的脉象，病情为逆，预后多不良；见己所胜的脉象，病情为从，预后多良好。自然界八风在四时各受其所旺之时而胜，有正常规律，终而复始。假如四时的气候失常，就无法按正常规律来推断了。《揆度》《奇恒》等论述的要领，大体有这些。

许多专家认为，"以太阴始"是从手太阴寸口入手，但是从手太阴解的时候，寸口只能诊查并不能解决问题。实际上，应该从足太阴、从脾胃上来解。行《奇恒》之法，理应从脾胃入手。脾太阴入手指的是脾胃之气，指的是胃气，胃气主的是正气。由此往下，再去顺着解。

第2章 扶阳《伤寒》解

一、《伤寒论》入门知要 [①]

《伤寒论》是我们中医人必须学的医学典籍。我想大家应该都有过背条文和背处方的经历，背过后仍觉得存在许多问题和困惑，觉得还是有必要反复认真地学习研究《伤寒论》，以领会其丰富内涵和真正含义，进一步提高我们的理论水平和业务能力。从医几十年，我在学用《伤寒论》方面，有许多深刻体会，现在此分享给大家，意在给大家提供借鉴和启示，也想抛砖引玉，听听大家对我学术观点的意见。

对于《伤寒论》，我有一些仅代表个人的认识和观点，如果有不正确的地方，希望大家多批评指正，也欢迎大家和我多多交流。这本书的目的是为了让更多人更好地运用《伤寒论》来治病救人，就像我们祖师爷郑钦安所说的"欲为活人计，不得不扯言之"。

笔者认为，我们在学《伤寒论》的时候，不要刚开始接触就一头扎进《伤寒论》原文之中，这样可能使我们找不着北，看不清伤寒的来龙去脉。我们应该先认识和把握以下五个方面的问题：第一，六经与十二经的足六经是不是一回事儿？第二，谁操控了六经变化？第三，什么是正和邪？第四，

---

① 结合董学军"扶阳中土论"讲解整理。

117

寒邪是否进入人体？第五，火从何来？我们只有把这些问题认识清楚之后，再去学习《伤寒论》原文，才能搞清楚《伤寒论》所要讲的内容。这就像我们进入一个陌生城市一定要先做功课一样：先看这个城市的地图，了解一下这个城市的道路、标志性建筑物、主要的特点等情况。当把这些都熟悉之后，再进入这个城市，就不会迷路，能够很快地欣赏并融入这个城市，并能真切地体会和享受这座城市带来的收益和愉悦。

下面，我就具体谈谈这几个问题。

1. 六经与十二经脉辨析

这个问题非常关键，历代医家说法不一。我在学《伤寒论》时，也曾把六经和十二经脉当中的足六经混为一谈，以致造成了我思维的混乱。郑钦安在《医理真传》当中曾经对"六气"做了一个解说，我们学六经的时候也有这样的说法，说"太阳主一身之表""足太阳膀胱经主一身之表"，也就是说人全身的体表的部位都归太阳经管，十二经脉都在体表有循行的部位。这是不是表明十二经脉在体表的部分都叫太阳经，都归太阳经所管？非也。"六经"把人体分为六层：最外边的一层是太阳经，第二层是阳明经，第三层是少阳经，第四层是太阴经，第五层是少阴经，第六层是厥阴经。厥阴主一身之阴。在《医理真传》当中郑钦安画了这么一个圈儿（图1），我当时还很不理解，后来我通过深入学习和反复研究才慢慢理解了，太阳、阳明、少阳、太阴、少阴、厥阴组成的六经系统，与足六经是不同的系统，前者比后者内涵更丰富。

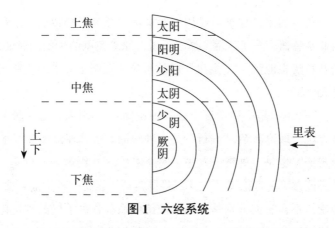

图 1　六经系统

例如，有位网友叫刘德华，或我们生活当中遇到几个人也叫刘德华的，还有一个香港影帝叫刘德华。但是，此刘德华非彼刘德华，我们认识的刘德华跟香港影帝刘德华不是一个人，除了名字一样之外，他们之间没有关联。

太阳经和足太阳膀胱经与上例一样，除了名字相似之外，没有其他任何关系。而六经中的太阳主一身之表，阳明主里，少阳主枢，三阴主里，是一种关系。如果我们把太阳经、太阳病经证和足太阳膀胱经联系起来，就有了局限，有了一定的乱。如足太阳膀胱经循行于后背、后脑、风池、风府这些地带，这些地方不舒服，才归足太阳膀胱经管。那全身其他的感冒症状、身上痛也是太阳经吗？

在"民间中医网"有一位名人，网名叫"三七生"，曾写过一篇文章讲他的一次亲身经历感悟：当年，他感冒高热、身上痛，发现正是少阳经循行部位症状，表现典型。于是他就想，难道这是少阳病？如果是少阳病、少阳经证，那应该是用柴胡剂或小柴胡汤。他再三思考又想到，太阳主一身之表，所以后来，他给自己用了麻黄汤，结果轻松搞定。最后他非常感慨，写了这篇文章。他说，原来典型的少阳经表证，用麻黄汤也能解。"三七生"的故事恰恰证明了"太阳主一身之表"。

"六经"是一种辨证方法、理论体系，"阴阳"是一种辨证方法、理论体系，"五行"是一种辨证方法、理论体系，"脏腑辨证"也是一种辨证方法、理论体系，"八纲辨证"也是一种辨证方法、理论体系，"十二经脉辨证"也是一种辨证方法、理论体系，它们分别是不同的理论体系。各种不同的理论体系依据各自不同的理论，对人体进行了不同的划分和规定。

用阴阳理论对人体划分，那就是二分法：上半身为阳，下半身为阴；左半身为阳，右半身为阴；身后为阳，身前为阴；在腑为阳，在脏为阴；在表为阳，在里为阴。用五行的理论对人体进行划分，就是五分法，是把阴阳的东西抛开，用木、火、土、金、水对应肝、心、脾、肺、肾；五脏配六腑，然后脾主肌肉、肺主皮毛、心主血脉、肝主筋、肾主骨，五官九窍等再细分。用脏腑理论对人体进行划分，就是十一分法，是结合于人的生理解剖和对人体脏腑的认识，抛开其他而根据五脏六腑十一脏的症状表现进行再度划分。用十二经脉理论对人体进行划分，就是十二分法，按照十二经脉循行或者是走表入里络属关系来对人体进行划分。此外，还有"三焦辨证""卫气营血辨证"和"八纲辨证"等分法，这就是所谓的辨证理论体系。

用六经辨证理论体系对人体进行划分，就是六分法，是对人体从表到里分成六层进行辨证。这种辨证论治的目的是什么？目的就是想让我们看清，病邪进入人体究竟在哪个部位、在哪一层，然后能清楚明白地根据症状表现，结合病变部位，来对症下药治病救人。明白了辨证的理论体系，我们才知道郑钦安说的是对的，即"太阳主一身之表，厥阴主一身之里"，十二经脉循行于体表，十二经脉的表证都可以归太阳经管。

2. 六经之上

关于六经变化谁来主导的问题也非常重要，有必要把它弄明白。例如，太阳病，脉浮、头项强痛而恶寒；麻黄八症、身上各种疼痛；桂枝汤证的鼻鸣干呕、啬啬恶寒、翕翕发热、淅淅恶风；蓄血证；蓄水证；然后是五苓散证；大小青龙汤证，这都是有病变反应，都是有症状的。我们依据六经来解，都能对上号，是哪一经的病，或者二阳并病，或三阳合病，或者是几经合并。但是，是谁导致这些病变呢？

导致这些病变的是正气不足。大家记住这一点，正气不足才是罪魁祸首。《黄帝内经》有一句话"正气存内，邪不可干""邪之所凑，其气必虚"，只要六经有病，不管在太阳、少阳还是阳明，还是在三阴，只要人有病，便是正气亏。而正气就是维持人身阴阳平衡的力量，人身阴阳最重要的就是气血，气血来源于胃气，正所谓"阴平阳秘，精神乃治"。如果正气不亏，阴阳就会维持相对平衡，就不会有病。因此，《伤寒论》三百九十七法、一百一十三方说的都是人出现阴阳失衡，正气不足从而患病，表现出各种症状。

是谁操控六经的变化？是正气。正气从哪来？从胃气中来，正气靠胃气充养。正气和胃气，是一物两名。胃气一断，正气必死。人不吃饭不喝水，七到十天，正气一消，人就死了。由此我们可以看清，正气与胃气的关系。正气才是导致六经变化的根本。《伤寒论》里任何一条拿出来，只要是有病，首先都是正气先亏，阴阳失衡，所以《伤寒论》最重胃气，必须要把这个问题搞清楚，这是我学伤寒的一个体会。

3. 正邪两立，以制为用

正和邪这个问题也非常重要。好多人会说，邪我们都知道，就是寒邪，就是风寒暑湿燥火。风寒暑湿燥火是"六气"，为什么称为"六邪"，还称为"六克""六淫"？什么才叫邪？例如，寒气，寒属正冬之令，四季当中的冬季是寒令，寒邪当令，或者说寒气当令。这个是正气还是邪气？如果是正气，那为什么那么多人感冒高热？为什么那么多人受寒了之后，病情加重，或病情反复。如果说寒是属于寒气、属于冬令、属于正气，那为什么又把它叫作邪气？如果说它是属于邪气，为什么又把寒气叫作冬天正气？如果说是邪气也行，说寒为邪气，为什么也不是所有的人都发病，而是有一部分人发病而另一部分人不发病。或者是体质差的人发病、体质不差的人不发病。那决定正邪的是什么？

究竟是什么决定何为正何为邪？在于正气亏否。只有正气亏的时候，寒气才叫邪气。当一个人正气不亏的时候，寒就不是邪气。当人正气充足时，就能抵御住寒邪。即使寒邪比较旺盛，也能抵抗，也不会发病。那什么情况下才会发病呢？正气亏时。正气一亏，邪气就开始盛。有时候，即使邪气没有绝对旺盛，它也可能相对这个人现有正气来说极其旺盛，因为其本身的阴阳平衡比较脆弱，即使受到一点外界刺激也会生病。因此，在寒气是正是邪的问题上，起决定作用的因素是正气是否有亏，决定人发病与否的是正气是否有亏。正气旺，寒气就是正；正气亏，寒气就是邪。对于自然界的外邪来说，我们只能设法防寒，如避风、多穿衣服、保持身体温热等方法。

有关正邪问题，《扶阳中土论》中有更详细具体的阐述，大家可以找来看一看。

4. 寒邪与人体的关系

这个问题其实是在问，寒邪是否进入了身体，从而导致生病并表现出各种症状？笔者如此重视并探索这个问题，是因为它关乎治法，是相当重要的。

如果认为寒邪进入了人的身体，那我们可能会选择发散寒邪、祛风散邪，那我们就得往外清寒邪，不能让"贼寇"留在"家里"。依据这种理论，才有了发汗解表、祛湿祛痰、解表散寒这样的治法。如果寒邪没有进入人的身体，那就不需要驱散寒气，直接温中温阳就好。但是温中又讲究具体用药，不是说用温热的药就能温得住，因此要有选择，要选择恰当才对。笔者认为，温中温阳最好的药就是"桂附理中丸"和"四逆汤"。

我们不妨举一个生活中的例子加以说明：如某一位学员在认真听课时，旁边有另一位同学淘气使坏，从他背后狠狠地给了他一拳。当他受到这一拳重击之后，他会有什么反应？他马上就会回头转着看是谁打他，他可能会比较痛，可能会生气，会叫喊，会勃然大怒。这个人怎么回事儿？怎么这么缺德这么狠地打我？这时，身体就会出现应激反应，可能会脸色潮红、血压提升、气血上涌、肌肉紧张、内分泌失调、胃酸分泌增高、各种激素也变得异常，甚至紧攥拳头或寻找武器，准备以其人之道还治其人之身。

我们认真分析一下：上述情形下，这位学员被上诉同学打了一拳，他的身体有了一系列反应。笔者想要问的是，同学打的这一拳进入这位学员的身体了吗？没有。这一拳没有进入他的身体，却引起了他身体的若干反应和变化。有人或许会感觉这一拳进入了他的身体，因为他被打之前，身体并没有上述一系列的异常反应。是同学打了他之后，身体才出现若干反应和变化，就感觉好像是这一拳进入身体引起这些反应。

引申开来，依据上例中的逻辑和原理，我们再分析一下：当风寒邪气侵袭到身体时，风寒邪气是进入身体，才引起身体内外一系列反应？还是风寒邪气仅触碰我们身体一下，就引起身体内外一系列反应？事实证明，是触碰。

再如，大家都穿同样的衣服，站在风口上，寒风凛冽。经过一通寒风吹拂，有极少一部分人得病，很大一部分人不得病。风寒邪气侵袭到身体，会使身体产生什么样的反应和变化？最主要的反应是会引起汗孔关闭。汗孔为什么关闭？汗孔关闭为的是保存热量和能量，不要再往外散热散能。保存热量，保存能量，才能抵御寒邪，应对一些应激反应。

当人在外边跑步，气血运行迅速、脸色潮红、身上也热，这时大汗淋漓，就会觉得浑身燥热，回到家喝一杯冷饮，或者吃一根冰棍、雪糕，肚子一凉，汗孔马上关，汗孔一关，汗不出了，然后一身清爽。关闭汗孔，保存身体能量，来抗击内里这些寒凉对身体的侵害。

当外面天气特别冷，冬天或者春寒料峭时，人们冻得都哆嗦、手都是白的疼的，这个时候若进屋喝一碗姜汤水，或一碗姜汁红糖水，喝完后汗一出，然后浑身舒畅、暖洋洋的，汗孔一开，循环立马就好。

那么问题来了：汗孔开阖受谁操控？受胃肠道的内里操控，也就是说我们这块儿有开关，就在胃肠道里边。里边一贪凉，汗孔就关闭；里面一热，汗孔就打开来调节身体的状况。当外表受寒，或内里受寒，或贪凉饮冷时，汗孔便关闭以保存热量。当外部受风寒，汗孔关闭也是为了保存热能抵抗寒邪。汗孔一关，热散不出来，散不出来身上就容易产生热，容易产生火，于是就会产生咽喉肿痛。贪凉饮冷之后，汗孔关闭，热散不出来，阻滞气机，循环不畅、火下不来，也容易产生火，

所以说，风、寒、邪气并没有进入身体，只是触碰到。风、寒、邪气触碰到身体，汗孔就关闭。汗孔一关，热散不出来，就容易有火、有热的现象。汗孔一关，协助肺部呼吸功能就变差，于是就喘气粗、喘气热。汗孔一关、身体一热，各种反应都有，所以说身体一凉，阻滞气机，不通则痛，身体就会疼痛。汗孔关闭，甚至还可以造成血压升高，因为汗孔一关，热散不出来，湿气也散不出来，压力就可能增高。这一切反应，是因为寒邪触碰了人的身体、侵犯了人的身体，引起人体内外一系列的反应，并不是说寒邪进入人的身体里。需要注意的是，这段话只是针对外感风寒。

如果因为内伤，或吃雪糕、冷饮等致病，那么寒邪就是进入人体了。寒邪进入人体后，外边也要把汗孔一关，保存能量，并用这些能量去对抗、消耗、中和、清除寒邪。当吃了寒凉食物后，会对人体有损害，于是人体就会聚集阳气驱

逐寒邪，从胃肠道中向外排除寒邪，产生腹泻等症状。因此，凡是寒凉药的通便，不是它的正作用，而是它的副作用。

在临床当中可以观察到，清热通便药吃得越久，人的脾胃越受损伤，结果是，不吃不通，吃了就通，消化越不好，脾胃越伤。有的人吃了几公斤大黄粉，最后大便跟羊粪蛋一样干得不行，排起来困难。因为通便是副作用，如果正气不是很亏，相对较足，经得起发散，那就可以用。如果正气很亏或大亏，经不起发散，那就不要用，而是用温中温阳。《伤寒论》在 364 条、372 条就明确规定了这种情况。《伤寒论》91 条、92 条也探讨了这个问题。

我们解决了寒邪进入身体与否的问题，决定了治疗、用药的大方向，明白了究竟是升散还是温中。温中一定是理中汤、四逆汤、理中四逆辈，而不应该是其他药。服用理中汤的时候一定要去掉党参，配合附子和肉桂，就是桂附理中汤、桂附理中丸；或去掉党参，加生姜和少量的桂枝解表，可以喝热粥去助发汗，这些都是方法。

5. 火与人体的关系

学习《伤寒论》之前明确对火的认识，这也非常重要。历代医家对于火的研究都下了很多功夫，各自有不同的观点。笔者对此也有自己的认识和观点。《扶阳中土论》《脾胃虚寒论》《有胃气则生》三本书里均有对人体中火的问题有着深入的探讨和论述，具有一定的独到之处，有兴趣的朋友可以找来看看，相信会有所收获和感悟。

在认识火上，我们必须结合人体、结合自然界热胀冷缩的规律，道法自然。

　　人体的火从哪来？这个问题鲜有人去探讨，或说是即便有探讨也是浅尝辄止。有人说，口舌生疮、咽喉肿痛、大便干、小便黄、口渴等不就是火吗？但是，火从何来？《黄帝内经》也只是在《热病论》中说"今夫热病者，皆伤寒之类也"和"人之伤于寒也，则为病热，热虽甚不死，其两感于寒而病者，必不免于死"。只是告诉我们热病都是伤寒引起的，两感于寒的症状表现全是热证。

　　人体的火从哪里来？笔者经研究后认为，人体的火不是外来的，都是内生的，是贪凉饮冷、阻滞气机才产生的。例如，正常人的气机就是一个太极图，呈圆形，水升火降，左升右降，气机调达，人体的血液循环、淋巴循环也是一个圈儿，就像太极图一样循环开来，这个时候人是没有火的。那什么情况下才产生火？贪凉饮冷、暴饮暴食之后，人体气机升降图就由原来的圆球形变成葫芦形，因为受寒，热胀冷缩，中间卡死了或局部卡死了，气机循环受到阻滞，上面的火降不下来，逆上而为火，下边的水升不上来，陷下而为寒，这才是上火下寒格局的形成（图 2）。因此，人体内的火不是外来的，是内生的，多是因寒阻滞产生。

　　生活中类似的事例有许多。例如，我们许多人都看过蒸馒头、蒸小笼包时，蒸锅或笼屉的水蒸气往上是调达的，冒白烟是调达的，看不出有多热，但是我们若用手去摸，就会知道它是热的，如果用手去阻挡气流，把这个调达的水蒸气用手阻挡了，那么它的气机变得不调达了、被阻滞了，就会在手的周围、阻滞的周围产生热、产生湿，就会感受到热、感受到湿。由此可知，只有气机受阻滞，才会产生热和火。

人体气机升降图

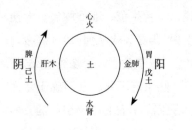
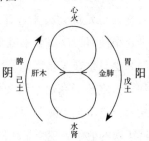

气机升降正常的状态　　　　　　　气机升降不正常的状态

图2　人体气机升降图

二、《伤寒论》分解精讲

1.《辨太阳病脉证并治法上》

【原文】

太阳之为病，脉浮[1]，头项强[2]痛而恶[3]寒。[1条]

【注释】

①脉浮：脉象浅表，轻手按之即得，犹如木浮水面。

②强（jiàng）：僵直而不自如。

③恶（wù）：厌恶。恶寒：怕冷的意思。

【解读】

太阳之为病，就是正气亏，因为"正气存内，邪不可干；邪之所凑，其气必虚"。太阳之为病，无论有什么样的症状表现，都是正气亏。正气亏在什么部位，邪气就在什么部位，脉就在什么部位。太阳病是风寒邪气侵袭人身之体表，都在外边，正气奋起抗邪，就会发热。寒邪阻滞气机，就会头项强痛。寒邪侵犯人的身体，正气不足，就会恶寒。脉浮也是正气在外。正气向外鼓动于体表，体表部位比较浅，所以脉往往要上浮。脉浮也好、头项强痛恶寒也好，这些症状都是正气亏，这才是根本。这种情况《伤寒论》在此处没说治法，"太阳病"是辨证的提纲，之后提到的"太阳病"都是指在太阳经这个层次出现了问题。

【原文】

太阳病，发热，汗出，恶风，脉缓者，名为中①风。[2 条]

【注释】

①中（zhòng）：即伤于风的意思，与卒然暴倒、口眼㖞斜之中风病不同。

【解读】

既然说太阳病，那么为什么会发热？因为寒邪侵袭肌表、汗孔一闭，热散不出来，热气蓄积于里，人体就会热。汗出后人为什么还会恶风？因为正气亏。人体操控汗孔的能力差导致出汗。正气较足的时候，人受到风寒，汗孔马上就关，于是身上就燥热，这就是伤寒，是麻黄汤证。当我们身体比较虚的时候，虽然发热，但汗孔控制关不住，汗出发热是漏汗，恶风就是一个证明。汗出之后，防御能力、卫外能力更差，就会怕风、怕冷。脉缓指脉搏柔弱弛缓，与紧脉相对而言，为汗出营弱的反映。

【原文】

太阳病，或已发热，或未发热，必恶寒，体痛，呕逆，

脉阴阳俱紧者，名为伤寒[1]。[3 条]

【注释】

①伤寒：太阳病无汗脉紧，寒性凝敛，故名为伤寒。此属狭义伤寒，不是泛指外感热病的广义伤寒。

【解读】

既然得了太阳病，那就是正气亏。为什么或已发热或未发热？这是因为它有个热能的蓄积过程。阳气足的人，受风寒立马发热，非常快，这是正邪交争反应比较快的。但是有些人正气有亏，或正气不足，要蓄积到一定的程度才发热，所以反应慢。恶寒为正气不足，体痛是受寒后阻滞气机，不通则痛，呕逆是气机被阻塞不调畅，气机逆上而为呕。阴阳俱紧，阴也紧，阳也紧。因为里边气血在往外走，抵抗寒邪，所以表里俱紧，上下俱紧，全身肌肉都紧绷绷的，这就是伤寒。伤寒、中风虽然表现症状不同，但正气亏虚是其共同特点。既然伤寒、中风都是正气亏，我们有没有共同的治法？也有。那就是温中温阳，中气一旺，正气存内，循环开来，水生火降，气机调达，病就会好。

【原文】

伤寒[1]一日，太阳受之，脉若静[2]者，为不传；颇欲吐，若躁烦，脉数急者，为传也。[4 条]

【注释】

①伤寒：指广义伤寒，包括中风在内。

②脉若静：静者，平静之意。此处指脉不数不急，与证符合尚未发生变化。

【解读】

这一条是判断传与不传的，即病是加重还是减轻。传与不传，从条文上看讲的都是症状。但有一个决定性的因素，那就是正气。正气足的人，就不传；正气亏的人，就传。伤寒一日，太阳受之，得了太阳病，正气亏。脉静者不传，脉不躁、不急、不紧，正气足能抵抗住外来寒邪侵袭，能抗得住，能消化得了，就不传。脉静不传，背后的根本原因是正气足。正气足的人水生火降，气机调达，身体的气机调达，没有不舒服的反应。那为什么会颇欲吐？气机不调达。若躁烦，气机阻滞，火下不来，逆上而为火，而为烦。躁烦好像有火有热，其实这个火热都是寒来的。脉数急，相对于脉静而言，又快又急，是病入里的趋势。

【原文】

伤寒二三日，阳明、少阳证不见者，为不传也。[5 条]

【解读】

伤寒二三日，是正气亏。伤寒一日在太阳，二日在阳明，三日在少阳。阳明病也不见，少阳病也不见，没有这些症状表示不传，这就是"正气存内，邪不可干"，正气足，在这个阶段就把寒邪抵挡住了。

【原文】

太阳病，发热而渴，不恶寒者，为温病。若发汗已，身灼热者，名风温①。风温为病，脉阴阳俱浮，自汗出，身重，多眠睡，鼻息必鼾②，语言难出。若被下者，小便不利，直视，失溲③。若被火者，微发黄色，剧则如惊痫，时瘛疭④，

若火熏之⑤。一逆尚引日，再逆促命期。［6条］

【注释】

①风温：温病误用辛温发汗后的变症，与后世的外感风温病不同。

②鼾（hān）：呼吸时鼻中发出的响声。

③失溲（sōu）：大、小便自遗的意思。

④瘛疭（chì zòng）：手足抽搐痉挛。

⑤若火熏之：形容肤色发黄而晦暗，如烟火熏灼一般。

【解读】

只有正气亏，人才会得病，才会有太阳病。发热而咳、不恶寒者，这种状态就叫温病。温病跟瘟病没有关系，只不过是名称相似而已。身重，多眠睡，正气亏。下之后，正气更伤，中气大亏。因为中气不足，所以失溲。用火攻或者火针，身上就更加热，热从寒来。如惊痫时瘛疭，就是抽搐痉挛，气血正气大亏。《黄帝内经》曰："阳气者，精则养神，柔则养筋。"正气一亏，阳气无源，既不能养神，又不能养筋，严重的就会引起手足抽搐痉挛等症状，肤色变得发黄而晦暗。误治一次，病人尚可苟延时日。误治多次，就可能会断送病人生命。

【原文】

病有发热恶寒者，发于阳也；无热恶寒者，发于阴也。发于阳，七日愈；发于阴，六日愈。以阳数七，阴数六故也。［7条］

【解读】

患外感病，如果出现发热恶寒的，是病在阳经的表现；

如果无发热，只畏寒的症状，是病在阴经的表现。病在阳经的，大约七天可以痊愈；病在阴经的，大约六天可以痊愈。这是因为七是奇数属于阳、六是偶数属于阴的缘故。这都是古人的说法，不用太深究。

为什么发热恶寒？因为它得之于风、雨、寒、暑，是外感病，所以就怕冷，阳气虚。

【原文】

太阳病，头痛至七日以上自愈者，以行其经尽故也。若欲作再经①者，针足阳明，使经不传则愈。[8条]

【注释】

①欲作再经：此处指欲传阳明。

【解读】

按古人说法。一日太阳，二日阳明，三日少阳，四日太阴，五日少阴，六日是厥阴，到了七日，又返回太阳。六经转一圈儿，所以，一至七日以上自愈。头痛至七日以上自愈者，自己就好了，不用吃药。但是，自愈的前提是正气来复，正气足。正气从哪来？正气来自胃气，胃气就是土气，土气只有温热才能化气。一般用四逆汤口服液、桂附理中丸、白通汤，这些可以让人体正气来复。头痛至七日以上没有治愈，又传了经，那么就再传一圈儿，这就是欲作再经，即正气不足。欲作再经，怎么办呢？《伤寒论》里张仲景的办法是针足阳明。针刺足阳明为的是调动阳气，调动正气，使人胃气旺盛，正气来复，这才是目的，使经不再传。

【原文】

太阳病欲解时，从巳至未①上。[9条]

【注释】

①从巳至未：巳，上午九时至十一时；未，下午一时至三时。从巳至未，即从上午九时至下午三时。

【解读】

太阳病将要解除的时间，多在上午九时至下午三时。在这段时间里，人的病情比较容易恢复，但前提仍是正气来复和正气足。

【原文】

风家，表解而不了了①者，十二日愈。[10条]

【注释】

①不了了：就是余邪未净、尚未复原的意思。

【解读】

风家，就是经常得外感中风的人，原因是正气亏。经常感冒的人，用了发汗解表的方法，表证虽解，人不高烧，但身上还有一些不舒服，是因为用发汗解表药时耗损了正气，导致了正气亏。为什么十二日愈呢？六经一个循环是六天，十二日是两个六天。经过两个循环的治疗和调养，正气来复，身体就差不多痊愈了。

【原文】

病人身大热，反①欲得衣者，热在皮肤，寒在骨髓也；身大寒，反不欲近衣者，寒在皮肤，热在骨髓也。[11条]

【注释】

①反：反而，反常。

【解读】

此条所说各种症状，无论真热假寒还是假寒真热，原因都是正气亏。热病，皆伤寒。所有的火，都是因为受寒。《素问·热论》曰："今夫热病者，皆伤寒之类也。"

【原文】

太阳中风，阳浮而阴弱，阳浮者，热自发，阴弱者，汗自出。啬啬①恶寒，淅淅②恶风，翕翕③发热，鼻鸣④干呕⑤者，桂枝汤主之。［12 条］

【注释】

①啬啬（sè）：恶风寒、怯弱畏缩之貌。

②淅淅：风声，如冷雨凉风侵入肌肤的感觉。

③翕翕（xī）发热：形容发热的轻浅，病人感觉像羽毛披覆在身上一样。

④鼻鸣：鼻中窒塞，气息不利而发出的鸣响。

⑤干呕：呕而无物，叫作干呕。

【解读】

太阳中风，就是正气亏。阳浮而阴弱，正气不足。正气不足，收摄无力，收摄不住，才汗自出。正气不足，才出现啬啬恶寒，淅淅恶风，翕翕发热，鼻鸣干呕。这些症状可用桂枝汤治之。桂枝汤号称"天下第一方"，主要原因是它是《伤寒论》里第一个出现的方，而《伤寒论》又被称为"方书之祖"。

上述病症，不用桂枝汤能不能解决？也能，那就用四逆汤口服液、桂附理中丸。桂附理中丸可以加生姜，去党参。

【原文】

桂枝汤方

桂枝三两（去皮），芍药三两，甘草二两（炙），生姜三两（切），大枣十二枚（擘），上五味，哎咀三味。以水七升，微火煮取三升，去滓，适寒温，服一升。服已须臾，啜热稀粥一升余，以助药力。温覆令一时许，遍身漐漐，微似有汗者益佳，不可令如水流漓，病必不除。若一服汗出病差，停后服，不必尽剂；若不汗，更服，依前法；又不汗，后服小促其间①，半日许，令三服尽；若病重者，一日一夜服，周时②观之。服一剂尽，病证犹在者，更作服；若汗不出者，乃服至二三剂。禁生冷、黏滑、五辛③、酒酪、臭恶等物。

【注释】

①小促其间：略缩短服药间隔时间。

②周时：一日一夜二十四小时，称为周时。

③五辛：《本草纲目》：大蒜、小蒜、韭、胡荽、芸薹。

【解读】

桂枝有温阳的作用，但温中温阳的力度稍弱。芍药是酸寒，味苦微寒，是养血、养阴、滋阴的药。用桂枝温阳本来就很弱，再用芍药滋阴养血，温阳的效果就稍微差一些。姜、甘草、枣的温中效果力度稍显逊色，有芍药这种酸寒"捣下乱"，相比较而言，桂枝汤的力量就比四逆理中这类方子温中温阳的作用差得远。正是因为桂枝汤的这种作用，所以才有了啜热稀粥。为什么？桂枝汤发汗力度不够，温中力度不够，需要啜热粥等方式帮助发汗。服桂枝汤有禁忌，禁生冷，黏滑，五辛，酒酪，臭恶等物。《伤寒论》原文里写有忌肉面，笔者认为可能是传抄有误，没必要忌。

当然，最好的温中温阳药还是理中四逆辈。

【原文】

太阳病，头痛发热，汗出恶风，桂枝汤主之。[13 条]

【解读】

本条承上条言桂枝汤的主证。虽未言脉象，但从汗出这个症可以看出脉缓已寓其中。

这条把桂枝汤的应用范围扩大了，说头痛、发热、汗出恶风也是桂枝汤主治，具备这些症状就可以用桂枝汤。

【原文】

太阳病，项背强几几①，反汗出恶风者，桂枝加葛根汤主之。[14 条]

【注释】

①几几：项背强直不舒服，俯仰不能自如，如落枕的感觉。

【解读】

"项背强几几"是正气亏，"反汗出恶风"是正气大亏。此条与上条相比较，唯一的区别就是"项背强几几"这个症状。加葛根，针对"项背强几几"。与桂枝汤解表合之，加麻黄、葛根以祛风，用麻黄开表，葛根生津，疏通经脉，这是典型的针对性用药。桂枝汤里有芍药，有人担心这个问题，笔者认为不如直接用理中四逆辈，然后配合啜热粥或者喝生姜水发汗，这样效果也很好。

【原文】

太阳病，下之后，其气上冲①者，可与桂枝汤，方用前

法。若不上冲者，不得与之。[15 条]

【注释】

①其气上冲：病人自觉胸中有气上冲。

【解读】

太阳病正气亏，御寒能力差，循环不正常，出现阻塞征象。所以用下法，下之后正气损伤，但气还能往上冲，说明正气虽然亏但不是亏得很厉害，还经得起生散，仍可用桂枝汤。那有没有更好的主治方剂？有，用"四逆汤"主治，笔者体验过，感觉效果不错。用四逆汤后，中气旺，水升火降，气机调达，循环开来，一切都调达理顺了，哪还有上冲与不上冲之说。

【原文】

太阳病三日，已发汗，若吐、若下、若温针①，仍不解者，此为坏病②，桂枝不中与③之也。观其脉证，知犯何逆，随证治之。桂枝本为解肌，若其人脉浮紧，发热汗不出者不可与之也。常须识此，勿令误也。[16 条]

【注释】

①温针：针灸的一种方法，用针刺于一定穴内，以艾裹针体而蒸烧之，以冀发汗。

②坏病：因治疗错误致病情发生恶化，症候变乱。

③不中与：不适用的意思。

【解读】

太阳病三日，正气已亏了。发汗，正气亏；若吐，正气亏；若下，正气亏；若温针，正气亏。用了四五种治病方法都在伤正气，仍发汗不解，这就是坏病，桂枝汤已不再适用。

对于坏病，应该详细诊察其脉象、症状，了解使用了哪种错误治法，以及将要演变为何种病症，因证立法，随证治疗。桂枝汤本来是解肌和营的方剂，适用于太阳中风证。如果病人脉象浮紧、发热、不出汗，属太阳伤寒证，不可用桂枝汤治疗，应该用麻黄汤。医者务必记住这一点，千万不要发生错误。

【原文】

若酒客①病，不可与桂枝汤，得之则呕，以酒客不喜甘故也。[17 条]

【注释】

①酒客：平素嗜好饮酒的人。

【解读】

经常喝酒的人或者是酗酒的人感受风寒，不可以服桂枝汤，喝了就会出现呕吐症状。笔者觉得可能与芍药有关，与芍药的酸寒有关。经常喝酒的人，胃气亏、正气亏，有湿、有热、有阻滞。经常喝酒的人脾胃肝胆有湿热，这时如果再用味酸的芍药，会使脾胃中焦偏寒凉，升降不正常，就会造成湿热更重，气机运行不正常，进而气逆而呕。《伤寒论》处方不唯一，也可以换。酒客得了外感风寒，不用桂枝汤，可以用四逆汤，可以用理中汤或桂附理中汤、桂附理中丸，治疗都非常好。至于"酒客不喜甘"，只是古人的一种说法而已，实际上未必。

【原文】

喘家①作，桂枝汤加厚朴杏子佳。[18 条]

【注释】

①喘家：经常喘或者是咳嗽、哮喘的人。

【解读】

喘家有外感风寒、表虚、中风症状时，桂枝汤加厚朴杏仁治之为佳。有没有主治之方？有，四逆汤，或者桂附理中汤去掉党参，加厚朴杏仁（也可以不加）。用四逆汤保胃气、扶正气，会收到非常好的效果。

【原文】

凡服桂枝汤吐者，其后必吐脓血也。[19条]

【解读】

这一条说，服桂枝汤吐的人，日后必吐脓血。这需要验证，临床中很少遇到。或许医圣遇到过并记录了下来，所以我们不好在此妄加评论。服桂枝汤为什么吐？正常人水升火降、气机调达。贪凉饮冷之后，中焦虚寒，阻滞气机，胃气往下降、胆气往下降，降不下来，上逆，就可能出现咳喘或呕吐。

【原文】

太阳病，发汗，遂漏①不止，其人恶风，小便难，四肢微急②，难以屈伸者，桂枝加附子汤主之。[20条]

【注释】

①漏：渗泄不止的意思，在这里是形容汗出不断。

②急：拘急，屈伸运动不得自如。

【解读】

太阳病就是正气亏，不亏不得病。发汗、遂漏不止，正气更亏。正气大亏，才恶风、怕风。中气亏，溲便为之变，故小便难解，小便不利。中气不足，四肢危急、难以屈伸。正气、中气从哪来？从胃气来。胃气就是土气，土只有温热才能化气。让胃气温热的处方是四逆汤，是桂附理中汤。

【原文】

太阳病，下之后，脉促，胸满①者，桂枝去芍药汤主之。[21 条]

【注释】

①胸满：即胸闷的意思。

【解读】

太阳病下之后，正气大亏，脉促为正气抗邪的能力有所衰减，虽尚能抗邪外出，但力不从心。胸满，可能为胸闷，桂枝汤去芍药，因为芍药酸寒影响正气和胸阳的振奋。去掉芍药之后，有利于祛邪扶正，但它生散之力大，扶正温阳的力度还是稍微小些。

【原文】

若微寒者，桂枝去芍药加附子汤主之。[22 条]

【解读】

微恶寒，也就是阳气不足。在桂枝去芍药方中加附子，和前方差不多，也就是桂枝加附子汤去芍药，附子能振奋阳气，这样效果就会更好。

【原文】

太阳病，得之八九日，如疟状①，发热恶寒，热多寒少，其人不呕，清便欲自可②，一日二三度发，脉微缓者，为欲愈也。脉微而恶寒者，此阴阳俱虚，不可更发汗、更下、更吐也。面色反有热色③者，未欲解也，以其不能得小汗出，身必痒，宜桂枝麻黄各半汤。[23条]

【注释】

①如疟（nüè）状：寒热发作的情况，好像疟疾一样。

②清便欲自可：大小便尚能如常。

③热色：红色。

【解读】

太阳病本就正气亏，又得了八九日，耗损正气阳气，正气就更亏了。病人发热怕冷，发热的时间较长，怕冷的时间较短，一天发作二三次，好像疟疾一样。其实，人体忽寒忽热，体温忽高忽低，来回反复，这是机体自我调整的一种表现。人体正常时，水升火降、气机调达，中气旺。人体不正常时，中气亏、中焦虚寒，气往下降，降不下来而上逆，逆而呕。病人不呕吐，大小便正常，表明正气还可以，虽然有亏，但还没有亏到中焦气机不能枢转的地步，所以能邪气去、正气复，疾病可自愈。若脉象微弱而怕冷，是阴阳俱虚，是中气不足、正气大亏，这个时候不可更发汗、更下、更吐。应该用什么方法？用理中四逆辈温中。如果面部反而出现红色，表明邪气仍郁滞在肌表未能解除，病人皮肤还一定有瘙痒症状，适宜用桂枝麻黄各半汤治疗。

【原文】

太阳病，初服桂枝汤，反烦不解者，先刺风池①、风府②，却与桂枝汤则愈。[24条]

【注释】

①风池：穴名，在脑后（脑空穴下）发际陷中，枕骨斜下方凹陷中，是足少阳胆经穴，可治热病汗不出、偏正头痛、颈项强直等症。

②风府：穴名，在项后入发际一寸，枕骨与第 1 颈椎之间，是督脉穴位，可治头项强痛、中风、偏枯、头痛项强等症。

【解读】

太阳病，服了桂枝汤，不仅表证不解，反而增添了烦闷不安的感觉，这是邪气郁滞太甚所致。治疗应当先针刺风池、风府，以疏经泄邪，然后再给予桂枝汤就可以痊愈。

【原文】

服桂枝汤，大汗出，脉洪大①者，与桂枝汤，如前法。若形似疟，一日再发者，汗出必解，宜桂枝二麻黄一汤。［25 条］

【注释】

①脉洪大：脉形盛大如洪水泛滥，宽洪满指，但来盛去衰。

【解读】

太阳病，正气亏。服桂枝汤后大汗出、脉洪大，病还是没有解，邪气没有解。与桂枝汤如前法，还要啜热粥继续发汗，足够的时间，汗出热退，脉静身凉，这个时候病就去了。若形如虐，即寒热错杂，寒一阵热一阵，一日发两次，汗出必解，宜用桂枝二麻黄一汤。

【原文】

服桂枝汤，大汗出后，大烦渴①不解，脉洪大②者，白虎加人参汤主之。[26条]

【注释】

①大烦渴：烦是心烦，渴是口渴，"大"用来突出心烦口渴的严重程度。

②脉洪大：脉形盛大如洪水泛滥，宽洪满指，但来盛去衰。

【解读】

有了外感，属太阳中风，服桂枝汤。服桂枝汤之后，大汗出，表证没有了，反有烦渴脉洪大，此为里热炽盛，病已转属阳明，津气两伤，故可用白虎加人参汤，以益气生津。

【原文】

太阳病，发热恶寒，热多寒少，脉微弱者，此无阳①也，不可发汗，宜桂枝二越婢②一汤。[27条]

【注释】

①无阳：无"阳之汗"，见"阴阳应象大论篇"。

②越婢："婢"与"脾"古字通用，《玉函经》方后煎法，二"婢"字均作"脾"，可证。成注：发越脾气，通行津液。

【解读】

太阳病就是正气先亏，然后发热恶寒，热多寒少，脉微弱，说明魄汗不足，故不可强行发汗，此时表证欲解，但后劲不足，所以增强脾气，将津液稳定地送到体表，以解外证，宜桂枝二越婢一汤。

【原文】

服桂枝汤，或下之，仍头项强痛，翕翕发热，无汗，心下满微痛，小便不利者，桂枝去桂加茯苓白术汤主之。[28条]

【解读】

服桂枝汤的病人本就正气亏，正气不亏不会服桂枝汤。有了外邪，正气亏，再下之，正气更亏，仍然头痛，项部拘急不柔和，像皮毛覆盖身上一样发热，无汗，胃脘部胀满，微感疼痛，小便不通畅，以桂枝汤去桂枝加茯苓白术汤主之。《灵枢·五癃津液别》实际提到了，汗与小便都是津液，所以此处医圣顺势利导，去桂不发汗，而是加白术增强脾气运化，配合芍药以及枣、姜、甘草解决表证，再加茯苓以利尿。

【原文】

伤寒脉浮，自汗出，小便数，心烦，微恶寒，脚挛急[①]，反与桂枝欲攻其表，此误也；得之便厥[②]，咽中干，烦躁，吐逆者，作甘草干姜汤与之，以复其阳；若厥愈足温者，更作芍药甘草汤与之，其脚即伸；若胃气不和，谵语[③]者，少与调胃承气汤；若重发汗，复加烧针者，四逆汤主之。[29条]

【注释】

①挛急：筋肉拘急，伸展不利。两胫挛、两胫拘急、脚挛急结合起来看，是指小腿肌肉紧张度增高或者痉挛。

②厥：手足发冷。

③谵语：即神昏妄言。

【解读】

伤寒，正气亏。脉浮，正气虽然亏，还不是亏得很厉害。自汗出，收摄不住。中气不足，溲便为之变，故小便频数。

心烦，中焦虚寒，气机阻滞，循环不畅，火往下降，降不下来，逆上而为火，火炎于上，火扰心。阳气不足，轻微怕冷、两小腿肚拘急疼痛难以屈伸的，是太阳中风兼阳虚阴亏证，治当扶阳解表，反而单用桂枝汤来解表，这是错误的治法。服药后就出现了四肢冰冷、咽喉干燥、烦躁不安、呕吐等症状，误治导致阴阳两虚。治疗应该先予甘草干姜汤，来复阳气。如果服甘草干姜汤后四肢厥冷转愈而见两腿温暖的，说明阳气已复。甘草干姜汤虽然可以扶其阳，但没法缓解津液不足导致脚挛急的情况。于是再用芍药甘草汤给予滋阴，病人两小腿肚拘急疼痛解除，两腿即可自由伸展。假如误汗伤津，致肠胃燥实而气机不调和，出现谵言妄语等症状的，可以少量调胃承气汤治疗。如果反复发汗，再加上用烧针强迫发汗，汗多亡阳，导致少阴阳衰的，应当用四逆汤主治。

【原文】

问曰：证象阳旦[①]，按法治之而增剧，厥逆，咽中干，两胫[②]拘急而谵语。师曰：言夜半手足当温，两脚当伸。后如师言，何以知此？答曰：寸口脉浮而大，浮为风，大为虚。风则生微热，虚则两胫挛。病形象桂枝，因加附子参其间，增桂令汗出，附子温经，亡阳故也。厥逆，咽中干，烦躁，阳明内结，谵语烦乱，更饮甘草干姜汤，夜半阳气还，两足当热；胫尚微拘急，重与芍药甘草汤，尔乃胫伸；以承气汤微溏，则止其谵语，故知病可愈。[30条]

【注释】

①阳旦：桂枝汤的别名。

②胫（jìng）：小腿，从膝盖到脚跟的一段。

【解读】

这段是说看病人的症状像是桂枝汤证，按照桂枝汤证的治法进行治疗，结果反而使患者病情加剧，出现四肢冰冷、咽喉干燥、两小腿肌肉拘急疼痛，甚至出现谵语等症。老师预测到了病人半夜手足应当温暖，两腿应当舒展，后来病情发展果然如老师说的那样，怎么知道会这样呢？老师答：病人寸口脉搏浮而大，浮是感受风邪，大是虚的表现，感受风邪就会产生轻微发热，正气虚弱就会出现两小腿肌肉拘挛疼痛。虽然症状很像桂枝汤证，但其实不是桂枝汤证，而是太阳中风兼阴阳两虚证。因此，在治疗上必须用桂枝汤加附子以温经发汗。但是医生却单用桂枝汤发汗，导致汗出亡阳，并兼阴液亏虚，从而有四肢冰冷、咽喉干燥、烦躁等症状出现。治疗先给予甘草干姜汤，服药后阳气于半夜恢复，两腿就由厥冷转温暖，但两小腿肌肉拘挛疼痛尚未解除，于是再给予芍药甘草汤，服药后，阴液得复，两脚则可自由伸展。若误汗伤阴，导致阳明燥屎内结，就会出现谵语、心中烦乱不安等症，应当用承气汤攻下里实，服药后大便微见溏泻的，为燥屎得去，谵语等症则会停止，疾病即可痊愈。

用承气汤等法，都是治标之法。治标之法一般都是点到即止，用过了还会有副作用。

2.《辨太阳病脉证并治法中》

【原文】

太阳病，项背强几几，无汗，恶风，葛根汤主之。[31 条]

【解读】

无汗，正气亏，汗血同源，正气亏则无汗。正气亏，防御能力差，温煦能力差，所以恶风。无汗、恶风加太阳病，就是正气大亏。项背强几几，项背部拘紧不柔和，俯仰不利。如果伴有中焦虚寒、脾胃虚寒，那就不是葛根汤证，而是四逆汤证。先温其里，温里用四逆，救表用桂枝。符合桂枝汤证，用桂枝汤；符合葛根汤证，就用葛根汤。

【原文】

太阳与阳明合病①者，必自下利，葛根汤主之。[32 条]

【注释】

①合病：两经或三经症候同时出现，谓之合病。

【解读】

太阳阳明合病，就是正气亏。正气亏，就是胃气亏，必自下利，正气更亏，用葛根汤主之。笔者经研究和实践后认为，一些典型的葛根汤证，恰当地使用四逆汤加减也可以解。

【原文】

太阳与阳明合病，不下利，但呕者，葛根加半夏汤主之。[33 条]

【解读】

太阳与阳明两经同时发病，症见发热、畏寒、头痛、无汗等表证，同时出现呕吐，但没有下利的，应当用葛根加半夏汤治疗。

笔者在临证中，对此尚有一些见解。对于太阳阳明合病，表不和影响胃气失和，用纯四逆汤或四逆汤加减，纯温中补养的药，亦可治之。

【原文】

太阳病，桂枝证，医反下之，利遂不止，脉促①者，表未解也，喘而汗出者，葛根黄芩黄连汤主之。［34 条］

【注释】

①脉促：脉势急促。

【解读】

太阳病，证属桂枝汤证，本当用汗法，医生却反而用下法，导致腹泻不止，脉象急促、短促的，是表证尚未解除的表现，如果出现气喘、汗出等内热证，用葛根黄芩黄连汤主治。这几种症状，都是正气大亏。

【原文】

太阳病，头痛发热，身疼腰痛，骨节疼痛，恶风无汗而喘者，麻黄汤主之。［35 条］

【解读】

太阳病，头痛、发热、身痛、腰痛、骨节疼痛、怕风、无汗而喘，俗称"麻黄八症"，都是正气亏虚，属太阳伤寒证，为外感风寒表实证，用麻黄汤主治。另外还有一种方法，用纯正温中温阳药，吃完了，肚子一热，再喝生姜水、啜热粥，然后捂上厚被子，插上电褥子，身上热汗一出，也能达到病解的效果。

【原文】

太阳与阳明合病，喘而胸满者，不可下，宜麻黄汤

主之。[36条]

【解读】

太阳与阳明合病，就是正气亏。正气大亏，伴随气喘而胸部胀闷的，为表邪郁闭较甚，病情偏重于表，不可攻下，宜用麻黄汤发汗解表。但是，如果伴有中焦虚寒明显的，一定要参照《伤寒论》372条、364条去用药。

【原文】

太阳病，十日以去，脉浮细而嗜卧①者，外已解也。设胸满胁痛者，与小柴胡汤。脉但浮者，与麻黄汤。[37条]

【注释】

①嗜卧：经常困倦欲睡，或喜好睡眠。

【解读】

伤寒十日，正气亏。脉浮细，这就是中气不足，正气不足。胸满胁痛，胁肋为少阳所主之地，少阳为枢，此处出现问题为阴阳枢机不利，热郁在里不得转出，用小柴胡汤可以治。

【原文】

太阳中风，脉浮紧，发热恶寒，身疼痛，不汗出而烦躁者，大青龙汤主之。若脉微弱，汗出恶风者，不可服之，服之则厥逆①，筋惕肉瞤②，此为逆也。大青龙汤方。[38条]

【注释】

①厥逆：四肢厥冷。

②筋惕（tì）肉瞤（shùn）：筋肉跳动，由于亡阳脱液，筋肉得不到濡养所致。

【解读】

太阳中风，无论是太阳伤寒还是太阳中风，都是正气亏。太阳病感受风邪，脉象浮紧，发热，怕冷，身体疼痛，周身无汗，心中烦躁不安的，是太阳伤寒兼有郁热证，用大青龙汤主治。如果脉象微弱、汗出怕风的，就是气血不足，正气不足，搏动无力。气血不足，所以汗出恶风。气血不足，这种情况不能服大青龙汤。如果误服，就会大汗亡阳，出现四肢冰冷，全身筋肉跳动，这就是误治的变证。

【原文】

伤寒，脉浮缓，身不疼、但重，乍①有轻时，无少阴证②者，大青龙汤发之。[39条]

【注释】

①乍（zhà）：忽也，猝也。

②无少阴证：没有少阴阴盛阳虚的症候。

【解读】

外感风寒之邪，症见脉象浮缓，身体不疼痛，仅感沉重，偶有减轻，如果有发热、畏寒、无汗、烦躁等主症，而又无少阴阳衰阴盛征象的，都是正气亏，可以用大青龙汤发汗解表兼以清里。

【原文】

伤寒表不解①，心下有水气，干呕，发热而咳，或渴，或利，或噎②，或小便不利、少腹满，或喘者，小青龙汤主之。[40条]

【注释】

①表不解：表证还没有解除。

②噎（yē）：食时发生噎塞。

【解读】

伤寒表不解，正气大亏。正气亏，中焦阻滞，气机不畅，循环不利，该上的上不去，该下的下不来，才导致上述诸多症状，用小青龙汤主治。郝万山老师曾提示过，用小青龙汤别超过五剂，因为其中有麻黄、细辛，这些药有生散的作用，恐损正气。

【原文】

伤寒，心下有水气，咳而微喘，发热不渴。服汤已渴者，此寒去欲解也。小青龙汤主之。[41条]

【解读】

外感病，表证未解，水饮停聚，症见咳嗽、气喘、发热、畏寒、口不渴的，都是正气亏、阻滞气机所致，可用小青龙汤主治。如果服小青龙汤后口渴的，是外寒得去，内饮得化，病情将要解除的征象。这时可以多喝点热水，或生姜水和热粥，这些都能解。

【原文】

太阳病，外证①未解，脉浮弱者，当以汗解，宜桂枝汤。[42条]

【注释】

①外证：就是表证。

【解读】

太阳病外证未解，正气亏。太阳病，表证没有解除，发热、畏寒、头痛等症仍在，而见脉浮弱的，应当用解肌发汗法治疗，适宜用桂枝汤。

【原文】

太阳病，下之，微喘者，表未解故也，桂枝加厚朴杏子汤主之。[43 条]

【解读】

太阳病，正气亏。下之微喘，正气更亏。太阳表证，误用攻下法，表证未除，而又出现轻度气喘的，这是表邪郁闭、内迫于肺的缘故，用桂枝加厚朴杏子汤主治。

【原文】

太阳病，外证未解，不可下也，下之为逆，欲解外者，宜桂枝汤。[44 条]

【解读】

太阳病外证未解，正气亏，不可使用攻下法。如果使用攻下法，就违背了治疗规律，属于误治。如果要解除表邪，适宜用桂枝汤治疗。

【原文】

太阳病，先发汗不解，而复下之，脉浮者不愈。浮为在外，而反下之，故令不愈；今脉浮，故在外。当须解外则愈，宜桂枝汤。[45 条]

【解读】

太阳病，先发汗不解，而复下之，正气大亏。太阳病，先使用发汗法而表证不解，却反而用泻下的治法，不但不愈，而且还伤中。如果下后脉象仍浮的，是疾病还没有痊愈。这是脉浮主病在表，应用汗法以解表散邪，却反而用泻下法治疗，所以不能治愈。现在虽经误下，但脉象仍浮，可以推断邪未内陷，其病仍在表，应当解表才能治愈，适宜用桂枝汤治疗。

【原文】

太阳病，脉浮紧，无汗发热，身疼痛，八九日不解，表证仍在，此当发其汗。服药已微除，其人发烦目瞑，剧者必衄，衄乃解。所以然者，阳气重故也。麻黄汤主之。〔46条〕

【解读】

太阳病，正气亏。太阳病，脉象浮紧，无汗、发热，身体疼痛，病情迁延八九天而不除，表证症状仍然存在，此时应当用发汗法治疗，可用麻黄汤主治。服了麻黄汤以后，病人病情已稍微减轻，出现心中烦躁、闭目懒睁的症状，严重的会出现鼻衄，衄血后，邪气得以外泄，其病才能解除。之所以出现这种情况，是因为邪气郁滞太甚的缘故。

【原文】

太阳病，脉浮紧，发热，身无汗，自衄者，愈。〔47条〕

【解读】

太阳表证，脉象浮紧，发热，不出汗，如果自行出现衄血的，邪气因衄血而外泄，疾病就可痊愈。

【原文】

二阳并病①，太阳初得病时，发其汗，汗先出不彻，因转属阳明，续自微汗出，不恶寒。若太阳病证不罢者，不可下，下之为逆，如此可小发汗。设面色缘缘正赤②者，阳气怫郁在表，当解之熏之④。若发汗不彻，不足言，阳气怫郁③不得越，当汗不汗，其人躁烦，不知痛处，乍在腹中，乍在四肢，按之不可得，其人短气但坐⑤，以汗出不彻故也，更发汗则愈。何以知汗出不彻？以脉涩故知也。[48 条]

【注释】

①二阳并病：这里指太阳病未解而又出现了阳明病的表现。但是本条没有阳明病腑实证及阳明病经证的表现，这里的阳明病是指"里证"，包括阳明病、少阳病、气分证，是阳明病概念的扩大化（泛化）。

②面色缘缘正赤：缘缘是连续不断的意思。面色缘缘正赤，就是面部出现的红色是一块接着一块，连续不断。

③怫郁：为双音同义词，是郁遏、抑郁的意思。

④解之熏之：解之，指发汗解表；熏之，指用药物熏蒸取汗。两者都是发汗的方法。

⑤但坐：有两种解释，一是"其人短气但坐，以汗出不彻故也"，解释为病人呼吸困难只能坐不能平卧；二是"其人短气，但坐以汗出不彻故也"，解释为病人呼吸困难的原因归咎于发汗不彻底。后者比较勉强。

【解读】

二阳并病，太阳和阳明并病，正气大亏。太阳与阳明并病，是在太阳病初起的时候，因发汗太轻，汗出不透彻，邪未尽解，邪气由太阳转入阳明，于是出现微微汗出、不怕冷的症状。如果二阳并病而太阳表证未解的，不能用攻下法治疗。用攻下法就会引起变证，这种情况可以用轻微发汗法治疗。如果太阳病发汗太轻，汗出不透，本应当汗出却不能汗出，邪热郁滞而不能外泄，病人就会出现烦躁不安，短气，全身难受，不可名状，不知痛处，一时腹中疼痛，一时四肢疼痛，触按不到确切疼痛的部位，这都是汗出不透彻、邪气郁滞所致，应当再行发汗，汗解邪散，就可以治愈。怎么知道是汗出不透彻导致的呢？是因为病人脉象涩，为邪气郁滞，营卫郁遏不畅之象。

【原文】

脉浮数者，法当汗出而愈。若下之，身重、心悸者，不可发汗，当自汗出乃解。所以然者，尺中脉微，此里虚，须[1]表里实，津液自和，便自汗出愈。[49条]

【注释】

①须：等待的意思。

【解读】

脉浮数，外感风寒，就是正气亏。脉象浮数，为病在表，照理应当用发汗法治疗，汗解邪散，疾病自可痊愈。如果反而用泻下法治疗，误下损伤在里的中气，导致正气大亏，出现身体沉重、心慌的，不能再用发汗法治疗。此时，应扶正补虚，使正气充实，津液自和，就能自然汗出而病愈。之所以这样，是因为病人尺部脉象微细，这是里虚的征象，所以必须通过治疗，待表里正气充盛，津液自和，便能自然汗出而病愈。

"表里实"，靠什么实？靠正气实，正气靠胃气实，胃气只有温热才能实，用四逆汤和桂附。表里实，消化好、吸收好，津液自和，汗出而病解。

我们从这一条中应该学到什么？应该学到扶正气，应该学到有外感和汗之后不应该轻易去发表，需表里实后，津液自和，便自汗出而愈。

【原文】

脉浮紧者，法当身疼痛，宜以汗解之。假令尺中迟者^①，不可发汗。何以知然？以荣气不足，血少故也。[50 条]

【注释】

①尺中迟者：迟脉的至数一息不足四至，与紧相较，应是迟而无力。

【解读】

脉浮紧，是太阳伤寒证的脉象，照理应当出现身体疼痛等太阳伤寒见症，宜用发汗法来解表祛邪。如果尺部脉迟，正气亏，肾气不足，则不能发汗。迟脉主营气不足、阴血虚少，发汗会更伤营血，引起变证。

【原文】

脉浮者，病在表，可发汗，宜麻黄汤。[51 条]

【解读】

脉象浮的，主病在表，可用发汗法治疗，如见发热、畏寒、身疼痛、无汗等太阳伤寒见症的，适宜用麻黄汤。

【原文】

病常自汗出者，此为荣气和，荣气和者，外不谐，以卫气不共荣气谐和故尔。以荣行脉中，卫行脉外。复发其汗，荣卫和则愈，宜桂枝汤。[53 条]

【解读】

病人经常自汗出的，是中气不足，胃气不足，收摄无力。荣气不足，也是中气不足。荣卫不和，就是气血亏、正气亏，所以常自汗出。因为营行于脉中，卫行于脉外，可以再用发汗的方法，使营卫趋于协调而愈，宜用桂枝汤，但不如直接温中温阳助胃气扶正气来得简单。

【原文】

病人脏无他病，时发热，自汗出而不愈者，此卫气不和也。先其时发汗则愈，宜桂枝汤。[54 条]

【解读】

病人时发热自汗出而不愈者，我们经常遇到，尤其是更年期女士。病人内脏没有其他的疾病，经常发热、自汗出而不能痊愈的，这是卫气不和，不能卫外的缘故，实际也是正气亏。可在病人发热汗出之前，用桂枝汤发汗，使营卫重趋调和，则病可愈。用桂枝汤发汗时，还是要啜热粥，要控制得当。如果病人脏无他病，时发热、自汗出而不愈的，卫气不和也是正气亏，这时没有必要先去发汗，可以避寒凉饮食，直接温中温阳即可。

【原文】

伤寒，脉浮紧，不发汗，因致衄者，麻黄汤主之。[55 条]

【解读】

伤寒，脉浮紧，也是正气亏。未使用发汗法治疗，而出现衄血，且衄血后表证仍未解的，可以用麻黄汤主治。再喝些热水，补补水分。

【原文】

伤寒，不大便六七日，头痛有热者，与承气汤。其小便清者，知不在里，仍在表也，当须发汗。若头痛者，必衄。宜桂枝汤。［56条］

【解读】

伤寒六七日不大便，正气亏，中气亏，循环阻滞，身体热气散不出来，蒸腾津液，然后就造成内热，大便难解，头痛发热，可用承气汤泄里实热。如果小便清，是内无邪热，病不在里，仍然在表，应当用发汗法治疗，可用桂枝汤。如果头痛、发热等症持续不解，为表邪郁滞较甚，可能会出现衄血症。

【原文】

伤寒，发汗已解，半日许复烦，脉浮数者，可更发汗，宜桂枝汤。［57条］

【解读】

伤寒发汗正气损伤，正气亏。使用了发汗法后，表证已经解除。过了半天，病人又出现发热、脉象浮数等表证，可以再发汗，适合用桂枝汤。

【原文】

凡病，若发汗、若吐、若下，若亡血、亡津液，阴阳自和者，必自愈。[58 条]

【解读】

凡是疾病（或说给人治病），用发汗法，或涌吐法，或泻下法治疗，而致耗血、伤津液的，如果阴阳能够自趋调和的，就一定能够痊愈。"阴阳自和"，即无病，需正气来复。"必自愈"，也需要正气来复。正气即胃气。因此，护胃气，扶正气，乃病愈之根本。

【原文】

大下之后，复发汗，小便不利者，亡津液故也。勿治之，得小便利，必自愈。[59 条]

【解读】

本来大下之后中气亏，正气亏。大下之后复发汗，更伤气血，正气大亏。小便不利者中气不足，正气大亏。这是正气不足，损伤津液的缘故。这种情况就不治了，通过清淡饮食，温热饮食，喝热水、吃热饭等方法调养，过一段时间，胃气来复，正气来复，病自愈。

【原文】

下之后，复发汗，必振寒[①]，脉微细。所以然者，以内外俱虚故也。[60 条]

【注释】

①振寒：战栗恶寒的意思。

【解读】

本来下之后复发汗，正气大伤，不能温煦，一定会出现畏寒战栗、脉象微细，这是误下复汗，导致阴阳俱虚的缘故。

【原文】

下之后，复发汗，昼日烦躁不得眠，夜而安静，不呕，不渴，无表证，脉沉微，身无大热者，干姜附子汤主之。［61 条］

【解读】

下之后复发汗，正气大亏，斡旋能力差，循环能力差。误用泻下以后，又误用发汗法治疗，病人白天心烦躁扰不安，不能平静入睡，夜晚精神萎靡昏昏欲睡而不烦躁。昼日烦躁不得眠，夜而安静。这些症状与活动种类和活动量有关。人一活动就扰动阳气，于是才有这种反应。没有呕吐、口渴，没有表证，脉象沉微，正气大亏，身体无大热的，这个时候用干姜附子汤纯温中温阳，扶阳助胃气。胃气旺盛，正气充足，百病皆消。

【原文】

发汗后，身疼痛，脉沉迟①者，桂枝加芍药生姜各一两人参三两新加汤主之。［62 条］

【注释】

①脉沉迟：沉是脉重按才得，迟是脉搏跳动的频率缓慢。

【解读】

发汗后正气大亏，身疼痛是正气亏，不能濡养，或者说正气亏之后，感受寒邪。脉沉迟，是正气亏。正气亏，发汗太过，营气损伤，用桂枝加芍药生姜各一两人参三两新加汤主治。

【原文】

发汗后，不可更行①桂枝汤，汗出而喘，无大热者，可与麻黄杏仁甘草石膏汤。[63条]

【注释】

①更行：行，施也，用也。更行，就是再用的意思。

【解读】

如果得了外感，或者是伤寒或是中风，伤寒用麻黄汤，中风用桂枝汤。发汗之后，这时不可更行桂枝汤。如果是汗出而喘，伴有这个症状，身无大热，也不是高热，这时给予麻杏甘石汤。

笔者认为，汗后是正气亏，正气亏后出汗，这时正气一亏，肺气也亏，肺气一亏则喘。正气即胃气，胃气即土气。胃属土，肺属金，这时应该培土生金才对。

【原文】

发汗过多，其人叉手自冒心①，心下悸②，欲得按者，桂枝甘草汤主之。[64条]

【注释】

①叉手自冒心：叉手即两手交叉，冒即覆盖之意。指病者双手交叉覆按于自己的心胸部位。

②心下悸：即心悸，指心脏悸动不安。

【解读】

发汗过多，就是正气亏。正气亏才有心下悸，欲得按，心跳得仿佛要跳出来一样，可以说是心阳虚。心阳来自正气，来自气血，来自胃气，心阳靠这些东西来滋养。发汗后，其人叉手自冒心，心下悸，欲得按者是正气亏，用桂枝甘草汤主治尚显单薄。虽然炙甘草温中、桂枝通阳，是温热并不寒的，但是桂枝汤真正温阳的作用还是要差些，比四逆汤、桂附理中汤、理中四逆辈的作用要差得多。

【原文】

发汗后，其人脐下悸者，欲作奔豚①，茯苓桂枝甘草大枣汤主之。[65 条]

【注释】

①奔豚：形容有气自小腹上冲心胸之势，像野猪一样奔撞。

【解读】

发汗后，正气亏，就有脐下悸，欲作奔豚，这种情况用茯苓桂枝甘草大枣汤去治疗。

【原文】

发汗后，腹胀满者，厚朴生姜半夏甘草人参汤主之。[66 条]

【解读】

发汗后，正气亏，中焦虚寒，上下循环能力差，上面的火降不下来、下面的水升不上去，所以会腹胀满，用厚朴生姜半夏甘草人参汤治疗。

【原文】

伤寒，若吐，若下后，心下逆满，气上冲胸，起则头

眩①，脉沉紧，发汗则动经，身为振振摇②者，茯苓桂枝白术甘草汤主之。[67条]

【注释】

①头眩：头目昏眩。

②身为振振摇：身体动摇不定。

【解读】

伤寒，若吐，若下后，正气大亏。吐完了再下，再发汗，正气更亏。人气机循环阻滞，火降不下来而逆上，清气不升，浊气不降，所以才心下逆满，气上冲胸，起则头眩，脉沉紧。这时若发汗，发汗则动精，即身为振振摇。用茯苓桂枝白术甘草汤治之。

【原文】

发汗，病不解，反恶寒者，虚故也，芍药甘草附子汤主之。[68条]

【解读】

发汗，正气亏；发汗病不解反恶寒，正气亏；虚故，正气亏。这几个症状都是指向正气亏。当指向正气亏的时候，用芍药甘草附子汤治之。

【原文】

发汗，若下之，病仍不解，烦躁者，茯苓四逆汤主之。[69条]

【解读】

发汗，有表证，再发汗，再下之，正气大亏，气机循环阻滞，上面的火下不来，逆上而为火，下面的水升不上来，陷下而为寒，损伤正气、病仍不解，增烦躁，是当中阻滞、上下不通，火郁于上，便出现烦躁，用茯苓四逆汤治之。

【原文】

发汗后，恶寒者，虚故也。不恶寒，但热者，实也，当和胃气，与调胃承气汤。[70条]

【解读】

发汗后，正气亏。正气亏不能温煦，所以恶寒、虚，说的都是正气亏。也有不恶寒单热的情况，阳气相对较足，但仍然是正气亏，只不过是没有亏到恶寒、虚那种程度。千万不要认为又热又实就可以泻下。这个时候当和胃气，以调胃承气汤治之。这时需要注意大便，大便不正常时要谨慎。

【原文】

太阳病，发汗后，大汗出，胃中干[1]，烦躁不得眠，欲得饮水者，少少与饮之[2]，令胃气和则愈。若脉浮，小便不利，微热，消渴[3]者，五苓散主之。[71条]

【注释】

①胃中干：指津液耗伤，胃中阴液不足。

②少少与饮之：多次少量给予饮用。

③消渴：形容口渴之甚，饮不解渴，此处是症状，不是病名。

【解读】

太阳病，正气亏。发汗后，正气更亏。大汗出，胃中干，口干，口渴，津液不足，这时会出现烦躁不得眠，是因为缺水。身上燥热，烦躁不得眠，想要喝水的，可少量地喝水，使胃中得润而胃气自和，则烦躁自愈。如果脉浮，小便不利，微有发热，渴饮不止的，是太阳蓄水证，应当用五苓散治疗。也可以不用五苓散，用四逆汤加茯苓，加桂枝也可以，效果也不错。

【原文】

发汗已，脉浮数，烦渴①者，五苓散主之。[72条]

【注释】

①烦渴：因渴而烦，形容渴之甚。

【解读】

发汗已，正气亏。脉浮数，浮位在表，数是有热，所以烦渴，烦渴是有热。这种情况是五苓散治之。但是，用五苓散时一定要有小便不利的症状。

【原文】

伤寒，汗出而渴者，五苓散主之；不渴者，茯苓甘草汤主之。[73条]

【解读】

伤寒汗出，正气亏。口渴，也是正气亏，还用五苓散主治，但仍然注意要有小便不利的症状。若没有口渴的症状，也没有小便不利症状，则不要用五苓散，用茯苓甘草汤治疗。

【原文】

中风发热，六七日不解而烦，有表里证，渴欲饮水，水入则吐者，名曰水逆①，五苓散主之。[74条]

【注释】

①水逆：因里有蓄水，以致饮水不能受纳，饮入随即吐出的，称为水逆证。

【解读】

中风发热，就是正气亏。六七日烦不解，正气更亏，正气大亏。这个时候表证也有，里证也有，说明这个患者的正气相对较足，经过这么多天的消耗，仍然还能与邪交争，能抗邪，所以有表里证。这时，渴欲饮水，水入则吐，可五苓散治之。当然，除了用五苓散，还可以温中。

【原文】

未持脉时，病人手叉自冒心，师因教试令咳，而不咳者，此必两耳聋无闻也。所以然者，以重发汗，虚故如此。发汗后，饮水多，必喘，以水灌之，亦喘。[75 条]

【解读】

在诊脉前，看到病人双手交叉覆盖于心胸部位，假如医生说你咳一声，结果他不咳，那就是没有听见，这一定是病人耳聋的缘故。之所以这样，是因为重复发汗，损伤心肾阳气。用四逆汤加肉桂，或者是理中四逆汤，或者桂枝加附子汤等都可治。发汗后，正气亏。发过汗以后，饮冷水太多，冷饮伤肺，会引起气喘。

【原文】

发汗后，水药不得入口为逆，若更发汗，必吐下不止。发汗、吐下后，虚烦不得眠，若剧者，必反复颠倒，心中懊恼，栀子豉汤主之；若少气者，栀子甘草豉汤主之；若呕者，栀子生姜豉汤主之。[76 条]

【解读】

发汗以后，出现服药即吐，水药不能下咽的，更伤阳气中气，这是误治的表现。上吐下泻在中焦，伤中气，具体治疗用四逆汤加减，可以加小半夏茯苓汤之类的药。发汗、吐下后，虚烦不得眠，正气大亏，元气大亏。中焦阻滞，火往下降，降不下来，水往上升升不上去，火不降，逆上而为虚烦不得眠。比较严重厉害的，反复颠倒，心中懊恼烦躁受不了，原因在于气机阻滞，循环不畅，应用栀子豉汤治之；如果出现气少不足以息的，用栀子甘草豉汤主治；如果出现呕吐的，用栀子生姜豉汤主治。

【原文】

发汗，若下之，而烦热①、胸中窒②者，栀子豉汤主之。[77条]

【注释】

①烦热：心中烦闷而热。

②胸中窒：胸中塞闷不舒。

【解读】

胸中窒意思是心窄，憋闷，憋屈，想不开，闷闷不乐。烦热，因为中焦阻滞、气机不通，火降不下来。用栀子豉汤主治。

【原文】

伤寒五六日，大下之后，身热不去，心中结痛①者，未欲解也，栀子豉汤主之。[78条]

【注释】

①结痛：结塞且有痛感。

【解读】

五六日，正气亏。大下之后，正气更亏。于是，身热不去，心中结痛者，未欲解也。身热不去，里边寒外边热，底下寒上面热，心中结痛，热郁胸膈，都是中焦虚寒，气机不通，当中阻滞，火不降上逆为火，水不升下陷为寒所致。仲景认为可以用栀子豉汤，笔者认为也可以用理中汤加厚朴，或者四逆汤加厚朴治之。

【原文】

伤寒下后，心烦腹满，卧起不安者，栀子厚朴汤主之。[79 条]

【解读】

这些都是在说误治。伤寒下后，也是正气大亏，元气大亏。心烦是看上边，火降不下来，腹满是看下边，水升不上去。心烦腹满，卧起不安，都是中焦虚寒，气机阻滞所导致的。故用栀子厚朴汤理气下气。气机循环通畅，火也去了，寒也去了，病即痊愈。

【原文】

伤寒，医以丸药大下之，身热不去，微烦者，栀子干姜汤主之。[80 条]

【解读】

伤寒，医以丸药大下之，正气大亏。身热不去，里边寒虚，外边热；上边火下不来，微微的烦。用栀子干姜汤治之。

【原文】

凡用栀子汤，病人旧微溏①者，不可与服之。[81条]

【注释】

①旧微溏：病人平素大便略微溏薄。

【解读】

这一条非常重要。前面说了那么多栀子汤方，最后一条才是总论。

总论说，凡用栀子汤，包括这些所有的栀子汤，病人平素有微溏，不可与服之。有微溏者，中气不足也。中气不足的病人，就不可以服栀子汤。那些栀子干姜豉汤、栀子厚朴汤、栀子甘草汤、栀子生姜汤等栀子汤类的药也都不能服。81条对整个前五条的栀子汤都是一个否定。如果病人有微溏，那么都可以否定，都可以不用。如果不是微溏的，大便还正常，可以用，但要酌情用。

【原文】

太阳病发汗，汗出不解，其人仍发热，心下悸，头眩，身瞤动，振振欲擗地①者，真武汤主之。[82条]

【注释】

①振振欲擗地：身体震颤，站立不稳，欲扑倒于地。

【解读】

82条真武汤非常重要。每个学中医的人都应该背下来。

太阳病发汗，就是正气亏，正气大亏。汗出仍不解，正气更亏。伴有这些症状的时候，那就是阳气不足。阳气不足，水气泛滥，阳气不得展布，清阳不能实四肢；水气泛滥，侵犯四肢经脉，因而出现身瞤动，严重者振振欲擗地，这时用真武汤治之。

【原文】

咽喉干燥者，不可发汗。[83 条]

【解读】

咽喉干燥的病人，多阴液不足，不能用发汗法治疗。

笔者认为，若想用汗法，想给病人发汗，必须得衡量患者是否正气足，只有正气充足才可发汗。正气不足，不可发汗。正气不足之人，即使有麻黄汤证、有桂枝汤证，仍然不能发汗，而是用四逆汤，或是理中四逆辈。

【原文】

淋家①，不可发汗，发汗必便血。[84 条]

【注释】

①淋家：素患小便淋沥，尿道疼痛的病人。

【解读】

久患小便淋沥，尿道疼痛的病人，多因中焦虚寒，气机阻滞，循环不畅，下边有火有热所致，不能用发汗法。如果误用或强行发汗，就会引起尿血的变症。

【原文】

疮家①，虽身疼痛，不可发汗，汗出则痉②。[85 条]

【注释】

①疮家：久患疮疡的人。

②痉：《集韵》云"风病也"。《正字通》云"五痉之总名，其症卒口噤，背反张而瘛疭"。一作"痓"。

【解读】

所有的疮及疮家身上痛热的，都是正气大亏，气机阻滞所致。气机阻滞，使肉腐为脓，这样形成的疮家虽然有身疼痛、有表证，但因为气血大亏，正气大亏不可发汗，如发汗则痉。如果强行发汗，阴血更亏，阳气更亏，就会出现颈项强急，角弓反张的痉病。

【原文】

衄家，不可发汗，汗出必额上陷，脉急紧，直视不能眴^①（一作瞬），不得眠。[86条]

【注释】

①不能眴：眼睛不能转动。

【解读】

衄家，出血过多，不可发汗。错误发汗后，就会出现鼻额下陷，脉疾紧，眼球不能转，直视瞪着眼，不能睡眠等症状。这些都是气血亏。

【原文】

亡血家，不可发汗，发汗则寒栗而振。[87条]

【解读】

亡血家，指患出血疾、患经常出血的病人。他们多气血亏虚，不能用发汗法治疗。失血过多，正气大亏。如果误用发汗，就会出现畏寒战栗的变症。

【原文】

汗家^①，重发汗，必恍惚心乱^②，小便已阴疼^③，与禹余粮

丸。[88 条]

【注释】

①汗家：平常习惯出汗的人，包括盗汗、自汗在内。

②恍惚心乱：神迷意惑，慌乱不宁。

③小便已阴疼：小便之后，尿道疼痛。

【解读】

汗家重发汗，正气大亏。汗血同源，气血大亏。如果汗家已经正气大亏、气血大亏了，还要发汗，患者就会精神恍惚烦乱，小便之后尿道疼痛，与禹余粮丸。

【原文】

病人有寒，复发汗，胃中冷，必吐蚘（蛔的古字）。[89 条]

【解读】

病人有寒，中焦虚寒、中气不足。病人素有内寒，不能用发汗法。如果反发其汗，就会使正气更伤，正气大亏，使胃中虚寒更甚，出现吐蛔症状。

【原文】

本发汗，而复下之，此为逆也；若先发汗，治不为逆。本先下之，而反汗之，为逆；若先下之，治不为逆。[90 条]

【解读】

本应先用发汗法治疗表证，然后再用泻下法治疗里证，却反先用泻下法治疗里证，这是错误的治疗原则，此为逆；如果先用发汗法治疗表证，就是正确的治疗原则。本应先用攻下法治疗里证，然后用发汗法治疗表证，却反先用发汗法治疗表证，这是错误的治疗原则；如果先用泻下法治疗里证，就是正确的治疗原则。

【原文】

伤寒，医下之，续得下利，清谷①不止，身疼痛者，急当救里；后身疼痛，清便自调者，急当救表。救里宜四逆汤，救表宜桂枝汤。[91条]

【注释】

①清谷：清与"圊"通，清谷，就是腹泻而食物不化的意思。

【解读】

伤寒，医下之，正气大亏。续得下利，清谷不止，正气大亏。中气大亏，并伴有身疼痛，身疼痛就是一个表证。治疗时就有先后，应先温其里。用了温里的药，基本这个病就已经解了。如果病还没有解，身体还是疼痛，则继续救表，用桂枝汤类的药。

【原文】

病发热头痛，脉反沉，若不差，身体疼痛，当救其里，四逆汤方。[92条]

【解读】

病有发热头痛，这是表证，正气亏。脉应该浮，却反沉，说明正气更亏了，亏得很厉害，都调动不起来了。若不愈，身体疼痛，当用四逆汤救其里。

【原文】

太阳病，先下而不愈，因复发汗，以此表里俱虚，其人

因致冒，冒家①汗出自愈。所以然者，汗出表和故也。里未和，然后复下之。[93 条]

【注释】

①冒家：头目昏冒的患者。

【解读】

太阳病，正气亏。先下之而不愈，因复发汗，又是误治，此表里俱虚，正气更亏。其人因里虚血弱，出现头晕眼花的症状。该患者如果正气来复，气机调达，能正常发汗，就可以自行痊愈。所以在昏冒后随之汗出而表解病除。如果尚有里实症状，可以再酌用下剂以治其里实。但笔者不建议轻易使用攻下药，恐使里更虚。

【原文】

太阳病未解，脉阴阳俱停①（一作微），必先振慄汗出而解。但阳脉微②者，先汗出而解。但阴脉微③（一作尺脉实）者，下之而解。若欲下之，宜调胃承气汤。[94 条]

【注释】

①脉阴阳俱停：尺寸部的脉搏都停伏不见。

②阳脉微：寸脉微见搏动。

③阴脉微：尺脉微见搏动。

【解读】

太阳病未解，是正气亏，尺寸部的脉搏都停伏不见。必先振慄，汗出而解，必须得正气来复，正气足。阳脉微和阴脉微，都是正气亏。阳脉微汗出而解，必须正气来复、正气足。阴脉微下之而解，但下之须慎重，下易伤中，不要轻易下，若欲下之，用调胃承气汤。虽然调胃承气汤比较和缓，仍然需要我们注意。

【原文】

太阳病，发热汗出者，此为荣弱卫强，故使汗出，欲救^①邪风^②者，宜桂枝汤。[95条]

【注释】

①救：驱散的意思。

②邪风：风邪。因风必兼夹，实质属于风寒之邪。

【解读】

太阳病，正气亏。荣弱卫强，也是正气亏。故使汗出，肌表受寒，正气激发于表，所以汗出。欲驱散风邪，可用桂枝汤。

【原文】

伤寒五六日，中风，往来寒热^①，胸胁苦满^②，嘿嘿^③不欲饮食，心烦喜呕，或胸中烦而不呕，或渴，或腹中痛，或胁下痞硬，或心下悸、小便不利，或不渴、身有微热，或咳者，小柴胡汤主之。[96条]

【注释】

①往来寒热：恶寒时不知热，发热时不知寒，寒与热间代而作。

②胸胁苦满：谓胸胁部有苦闷的感觉，因少阳脉循胸胁，邪入其经，所以苦满。

③嘿嘿：心中郁闷不爽。

【解读】

伤寒五六日，中风，正气亏。正气亏，有症状，热一阵

冷一阵交替出现，胸胁满闷不舒，表情沉默，不思饮食，心
中烦躁，总想呕吐，或者出现胸中烦闷而不作呕，或者口渴，
或者腹中疼痛，或者胁下痞胀硬结，或者心慌、小便不通畅，
或者口不渴，身体稍有发热，或者咳嗽，为邪入少阳。这些
病症，可用小柴胡汤治之。

【原文】

血弱气尽[1]，腠理开，邪气因入，与正气相搏，结于胁
下。正邪分争，往来寒热，休作有时，嘿嘿不欲饮食。脏腑
相连，其痛必下，邪高痛下，故使呕也，（一云脏腑相连，其
病必下，胁膈中痛。）小柴胡汤主之。服柴胡汤已，渴者，属
阳明，以法治之。[97 条]

【注释】

①血弱气尽：气血不足，正气衰弱的意思。

【解读】

血弱气尽，就是正气亏。正气亏，脾胃虚寒。腠理开，
控制汗孔开阖的能力差了，邪气得以乘虚而入，与正气相搏
结，留居在少阳经。正气与邪气相争，所以出现发热畏寒交
替而作，发作与停止均有其时；胆气内郁，影响脾胃，所以
表情沉默、不思饮食；脏与腑相互关联，肝木乘脾土，所以
出现腹痛。邪气在胆在上，疼痛在腹在下，这叫邪高痛下。
胆热犯胃，出现呕吐，当用小柴胡汤主治。服了小柴胡汤后，
出现口渴欲饮等阳明见证的，表示病已转属阳明，必须按阳
明的治法进行治疗。

【原文】

得病六七日，脉迟浮弱，恶风寒，手足温。医二三下之，不能食，而胁下满痛，面目及身黄，颈项强，小便难者，与柴胡汤，后必下重①。本渴，饮水而呕者，柴胡汤不中与也。食谷者哕②。[98条]

【注释】

①后必下重：大便时肛门部重坠。

②哕：呃逆。

【解读】

得病六七日，正气已亏。脉搏浮弱。迟，就是跳得比较慢。浮弱，也是正气亏。恶风寒，正气亏导致气血不足。手足温，无知觉，也是正气亏。这个时候，又有医下了二三次，正气更亏了。不能进食，脾胃虚寒。胁下满闷疼痛，是正气亏，斡旋能力差，气机不调畅，水升不上来而陷下，火降不下去而逆上，气机不调达阻滞。目睛、面部及全身发黄，气血不足。颈项拘急不舒，小便解出困难，中气不足，正气亏。如果用柴胡汤治疗，会重伤脾胃而出现泄利后重的症状。如果本来有口渴，饮水即作呕，是中焦虚寒，水饮内停所致，柴胡汤也不能使用。如果误投柴胡汤，就会导致中气衰败，出现进食后呃逆的变症。

【原文】

伤寒四五日，身热恶风，颈项强，胁下满，手足温而渴者，小柴胡汤主之。[99条]

【解读】

伤寒四五日，正气大亏。发热、恶风，虽然正气亏，但正气还有抗邪能力。颈项强，是正气亏，经脉运转不流畅，胁下满，也是正气亏，气机阻滞，气机乱窜。手足温而渴，寒得不厉害，渴是津液亏。应当用小柴胡汤治疗。

【原文】

伤寒，阳脉涩，阴脉弦，法当腹中急痛，先与小建中汤，不差者，小柴胡汤主之。[100条]

【解读】

伤寒，正气亏。阳脉涩、阴脉弦，是脾虚气血不足又被少阳之邪所乘导致，也是正气亏。出现腹中拘急疼痛，治疗应先予小建中汤。服药后少阳证仍不解的，再用小柴胡汤。其实，这个时候可以重剂温中温阳，用附子干姜之类的药，如理中汤加减。

【原文】

伤寒中风，有柴胡证，但见一症便是，不必悉具。凡柴胡汤病证而下之，若柴胡证不罢者，复与柴胡汤，必蒸蒸而振①，却复发热汗出而解。[101条]

【注释】

①蒸蒸而振：气从内达，邪从外出，而周身战栗颤抖。

【解读】

伤寒中风，正气亏。有柴胡证，就是有往来寒热、胸胁苦满、嘿嘿不欲饮食，或胸中烦而不呕，或渴，或腹中痛，或小便不利等症。只要见到一二个主症的，就可以确诊为柴胡汤证，不需要所有的症候都具备。凡是柴胡汤证而用攻下的，如果柴胡汤证仍然存在，仍可以给予柴胡汤进行治疗。

服药后，一定会先出现畏寒战栗，然后发热汗出而病解的现象，但前提必须是胃气来复，正气来复。

【原文】

伤寒二三日，心中悸而烦者，小建中汤主之。[102条]

【解读】

伤寒二三日，正气亏。气机阻滞，循环不畅通，气机不调达上逆为火，所以心中悸动不宁、烦躁不安的，小建中汤主治。

【原文】

太阳病，过经①十余日，反二三下之，后四五日，柴胡证仍在者，先与小柴胡。呕不止，心下急②，郁郁微烦者，为未解也，与大柴胡汤下之则愈。[103条]

【注释】

①过经：病传他经。此处指太阳表证已病传少阳。

②心下急：胃脘部拘急窘迫。

【解读】

太阳病，过经十余日，正气亏，又反二三下之，更伤中气。后经过四五天，如果柴胡证仍然存在，可先给予小柴胡汤治疗。呕不止，心下急，郁郁微烦，这是有阴热。与大柴胡汤，下之则愈。这时候，用大柴胡汤要点到即止，不可过剂。

【原文】

伤寒，十三日不解，胸胁满而呕，日晡所①发潮热，已而^②微利。此本柴胡证，下之以不得利，今反利者，知医以丸药下之，此非其治也。潮热者，实也。先宜服小柴胡汤以解外，后以柴胡加芒硝汤主之。[104 条]

【注释】

①日晡所：日晡，即午后三时至五时。所，语尾，即今言"光景""上下""左右"的意思。

②已而：时间副词，第二事发生距第一事不久时用之。

【解读】

伤寒，十三日不解，正气已亏，会伴有很多症状，有胸胁满闷而呕吐，午后发潮热，接着出现轻微腹泻等，这就是柴胡证。下之以不得利，今反利，表明中焦更虚了，可能是前次医治有误所致。潮热，正气亏，是内有实邪的见证，治疗应当先服小柴胡汤解外，然后用柴胡加芒硝汤治疗。

【原文】

伤寒十三日，过经，谵语者，以有热也，当以汤下之。若小便利者，大便当硬，而反下利，脉调和者，知医以丸药下之，非其治也。若自下利者，脉当微厥，今反和者，此为内实也，调胃承气汤主之。[105 条]

【解读】

伤寒，十三日不解，正气亏，且已过经。谵语者，以有热，当以承气汤下之。如果小便通利，大便应当坚硬，现却反而出现腹泻，脉象实大，可以断定这是医生误用丸药攻下所致，属错误的治法，更伤中气。假如不是医生误治，脉象应当微细，现脉象反而实大，说明是医生误用丸药攻下，此为内实，但正气尚足，还经得起攻下，调胃承气汤主治。

【原文】

太阳病不解，热结膀胱，其人如狂①，血自下，下者愈。其外不解者，尚未可攻，当先解其外；外解已，但少腹②急结者，乃可攻之，宜桃核承气汤。[106条]

【注释】

①如狂：好像发狂，较发狂为轻。

②少腹：亦称小腹。一说脐以下腹部为小腹，脐下两旁为少腹。

【解读】

太阳病不解，就是正气亏，正气亏了之后，又会引起若干身体反应和变化。热结膀胱，是部位，是气机。其人如狂，是症状表现。血自下，下血解热病自愈。若表证还未解除，尚不能攻里，应当先解表；待表证解除后，只有少腹拘急硬痛等里证，才能攻里，适宜用桃核承气汤方。

【原文】

伤寒八九日，下之，胸满烦惊，小便不利，谵语，一身尽重，不可转侧者，柴胡加龙骨牡蛎汤主之。[107条]

【解读】

伤寒八九日，正气以亏，再下之，更伤中气阳气，正气大亏。伴有的症状就是胸闷烦惊、小便不利、中气不足，然后是谵语，一身尽重，不可转侧，都是正气亏虚。用柴胡加龙骨牡蛎汤主之。

【原文】

伤寒，腹满谵语，寸口脉浮而紧，此肝乘脾也，名曰

纵①,刺期门②。[108 条]

【注释】

①纵:五行顺次相克的形式。正常为克,异常为乘。

②期门:穴名,位在乳直下两寸处。

【解读】

伤寒就是正气亏。然后出现腹满谵语,寸口脉浮而紧,正气亏,气机阻滞。可用刺法治疗,刺期门。

【原文】

伤寒发热,啬啬恶寒,大渴欲饮水,其腹必满;自汗出,小便利,其病欲解。此肝乘肺也,名曰横①,刺期门。[109 条]

【注释】

①横:是五行逆次反克的形式。

【解读】

外感病,发热,畏缩怕冷,口渴甚想要喝水,这是正气较足的人会有的反应。腹部胀满,是气机不利的表现,也是寒的表现。正常人不寒的时候水升火降,气机调达,不会有满。之所以会有满,是因为阻滞气机,循环不畅。自汗出,正气来复,其病自愈。

【原文】

太阳病二日,反躁,凡熨①其背而大汗出,大热入胃,(一作二日内烧瓦熨背)大汗出,火气入胃。胃中水竭,躁烦必发谵语;十余日,振栗自下利者,此为欲解也。故其汗从腰以下不得汗,欲小便不得,反呕,欲失溲,足下恶风,大便

硬，小便当数，而反不数及不多。大便已，头卓然而痛[2]，其人足心必热，谷气[3]下流故也。[110条]

【注释】

①熨：火疗法之一。《备急千金要方》有熨背散，是以乌头、细辛、附子、羌活、蜀椒、桂心、川芎、芍药捣筛，醋拌绵裹，微火炙令暖，以熨背上。

②卓然而痛：突然感到疼痛。

③谷气：水谷之气，阳气。

【解读】

太阳病两日，反躁，正气亏。(医生)反熨其背而大汗出，正气更亏，大热入胃，津液消耗，于是出现躁扰不宁，必发谵语。这个时候出现的热，原则上不可以清，如清应点到为止。病经十多天，如果病人出现全身颤抖、腹泻，正气来复，疾病将要解除。如果火攻后病人腰以下部位不出汗，反见呕吐，足底下感觉冰凉，大便干硬，小便本应当频数，却不频数而量少，想解又解不出，解大便后，头猛然疼痛，并感觉脚心发热，这是水谷之气向下流动的缘故。这都是中焦虚寒、正气不足的表现。

【原文】

太阳病中风，以火劫发汗，邪风被火热，血气流溢，失其常度。两阳[1]相熏灼，其身发黄，阳盛则欲衄，阴虚小便难，阴阳俱虚竭，身体则枯燥，但头汗出，剂颈而还，腹满微喘，口干咽烂，或不大便。久则谵语，甚则至哕，手足躁扰，捻衣摸床[2]，小便利者，其人可治。[111条]

【注释】

①两阳：风为阳邪，火亦属阳，中风用火劫，故称两阳。

②撚（niǎn）衣摸床：手指不自觉地摸弄衣被和床帐。

【解读】

太阳中风，正气已亏。以火疗发汗，正气更亏。邪风跟火热一起，热得更重。汗血同源。正气损伤，运行失常，病人身体就会发黄，迫血上出就会出现衄血，阴液亏虚就会出现小便短少。脾胃虚寒，正气亏，血气亏虚，就会出现身体枯燥，仅头部出汗到颈部即回。中焦虚寒，胃中燥热，故喘满、口干、咽烂，或不大便而谵语，甚至哕逆，进一步有手足躁扰、撚衣摸床，肝风内动之变。至此，病已发展至危险阶段。若小便自利，则阴液未竭，正气尚存，从而测知尚有阳回阴复之机，可望收救。这种情况要想解决问题，只有温中。不温中，即使是能把症状解决，人的身体也不会上一个台阶。一温中，中气旺，水升火降，气机调达，循环开来，诸病可愈。

【原文】

伤寒脉浮，医以火迫劫之①，亡阳②必惊狂，卧起不安者，桂枝去芍药加蜀漆牡蛎龙骨救逆汤主之。[112条]

【注释】

①以火迫劫之：用火法强迫发汗。

②亡阳：此处的阳，指心阳，亡阳即心阳外亡，神气浮越之谓。

【解读】

伤寒脉浮，正气亏。（医生）以火疗破解之，正气更亏，导致心阳外亡、神气浮越，出现惊恐狂乱、坐卧不安，可用桂枝去芍药加蜀漆牡蛎龙骨救逆汤主之。

【原文】

形作伤寒，其脉不弦紧而弱，弱者必渴。被火者必谵语。弱者，发热脉浮，解之当汗出愈。[113条]

【解读】

病的表现像太阳伤寒证，但脉搏不弦紧反而弱，并且出现口渴，这也是正气亏、阳气亏。病人已经脉弱、口渴，医生还用火攻下，当然更伤津液。火热扰心神，人就会出现谵语等病症。脉弱，同时还有发热、口渴、脉浮等见症，当属温邪犯表之证，治宜辛凉宣散之法，故谓"解之当汗出愈"。

【原文】

太阳病，以火熏之，不得汗，其人必躁，到经不解，必清血①，名为火邪。[114条]

【注释】

①清血：便血。

【解读】

太阳病，就是正气亏。用火熏法壮火，没有达到出汗的效果，郁热在里，患者必然烦躁不安。到了第七天，病当痊愈而仍不痊愈的，就一定会出现大便下血的变证。这是误火所致，称为火邪。

【原文】

脉浮热甚，而反灸之，此为实，实以虚治，因火而动，

必咽燥吐血。[115 条]

【解读】

脉浮热甚，正气也亏。当用发汗解表法治疗，却反用温灸法治疗，这是把实证当作虚证。火邪内攻，耗损气血，一定会出现咽喉干燥、吐血的变症。

【原文】

微数之脉，慎不可灸，因火为邪，则为烦逆。追虚逐实^①，血散脉中，火气虽微，内攻有力，焦骨伤筋^②，血难复也。

脉浮，宜以汗解之，用火灸之，邪无从出，因火而盛，病从腰以下必重而痹，名火逆也。欲自解者，必当先烦，烦乃有汗而解。何以知之？脉浮，故知汗出解。[116 条]

【注释】

①追虚逐实：血本虚而更加火法，劫伤阴分，是为追虚；热本实，而更用火法，增加里热，是为逐实。

②焦骨伤筋：形容火毒危害之烈，由于血为火灼，筋骨失去濡养，故曰焦骨伤筋。

【解读】

微数之脉，气脉莹莹如蜘蛛丝又微又细，是阳气亏，千万不可用灸法治疗，如果误用火灸，就成为火邪，会使患者烦乱不安。病有实证有热证，血本虚，用火法劫伤阴分，热本实，用火法增加里热，这叫追虚逐实。热散于脉中，这种火虽然不是很厉害，但内攻有力，会伤元气伤正气。脉浮，宜以汗解之，正确。如果用灸法治疗，表邪不能从汗解，邪热反而因火治法而更加炽盛，更伤正气、元气，会出现腰以下沉重而麻痹，这就叫火逆。如果病将自行痊愈的，一定会先出现心烦不安，阳热蓄积到一定程度后，汗出病解。根据什么知道呢？根据脉浮，浮主正气浮盛于外，故知汗出而病解。

【原文】

烧针①令其汗，针处被寒，核起而赤者，必发奔豚。气从少腹上冲心者，灸其核上各一壮，与桂枝加桂汤，更加桂二两也。[117 条]

【注释】

①烧针：用粗针外裹棉花，蘸油烧之，俟针红即去棉油而刺入，是古人取汗的一种治法。

【解读】

用烧针的方法强使病人出汗，就伤中气。扎针的地方受寒邪，会起一个包。火劫发汗，损伤心阳于上，使水寒之邪乘机上冲，引发奔豚，出现气从少腹上冲心胸、时作时止的症状。在治疗上，与桂枝加桂汤，更加桂二两也。

【原文】

火逆下之，因烧针烦躁者，桂枝甘草龙骨牡蛎汤主之。[118 条]

【解读】

（医生）误用火攻而又行攻下，因火攻发汗致心阳损伤，出现烦躁不安。虽然正气亏，尚能有烦躁，表明正气亏的程度不算太多，用桂枝甘草龙骨牡蛎汤治疗。

【原文】

太阳伤寒者，加温针必惊也。［119 条］

【解读】

太阳伤寒证，是正气亏，如果没有解表，给邪外出的通道，强用温针进行治疗，只会耗损正气，郁热更盛，往往会导致心神不定，惊惕不安的变症。

【原文】

太阳病，当恶寒发热，今自汗出，反不恶寒发热，关上脉细数者，以医吐之过也。一二日吐之者，腹中饥，口不能食；三四日吐之者，不喜糜粥，欲食冷食，朝食暮吐，以医吐之所致也。此为小逆。［120 条］

【解读】

太阳病，正气亏。应当有畏寒发热的症状，现病人出现自汗，反而不见畏寒发热，关脉细数，这是医生误用吐法伤损中气所引起的变证。正气已经亏了一二日，本来在太阳、阳明，却用了吐法，正气更亏。正气一亏，脾胃虚寒就感觉到腹中饥饿，口不能食是因为正气亏不能运化消食。三四日吐之者，更伤正气、胃气，所以不喜欢吃稀粥，想吃冷食又不敢吃，早上吃晚上吐，这些均为医生误用吐法所致。此为"小逆"。

【原文】

太阳病吐之，但太阳病当恶寒，今反不恶寒，不欲近衣，此为吐之内烦也。［121 条］

【解读】

太阳病吐之，中焦虚寒，正气亏。太阳病当畏寒，治疗当用汗法以解表，现在却误用吐法。吐之后不恶寒，病人不怕冷、不想穿衣服，是因中焦虚寒。中焦虚寒之后，火下不来反而炎上，这是一种假象，实际为真寒，是误用吐法所致。

【原文】

病人脉数，数为热，当消谷引食，而反吐者，此以发汗，令阳气微，膈气虚，脉乃数也。数为客热，不能消谷。以胃中虚冷，故吐也。[122 条]

【解读】

病人脉象数，脉数一般为热，热能消化水谷，应当出现能食的症状，却反而出现不能食而呕吐的症状，这是发汗不当。发汗伤了阳气，伤阳即伤气，所以膈气虚。这种数应该不是实热，而是一种虚热，为中焦气机阻滞，虚火逆上，故不能消化水谷，不能食。因为胃中本虚冷，虚气上逆，所以出现呕吐。

【原文】

太阳病，过经十余日，心下温温欲吐，而胸中痛，大便反溏，腹微满，郁郁微烦。先此时自极吐下者，与调胃承气汤。若不尔者，不可与。但欲呕，胸中痛，微溏者，此非柴胡汤证，以呕，故知极吐下也。[123 条]

【解读】

太阳病，正气亏，过经十一日还没好，正气更亏，病人胃脘部烦闷不适，泛泛欲呕，胸部疼痛，大便反而稀溏，腹部微有胀满，心中郁闷烦躁，为热邪入阳明但尚未聚结成实。如果是吐下或误下所致，说明热邪有结滞，可权宜用调胃承气汤和胃气。如果不是吐下所致，就不能用调胃承气汤，笔者认为这时可用四逆辈的药物温中，调畅中焦气机。

【原文】

太阳病六七日，表证仍在，脉微而沉，反不结胸，其人发狂者，以热在下焦，少腹当硬满，小便自利者，下血乃愈。所以然者，以太阳随经，瘀热在里故也，抵当汤主之。［124 条］

【解读】

太阳病六七日，正气亏。阳病六七日表证仍在，说明正邪交争，正气还有能力，能经得起升散。但脉微而沉，这表明正气大亏。没有结胸，其人发狂者，以热在下焦，少腹当硬满，小便自利者，小便自利没有停水，那就是停血，下血即自愈。之所以出现这种情况，是因为太阳之邪随经入里，邪热与瘀血互结于下焦。用抵当汤主治。

【原文】

太阳病，身黄，脉沉结，少腹硬；小便不利者，为无血。小便自利，其人如狂者，血证谛①也，抵当汤主之。［125 条］

【注释】

①谛：证据确实。

【解读】

太阳病，正气亏。正气亏后，里边的升降就不正常了，如果伴有沉结的脉，则里边有沉结阻滞。少腹硬，可能有蓄血。判断是不是下焦蓄血，应看小便利不利。小便不利，可能是蓄水。小便自利者其人如狂，第一个是小便利，第二个是其人如狂，具备这两个症说明是太阳蓄血证，用抵当汤治。

【原文】

伤寒有热，少腹满，应小便不利，今反利者，为有血也，当下之，不可余药①，宜抵当丸。[126 条]

【注释】

①不可余药：有两种解释，一为不可用其他药物，二为连药滓一并服下。

【解读】

伤寒发热，正气亏，循环不利，然后少腹满。如果是水饮内蓄证，应当小便不通畅，现小便反而通畅，是下焦蓄血证，应当攻下瘀血，不可用其他药物，适宜用抵当丸。

【原文】

太阳病，小便利者，以饮水多，必心下悸。小便少者，必苦里急①也。[127 条]

【注释】

①苦里急：少腹内苦于急迫不舒。

【解读】

太阳病，因为饮水过多，致水饮内停。若小便通利的是水停心下，导致心悸不宁。若小便短少不通畅的是水停少腹，一定会有小腹部胀满急迫不舒的症状出现。

3.《辨阳明病脉证并治》

【原文】

问曰：病有太阳阳明，有正阳阳明，有少阳阳明，何谓也？答曰：太阳阳明者，脾约①一云络是也；正阳阳明者，胃家实②是也；少阳阳明者，发汗、利小便已，胃中燥、烦、实，大便难是也。[179条]

【注释】

①脾约：因胃热乏津，脾之输布功能为胃热所约，以致肠燥便结的，名脾约。

②胃家实：胃家包括胃与大肠。胃家实，指胃肠燥实。

【解读】

问：有太阳阳明、有正阳阳明、有少阳阳明三种不同的病症，各是指什么？答：太阳阳明证，就是指脾约证，即胃燥津伤而引起的便秘。正阳阳明，就是指胃家实证，即肠胃燥热积滞而成实证。少阳阳明，是指误用发汗、利小便之法，损伤津液，导致津枯肠燥而成实证，形成大便难以解出的病症。

【原文】

阳明之为病，胃家实也。[180条]

【解读】

胃家实，是气机阻滞，肠胃蠕动不正常，使胃肠燥热，故产生阳明病。

【原文】

问曰：何缘得阳明病？答曰：太阳病，若发汗，若下，若利小便，此亡津液，胃中干燥，因转属阳明。不更衣①，内实②，大便难者，此名阳明也。[181条]

【注释】

①不更衣：不大便。古人登厕，托言更衣，因此，更衣又为大便的婉辞。

②内实：肠内有燥屎结滞。

【解读】

问：阳明病是什么原因引起的呢？答：患太阳表证，如果发汗太过，或误用攻下，或误用利小便之法，正气大亏，胃气大亏，气机阻滞，导致津液损伤，肠蠕动功能减慢，肠胃干燥，病邪入阳明，出现不解大便、肠胃燥结成实、大便困难的情况，就叫阳明病。

【原文】

问曰：阳明病外证①云何？答曰：身热，汗自出，不恶寒，反恶热也。[182条]

【注释】

①外证：表现在外面的症候。

【解读】

问：阳明病外在症候表现怎么样？答：是身体发热，自汗，不怕冷，反而怕热。

笔者认为，阳明病的外证还是由伤寒引起的。

【原文】

问曰：病有得之一日，不发热而恶寒者，何也？答曰：虽得之一日，恶寒将自罢，即自汗出而恶热也。［183 条］

【解读】

问：有这种情况，在刚患阳明病的第一天，出现不发热而怕冷的，是为什么呢？答：虽然是阳明病开始的第一天，这种怕冷也会自行停止，旋即出现自汗而怕热的症候。

【原文】

问曰：恶寒何故自罢？答曰：阳明居中，主土也，万物所归，无所复传，始虽恶寒，二日自止，此为阳明病也。［184 条］

【解读】

阳明病，正气亏。问：怕冷为什么会自行停止呢？答：阳明在方位上居于中央而隶属于土，长养万物，是万物最终的归宿，六经之邪，均可传入阳明，但阳明之胃中实邪难以传到别经。在阳明病刚开始时虽然会出现怕冷的症状，随后热量不断蓄积，蓄积到第二天，恶寒就会自行停止，这就是阳明病的特征。

【原文】

本太阳，初得病时，发其汗，汗先出不彻，因转属阳明也。伤寒发热，无汗，呕不能食，而反汗出濈濈然①者，是转属阳明也。［185 条］

【注释】

①濈濈（jī）然：汗出连绵不断。

【解读】

本太阳病，在刚起病时，使用了发汗方法，由于汗出不透彻，寒邪不解，正气不足，然后就会阻滞气机，就会正气亏，循环出现障碍，身体就会出现一系列怕热的表现。伤寒，就是正气亏。伤寒发热、无汗、呕不能食、汗出连绵不断者，是转属阳明。

【原文】

伤寒三日，阳明脉大。[186条]

【解读】

外感病的第三天，阳明病的脉象为大。伤寒，正气亏。刚得病时，一般可能是浮紧，因为紧主寒，浮主表，在表有寒，病症三日没有解，浮紧脉就会有变化，身体蓄积的正气和热量已经达到足够程度，就鼓动血气充盈脉管。

【原文】

伤寒脉浮而缓，手足自温者，是为系在太阴①。太阴者，身当发黄，若小便自利者，不能发黄。至七八日，大便硬者，为阳明病也。[187条]

【注释】

①系在太阴：系，联系、关系。系在太阴，即病属太阴。

【解读】

伤寒脉浮而缓，也是正气亏。手足自温者，病属太阴。太阴寒湿内郁，病人身体应当发黄，如果小便通畅，则湿有出路，就不会发黄。到了第七八天，正气已经损伤，伴有大便硬、大便秘结、腹部不畅，已转成阳明病。

【原文】

伤寒转系阳明①者，其人濈然微汗出也。［188 条］

【注释】

①转系阳明：转属阳明的意思。

【解读】

其人濈然微汗出，属于转属阳明，这时也是正气亏。

【原文】

阳明中风，口苦咽干，腹满微喘，发热恶寒，脉浮而紧，若下之，则腹满小便难也。［189 条］

【解读】

阳明中风，正气亏，气机阻滞，上面的火下不来逆上，下面的火升不上去陷下为寒，症见口苦，咽喉干燥，腹部胀满，微微气喘，发热怕冷，脉象浮紧。不能攻下，否则正气更亏。如果误行攻下，就会使腹部胀满更加厉害，中气不足，津液亏损，小便难以解出。

【原文】

阳明病，若能食，名中风，不能食，名中寒。［190 条］

【解读】

阳明病，正气亏。如果能够进食，是胃中有热，能够消化水谷，这就叫中风，如果不能进食，是胃中虚寒，不能消化水谷，这就叫中寒。

【原文】

阳明病，若中寒者，不能食，小便不利，手足濈然汗出，此欲作固瘕^①，必大便初硬后溏。所以然者，以胃中冷^②，水谷不别^③故也。[191条]

【注释】

①固瘕：寒气结积的症候名称。

②胃中冷：胃阳不足，胃中寒冷。

③水谷不别：因水湿不能从小便而去，易与不消化的谷物相混。

【解读】

阳明病，正气亏。阳明中寒证，不能饮食，小便不通畅，手足不断汗出的，这是将要形成固瘕的征兆，大便初出时干硬，后来变成稀溏，是脾胃虚寒、中焦虚寒的表现。之所以这样，是因为整个胃肠道虚寒，消化吸收功能减弱，不能泌别水谷的缘故。

【原文】

阳明病，初欲食，小便反不利，大便自调，其人骨节疼，翕翕如有热状，奄然^①发狂，濈然汗出而解者，此水不胜谷气^②，与汗共并，脉紧则愈。[192条]

【注释】

①奄然：突然。

②谷气：水谷的精气，指胃气、正气、中气。

【解读】

阳明病，正气亏。小便不利，中焦虚寒。病人骨关节疼痛，身上好像皮毛覆盖一样有发热的感觉，忽然发狂，如果全身畅汗而病解，胃气足旺能胜水湿，使水湿随汗解，这是正气来复的表现，此时若见脉紧，疾病就会痊愈。

【原文】

阳明病欲解时，从申至戌上。[193 条]

【解读】

阳明病将要解除的时间，多在下午三时到九时。

欲解时的前提是正气来复、胃气恢复。

【原文】

阳明病，不能食，攻其热必哕。所以然者，胃中虚冷故也。以其人本虚，攻其热必哕。[194 条]

【解读】

阳明病，不能食，就是中寒了，也是正气亏，此时若用寒凉的药、通腹的药、泄热的药，清其热气，就会中气大伤、正气大伤，中焦气机阻滞，逆上而为哕。由于病人胃气本虚，又再用苦寒泄热，必使胃气更虚而产生呃逆的变证。

笔者认为，阳明病不能食，应该怎么做？应该温中。温中之后，水升火降，气息调达、消化好、吸收好，气旺血足，病症可解。

【原文】

阳明病，脉迟①，食难用饱，饱则微烦头眩②，必小便难，此欲作谷瘅。虽下之，腹满如故，所以然者，脉迟故也。[195 条]

【注释】

①脉迟：脉搏跳动得慢。

②头眩：头晕眼花。

【解读】

阳明病，正气亏。阳明病，脉象迟，脾胃虚寒，消化吸收功能减弱，进食不能吃饱，如果饱食就会微感心烦、头目昏眩，小便必不通畅，腹部胀满，这是中焦阻滞，上逆而为火，火逆而为烦，将要形成谷瘅。用泻下法治疗，腹部胀满却丝毫不减轻。究其原因，是病人脉迟，迟脉主寒，其证属寒湿内郁。解决腹满问题，需要温中化湿。

【原文】

阳明病，法多汗，反无汗，其身如虫行皮中状者，此以久虚故也。[196条]

【解读】

阳明病，本应大汗，却反而无汗，病人身痒像虫在皮内爬行一样，这是长期正气亏的缘故。

【原文】

阳明病，反无汗而小便利，二三日呕而咳，手足厥者，必苦头痛。若不咳不呕，手足不厥者，头不痛。[197条]

【解读】

阳明病，正气亏。阳明病，若属实热证，应当汗多，现却反而无汗，并见小便通畅，是属阳明中寒证。病至二三日，出现呕吐、咳嗽、手足冷，是当中阻滞，火气上逆，气机不利所致，胃气不能降，上逆而呕，肺气不降而咳。正气亏，不能濡养四肢、温养四肢，所以感觉到手足厥冷。当中有堵，上下不交，清气在下则生飧泄，浊气在上则生䐜胀，所以头晕、头痛、头昏脑涨。如果不咳嗽，不呕吐，手足不冷，表明正气运行还算流畅，就不会发生头痛。

【原文】

阳明病，但头眩，不恶寒，故能食而咳，其人咽必痛。若不咳者，咽不痛。[198 条]

【解读】

阳明病，正气亏，当中阻滞，供不上血、浊气不降，故头眩。不恶寒，是因为虽然正气亏，但热气还能续接着，中焦没有被完全卡死，还算是流畅，所以能够进食。如果出现咳嗽，说明有寒湿之邪阻滞，津液不能上乘，病人咽喉一定疼痛。如果不咳嗽，咽喉就不会疼痛。

【原文】

阳明病，无汗，小便不利，心中懊恼者，身必发黄。[199 条]

【解读】

阳明病，无汗，小便不通畅，心中烦闷至极的，中气亏，正气亏。心中懊恼，火降不下来，火逆于上。

【原文】

阳明病，被火，额上微汗出，而小便不利者，必发黄。[200 条]

【解读】

阳明病，正气亏。被火，就是用火破解之，或者是火针，或者是火疗，或者是火热熏蒸等法。这个时候一用火，额上出汗、身上不出汗，就是正气亏。误用火法治疗阳明病，火邪内迫，耗伤元气中气，出现微微汗出，小便不通畅的情况，一定会出现肌肤发黄。

【原文】

阳明病，脉浮而紧者，必潮热发作有时。但浮者，必盗汗出。[201 条]

【解读】

阳明病，正气亏。脉象浮而紧的，表有寒，正气有能力驱动的时候他就热，正气没能力驱动的时候他就寒，所以一定会出现潮热定时发作。如果脉只浮而不紧，表明寒已经去，只剩里热，这个热可以鼓动津液外出，所以必盗汗，这都是正气亏的表现。

【原文】

阳明病，口燥，但欲漱水不欲咽者，此必衄。[202 条]

【解读】

阳明病，正气亏。气机阻滞，水不升、火不降，循环不畅，火逆于上，口中干燥，却只想用水漱口、不想吞咽下去，一定会出现衄血。

【原文】

伤寒呕多，虽有阳明证，不可攻之①。[204 条]

【注释】

①攻之：此处是指泻下法。

【解读】

伤寒病，正气亏，当中堵住，气上逆为呕。伤寒病，呕吐剧烈的，说明其人胃气不足，虽有阳明证，也不能用攻下法治疗，攻之就更伤胃气。解决问题的办法仍是温中，理中四逆辈。

【原文】

阳明病，心下硬满者，不可攻之。攻之，利遂不止者死，利止者愈。［205 条］

【解读】

阳明病，正气亏，阻滞气机，上下循环不好，心下痞满硬结的，不能用攻下法治疗。如果误用攻下，就会损伤脾胃而致腹泻。假如中气下陷，腹泻不停，就有生命危险；假如腹泻停止，中气不下陷，疾病就会痊愈。

【原文】

阳明病，面合色赤①，不可攻之。必发热，色黄者，小便不利也。［206 条］

【注释】

①面合色赤：满面颜色通红。

【解读】

阳明病，正气亏，中焦虚寒，火下不来，逆上，故满面颜色通红，不可采用攻下之法。误用攻下法就会产生发热、肌肤发黄、小便不通畅的变证。

【原文】

阳明病，不吐不下，心烦者，可与调胃承气汤。［207 条］

【解读】

阳明病，正气亏。不吐不下，说明中气虽然亏，但还可以。用调胃承气汤往下一通，腹气循环正常，这个烦就去了。

【原文】

阳明病，脉迟，虽汗出不恶寒者，其身必重，短气，腹满而喘，有潮热者，此外欲解，可攻里也。手足濈然汗出者，此大便已硬也，大承气汤主之。若汗多，微发热恶寒者，外未解也，一法与桂枝汤。其热不潮，未可与承气汤。若腹大满不通者，可与小承气汤，微和胃气，勿令大泄下。[208 条]

【解读】

阳明病，脉迟，正气亏。当中阻滞不通，上面有火、下面有火，两头有火，内热之后就出来，汗出不恶寒，然后身必重。腹满喘气，阻滞气机。有潮热者，因为里边阻滞而定期发热。手足濈然汗出，这是大便已经硬结的标志，用大承气汤治疗。如果汗出较多，轻微发热而怕冷，这是表证未解，病人不发潮热，不能用承气汤攻下。如果腹部胀满厉害、大便不通，可用小承气汤轻微泻下和畅胃气，不可用峻泻药攻下。

【原文】

阳明病，潮热，大便微硬者，可与大承气汤，不硬者，不可与之。若不大便六七日，恐有燥屎，欲知之法，少与小承气汤，汤入腹中，转矢气①者，此有燥屎也，乃可攻之。若不转矢气者，此但初头硬，后必溏，不可攻之，攻之必胀满不能食也，欲饮水者，与水则哕。其后发热者，必大便复硬而少也，以小承气汤和之。不转矢气者，慎不可攻也。小承气汤。［209 条］

【注释】

①转矢气：肠中屎气下趋，俗言放屁。

【解读】

阳明病，正气亏。潮热，就是腹满身热。大便微硬，可与大承气汤，但要点到即止。如大便不硬结，是内无燥屎，不能用大承气汤。如果六七天不解大便，恐有燥屎内阻，先用少量小承气汤试一下。服药后如果屎气转动而放屁的，这是有燥屎的征象，才能用大承气汤攻下。如果服药后不放屁，且大便初出硬结、后稀溏的，是中气虚、正气亏的表现，不能攻下。如果强攻更损中气，中气更伤，就会中焦虚寒，形成腹部胀满，不能进食，甚至饮水就哕。如攻下后又出现发热的，这一定是燥屎复结，大便再次变硬而量较少，此时，可用小承气汤攻下。总而言之，如果服小承气汤不转矢气的，千万不能攻下。

【原文】

夫实则谵语①，虚则郑声。郑声②者，重语也。直视、谵语、喘满者死，下利者亦死。［210 条］

【注释】

①谵（zhān）语：语言错乱，没有伦次，声音粗壮。

②郑声：语言重复，没有变化，说过又说，声音低微。

【解读】

谵语一般属实，郑声一般属虚。所谓郑声，是指语言重复、声低息微的症候。两眼直视谵语，并见气喘胀满的。热盛哪来的？是阻滞、郁阻导致的，阳热盛是假象。直视、谵语、喘满，都是正气大亏，其实这种热都是一种被动的激发，阳气欲脱。真阳欲脱，才是根本病因，这属于死症。并见下利的，真气脱，正气竭，也是死症。

【原文】

发汗多，若重发汗者，亡其阳①，谵语，脉短②者死，脉自和③者不死。[211 条]

【注释】

①亡其阳：应指亡心阳。

②脉短：脉形短，是上不至寸，下不至尺，只有关脉搏动。

③脉自和：与脉短相对而说，也就是脉象平和。

【解读】

亡其阳，汗血同源，发汗多，重发汗，正气大伤，阳气大伤。正气不足，出现谵语，脉象短的，会死候。如果脉象平和，胃气来复，正气来复，则不死。

【原文】

阳明病，其人多汗，以津液外出，胃中燥，大便必硬，硬则谵语，小承气汤主之。若一服谵语止者，更莫复服。[213 条]

【解读】

阳明病，其人多汗，已经正气亏。阳明病，病人汗出太多，导致津液外泄，肠中干燥，大便势必硬结；大便硬结，腑气不通，浊邪上扰，则发生谵语，用小承气汤治。如果服一次药谵语就停止的，就不要再服剩余的药。

停服承气汤后如果感觉还有点虚怎么治呢？温中，四逆汤加减。

【原文】

阳明病，谵语，发潮热，脉滑而疾者，小承气汤主之。因与承气汤一升，腹中转气者，更服一升，若不转气者，勿更与之。明日又不大便，脉反微涩者，里虚也，为难治，不可更与承气汤也。[214 条]

【解读】

阳明病，谵语，发潮热，脉滑而疾，正气亏，可与小承气汤。服完小承气汤一升后，腹中转矢气的，可以再服一升；服药后腹中不转矢气的，就不要再服。如果第二天又不解大便，脉象反见微弱而滞涩的，这是正气虚弱而实邪阻滞，正虚邪实，攻补两难，治疗十分棘手，不能再用承气汤。

【原文】

阳明病，谵语，有潮热，反不能食者，胃中必有燥屎五六枚也。若能食者，但硬耳，宜大承气汤下之。[215 条]

【解读】

阳明病，谵语，有潮热，正气亏。反不能进食的，是肠中燥屎已成，宜用大承气汤攻下燥屎。如果用承气汤攻下，应十分谨慎。

【原文】

阳明病，下血、谵语者，此为热入血室。但头汗出者，刺期门，随其实而泻之，濈然汗出则愈。[216条]

【解读】

濈然汗出而愈，就是正气来复。

【原文】

汗出谵语者，以有燥屎在胃中，此为风也。须下者，过经①乃可下之。下之若早，语言必乱，以表虚里实故也。下之愈，宜大承气汤。[217条]

【注释】

①过经：意指太阳经表证已解。

【解读】

汗出谵语，正气亏，内有燥屎阻结，这种情况称为风，表里同病。燥屎内结必须用泻下法治疗，但是须待太阳表证解除后才能攻下。如果攻下过早，就会伤中气，中气一虚，会导致表虚而里实，出现神昏、语言错乱。如果表证已解而里实未去，用攻下法治疗就会痊愈，可用大承气汤。

【原文】

伤寒四五日，脉沉而喘满，沉为在里，而反发其汗，津液越出，大便为难，表虚里实，久则谵语。[218条]

【解读】

伤寒四五日，脉沉、气喘、腹部胀满，正气亏。脉沉主里，可知其病在里，而反发其汗，正气更亏。汗出外泄，伤津液。津伤肠燥成实，所以大便硬结难解，时间一长，津液更伤，就会发生谵语。

【原文】

三阳合病①，腹满，身重，难以转侧，口不仁②，面垢③，谵语，遗尿。发汗则谵语，下之则额上生汗，手足逆冷。若自汗出者，白虎汤主之。[219 条]

【注释】

①三阳合病：太阳、少阳、阳明三经同时发病。

②口不仁：言语不利，食不知味。

③面垢：面部油垢污浊。

【解读】

太阳、少阳、阳明三经同时发病，正气亏。腹部胀满，身体沉重，转侧困难，口中麻木不仁，面部垢浊，谵语，小便失禁，如见身热、自汗出，是邪热偏重于阳明，用白虎汤主治。如果用发汗法治疗，就会使谵语更甚，如果妄行攻下，就会造成额上出汗、四肢冰冷的变症。若正气来复，自汗出者，白虎汤主之。

【原文】

二阳并病，太阳证罢，但发潮热，手足漐漐汗出，大便难而谵语者，下之则愈，宜大承气汤。[220 条]

【解读】

二阳并病，正气亏。太阳阳明两经并病，太阳表证已解，仅只见发潮热，手足微微出汗，大便解出困难而谵语的，是属阳明里实，攻下里实就可痊愈，适宜用大承气汤。用大承气汤，依然要点到即止。

【原文】

若渴欲饮水，口干舌燥者，白虎加人参汤主之。［222 条］

【解读】

如果误下后伤了中气，气血不足，津液不足，当中阻滞，火逆已上，出现口渴想喝水、口干舌燥的，用白虎加人参汤主治。

【原文】

若脉浮，发热，渴欲饮水，小便不利者，猪苓汤主之。［223 条］

【解读】

脉浮发热，正气亏。小便不利，中焦虚寒。如果误下后出现脉浮、发热、口渴想喝水、小便不通畅，属阴伤有热、水热互结于下焦，用猪苓汤主治。

【原文】

脉浮而迟，表热里寒，下利清谷者，四逆汤主之。［225 条］

【解读】

脉浮而迟，正气亏。表热里寒，下利清谷，应先温其里后治其表，温里用四逆，救表用桂枝。

【原文】

若胃中虚冷，不能食者，饮水则哕。［226 条］

【解读】

如果脾胃虚寒，当中阻滞，不能进食的，饮水后就会出现哕。

【原文】

阳明病，下之，其外有热，手足温，不结胸，心中懊侬，饥不能食①，但头汗出者，栀子豉汤主之。［228 条］

【注释】

①饥不能食：言懊侬之甚，似饥非饥，心中嘈杂似饥，而又不能进食，乃中焦虚寒。

【解读】

阳明病，正气亏。阳明病，泻下之后，伤正气，故出现发热，手足温，无结胸症，而见心烦懊侬，饥不能食等症状。仅头部出汗的，用栀子豉汤治疗，但应谨慎，量不能大。

【原文】

阳明病，发潮热，大便溏，小便自可①，胸胁满不去者，与小柴胡汤。［229 条］

【注释】

①小便自可：小便还比较正常的意思。

【解读】

阳明病，正气亏。阳明病，发潮热，正气伤。大便稀溏，中焦虚寒。小便正常，表明正气虽亏但亏得不是很重，还没有很多寒象表现出来。有前述症状，胸胁胀闷不除的，为少阳之邪未尽，宜用小柴胡汤治疗。

【原文】

阳明病，胁下硬满，不大便而呕，舌上白胎者，可与小柴胡汤，上焦得通，津液得下，胃气因和①，身濈然汗出而解。［230 条］

【注释】

①胃气因和：胃的正常功能得到恢复。

【解读】

阳明病，正气亏。阳明病，胁下硬满，这就归少阳经管了。不解大便，呕吐，舌苔白，可予小柴胡汤治疗。用药后，上焦得以宣通，津液能够下达，胃肠机能得以恢复，就会周身畅汗而病解。

【原文】

阳明中风，脉弦浮大而短气，腹都满①，胁下及心痛，久按之气不通，鼻干，不得汗，嗜卧，一身及目悉黄，小便难，有潮热，时时哕，耳前后肿，刺之小差。外不解，病过十日，脉续浮者，与小柴胡汤。[231条]

【注释】

①腹都满：作腹部满解。

【解读】

阳明中风，正气亏。阳明中风，脉象弦浮大而短气，全腹胀满，两胁及心下疼痛，揉按很久而气仍不畅通，鼻中干燥，无汗，嗜睡，全身肌肤及目均发黄，小便解出困难，发潮热，哕不断，耳前后部肿胀，这些都是正气亏的表现，治疗当先用针刺法以缓解里热。刺后里热得泄，病情稍减，而太阳、少阳证未除，病经过十天，脉象弦浮的，可给予小柴胡汤以解少阳之邪。当然，最好的治法还是从温中扶正气入手，"正气存内，邪不可干"。

【原文】

脉但浮，无余症者，与麻黄汤。若不尿，腹满加哕者，不治。[232条]

【解读】

脉但浮，正气亏。如果服小柴胡汤后少阳证已解，只见脉象浮等表证，无其他经症状的，可给予麻黄汤治疗。如果病情恶化，出现无尿、腹部胀满并哕更甚的，不好治。

【原文】

阳明病，自汗出，若发汗，小便自利者，此为津液内竭，虽硬不可攻之，当须自欲大便，宜蜜煎导而通之。若土瓜根及大猪胆汁，皆可为导。[233条]

【解读】

阳明病，自汗出，正气亏，津液已伤。如果再行发汗，而又小便通畅的，则更伤津液，导致肠中津液枯竭，正气大亏，会引起大便硬结。此时大便虽硬结，也不能用泻下药攻下，必须待病人想解大便时，用蜜煎方引导通便，或土瓜根及大猪胆汁，均可作为导药，以引导大便解出。

【原文】

阳明病，脉浮，无汗而喘者，发汗则愈，宜麻黄汤。[235条]

【解读】

阳明病，正气亏。阳明病，脉象浮，无汗而气喘的，是太阳表实证仍在，用发汗法就会痊愈，可用麻黄汤。

【原文】

阳明病，发热汗出者，此为热越[1]，不能发黄也。但头汗出，身无汗，剂颈而还，小便不利，渴饮水浆者，此为瘀热[2]在里，身必发黄，茵陈蒿汤主之。[236 条]

【注释】

①热越：里热发越于外。

②瘀热：邪热郁滞的意思。

【解读】

阳明病，正气亏。阳明病，发热汗出，这是热邪能够发越于外，不能形成发黄证。如果仅见头部出汗，到颈部为止，身上无汗，小便不通畅，中气亏，口渴想喝汤水，这是湿热郁滞在里，势必出现肌肤发黄，用茵陈蒿汤主治。

【原文】

阳明病，下之，心中懊憹而烦，胃中有燥屎者，可攻，腹微满，初头硬，后必溏，不可攻之。若有燥屎者，宜大承气汤。[238 条]

【解读】

阳明病，正气亏。心中懊恼烦，有火热征象，就是说阳气相对较足，肠中有燥屎，可用攻下法。如果腹部轻微胀满，大便始出干硬，后稀溏，这就是脾胃虚寒，不能攻下，攻则伤正气。如果是肠中燥屎阻结所致，宜用大承气汤。

【原文】

病人不大便五六日，绕脐痛、烦躁发作有时者，此有燥屎，故使不大便也。[239 条]

【解读】

病人不解大便五六天，脐腹部疼痛，烦躁不安，定时发作，这是肠中有燥屎阻结，导致大便秘结，主要原因是正气亏。

【原文】

病人烦热，汗出则解。又如疟状，日晡所发热者，属阳明也。脉实者，宜下之；脉浮虚者，宜发汗。下之与大承气汤，发汗宜桂枝汤。[240 条]

【解读】

病人心烦、发热，经过发汗，病已解除。现又出现午后发潮热，好像发疟疾，这是邪传阳明。如果脉象实，宜用攻下法治疗；如果脉象浮虚，宜用发汗法治疗。攻下用大承气汤，发汗用桂枝汤。

【原文】

大下后，六七日不大便，烦不解，腹满痛者，此有燥屎也。所以然者，本有宿食故也，宜大承气汤。[241 条]

【解读】

大下后，正气亏。用泻药攻下后，病人又出现六七天不解大便，烦躁不解，腹部胀满疼痛，这是肠中有燥屎的缘故。之所以这样，是因为下后脾胃虚寒，中焦虚寒，腹中余热未尽，与肠内宿食相结合而成燥屎，适宜用大承气汤治疗。根据笔者经验，此时正气已伤，后续可用四逆汤进行调治。中气一旺，水升火降，气机调达，正气可复，则病症自除。

【原文】

病人小便不利，大便乍难乍易，时有微热，喘冒①。不能卧者，有燥屎也，宜大承气汤。[242条]

【注释】

①喘冒：喘，因实邪壅滞，气息不畅而喘；冒，因浊气上逆，而头目昏冒。

【解读】

病人小便不利，大便乍难乍易，这就是中气不足，"中气不足，溲便为之变"。中气不足，肠蠕动功能差了，就出现这种状态。上下都有热，上面有热，喘不得卧，下边有热，有燥屎，用大承气汤治之。

【原文】

食谷欲呕①，属阳明也，吴茱萸汤主之。得汤反剧者，属上焦也。[243条]

【注释】

①食谷欲呕：进食时气逆作呕。

【解读】

病人进食时气逆要呕，是属阳明虚寒证，吴茱萸汤主之。如果服吴茱萸汤后呕吐反而增剧的，则不属胃中虚寒，而是上焦有热。

【原文】

脉阳微①，而汗出少者，为自和，汗出多者，为太过。阳脉实②，因发其汗，出多者，亦为太过。太过者，为阳绝于里③，亡津液，大便因硬也。[245条]

【注释】

①脉阳微：脉浮虚无力。

②阳脉实：脉浮盛有力。

③阳绝于里：阳气独盛于里。

【解读】

脉阳微，是寸脉微，脉象浮取微弱和缓、汗出少时，是正气驱邪，津液未伤，邪去正安，病得痊愈。如果汗出多，则是汗出太过，伤阳伤正伤津液。脉象浮而充实有力，主表有实邪，当用发汗解表法治疗。如果汗出多的，也就是汗出太过，会导致津液损伤，阳独盛于里，大便因而硬结。

【原文】

脉浮而芤①，浮为阳，芤为阴，浮芤相搏，胃气生热，其阳则绝。[246 条]

【注释】

①芤：脉中空无力，状如葱管，因名为芤，主阴血不足。

【解读】

脉浮而芤，正气大亏，气血大亏。浮主阳气盛，芤主阴血虚，浮脉与芤脉相合，胃气偏亢则生热，因而形成大便硬结之证。

【原文】

趺阳①脉浮而涩，浮则胃气强，涩则小便数，浮涩相搏，大便则硬，其脾为约，麻子仁丸主之。[247 条]

【注释】

①趺阳：冲阳穴，在足背动脉搏动处，属足阳明胃经。

【解读】

趺阳脉浮而涩，浮主胃气强，这种强不可能是真强，而是一种被动的、被激发的强。涩是小便频数，阴液不足，是中气不足。中气亏，浮涩相搏，大便则难。中气亏，其脾为约。用麻子仁丸主治。

【原文】

太阳病三日，发汗不解，蒸蒸发热[①]者，属胃也，调胃承气汤主之。[248条]

【注释】

①蒸蒸发热：高热炽盛貌。

【解读】

太阳病三天，用发汗法治疗而病不解除，高热炽盛的，是正气亏，用调胃承气汤主治。

【原文】

伤寒吐后，腹胀满者，与调胃承气汤。[249条]

【解读】

伤寒，正气亏。再吐下，更伤正气。气机阻滞，上下不沟通，故腹胀满。可与调胃承气汤。

【原文】

太阳病，若吐，若下，若发汗后，微烦，小便数，大便因硬者，与小承气汤和之愈。[250条]

【解读】

太阳病，若吐、若下、若发汗，正气大亏。正气亏，当中阻滞，火下不来，逆上而出现轻微心烦。中气不足，小便数大便硬，与小承气汤和之则愈。

【原文】

阳明、少阳合病，必下利，其脉不负者，为顺也。负者，失也，互相克贼，名为负也。脉滑而数者，有宿食也，当下之，宜大承气汤。[256条]

【解读】

阳明、少阳合病，下利，正气亏。负脉，即坏脉、病脉。脉不负，正常，无病。脉负，不正常，有病。相互克贼，名为负也。脉滑而数者，有宿食，当下者。因为有滑数的脉，说明正气虽然亏，但相对还较足，所以用下法也可以，要点到即止。

【原文】

病人无表里证，发热七八日，虽脉浮数者，可下之。假令已下，脉数不解，合热则消谷善饥，至六七日不大便者，有瘀血，宜抵当汤。[257条]

【解读】

病人发热七八天，既无头痛、畏寒等太阳表证，又无腹满、谵语等阳明里证，虽然脉象浮数，也可用泻下法泄热。假如已经攻下，脉浮已除，而脉数不解，是气分之热已解而血分之热未除，邪热与瘀血相合，所以出现进食量多而又容易饥饿，六七天不解大便。这是瘀血停蓄，宜用抵当汤攻下瘀血。前述一些症状，其实是误治造成的。

消谷善饥，是一种假象，其实是寒阻中焦。寒阻中焦之后，表现出热证，吃饭也不解饿，言外之意是没有吸收，吃很多东西，吸收不了，无法真正地吸收食物的营养，身体缺营养就还想吃。消谷善饥不是正常的热。要真正是热，是正气的话，就会使水谷蒸腾气化，就能得到更多的能量，不应该消谷善饥。

【原文】

伤寒发汗已，身目为黄，所以然者，以寒湿在里不解故也。以为不可下也，于寒湿中求之。[259 条]

【解读】

伤寒发汗已，正气亏。寒湿在里，身目为黄，不解故也。此时不可下，不能清热去湿，应该温中。于寒湿中求之，也是温中。

【原文】

伤寒七八日，身黄如橘子色，小便不利，腹微满者，茵陈蒿汤主之。[260 条]

【解读】

伤寒六七天，皮肤发黄如橘子色，小便不通畅，腹部稍感胀满，用茵陈蒿汤主治。

【原文】

伤寒，身黄发热，栀子柏皮汤主之。[261 条]

【解读】

伤寒，正气亏，症见皮肤发黄，发热，用栀子柏皮汤主治。

【原文】

伤寒，瘀热在里，身必黄，麻黄连轺赤小豆汤主之。[262条]

【解读】

伤寒，正气亏。湿热郁滞在里，这个热是寒邪阻滞气机逆上而产生。瘀热在里，身体必定发黄，用麻黄连轺赤小豆汤主治。

4.《辨少阳病脉证并治》

【原文】

少阳之为病，口苦，咽干，目眩[①]也。[263条]

【注释】

①目眩：头晕目眩，视物昏花。

【解读】

少阳病的主要症状是口苦、咽喉干燥、头目昏眩，都是正气虚。正气虚不能运化、正气虚阴阳不能正常枢转，所以才产生这些症状。

【原文】

少阳中风，两耳无所闻，目赤，胸中满而烦者，不可吐下，吐下则悸而惊。[264条]

【解读】

少阳中风，正气亏。少阳病有三禁：禁吐、禁下、禁发汗，此条占其二。正气亏、中虚寒、三焦气机循环受阻，上焦气血不足，出现耳聋耳鸣。目赤，也是中焦阻滞。胸中满而烦，气机不调畅，也是中焦阻滞，上面的火下不来，这种情况不可吐下，如果吐下更伤中气，更伤正气，就会出现心悸不宁及惊恐不安的症状。

【原文】

伤寒，脉弦细，头痛发热者，属少阳。少阳不可发汗，发汗则谵语，此属胃。胃和则愈，胃不和，烦而悸。[265条]

【解读】

伤寒，正气亏。如果伴有脉弦细，头痛发热，就归属少阳，当然要选少阳经相应的处方。少阳病不能用发汗法治疗，误发其汗，汗血同源，会伤正气，损伤津液，津伤胃燥，就会出现谵语。如果通过治疗，胃气得以调和，气机通畅，就会痊愈，如果胃气不和，当中阻滞，就会出现烦躁、心悸的变证。

【原文】

本太阳病不解，转入少阳者，胁下硬满，干呕不能食，往来寒热，尚未吐下，脉沉紧者，与小柴胡汤。[266条]

【解读】

太阳病不解，正气亏。当正气亏时，防御能力差，可以转入阳明、可以转入少阳、可以转入三阴，这些途径都可以去。哪一脏的正气弱，就往哪脏转。太阳病，没有解除，病邪传入少阳。中焦虚寒，胃气降不下来就上逆，出现胁下痞硬胀满，干呕，不能进食，发热、怕冷交替而作，如果没有使用涌吐或攻下法，正气没有大伤，而见脉沉紧的，可用小柴胡汤治疗。

【原文】

若已吐下、发汗、温针，谵语，柴胡汤证罢，此为坏病。知犯何逆，以法治之。[267 条]

【解读】

本来得了伤寒，已吐、下、发汗，经过这三轮，正气就大伤，再加温针壮火，正气大亏，邪火扰动心神而见谵语，没有柴胡证了，这是坏病。应该详审其误治之因，详查演变为何种症候，然后随证选用适当的方法治疗。

本条开篇就说，已吐、下、发汗、温针，经过了四种误治的方法。得病多是因为正气亏，正气亏就要谨慎，不宜乱用吐下发汗温针，首选的是温中法，温中大部分时候可以避免误治。这条是多次误治导致正气大亏，出现谵语。

【原文】

三阳合病，脉浮大，上关上，但欲眠睡，目合则汗。[268 条]

【解读】

三阳合病，正气大亏，波及的面比较广，三阳经每一经都波及了。脉浮大，上关上，但欲眠睡，目合则汗，正气很亏，中气不足。

怎么治？除了温中，其余方法都存在问题。只有温中，相对是最保险的方法，否则稍有不慎，粗工汹汹，就可能造成不可挽回的后果。

【原文】

伤寒六七日，无大热，其人躁烦者，此为阳去入阴故

也。[269 条]

【解读】

伤寒病，正气亏。伤寒六七天，表热已不显，却见病人烦躁不安，这是表邪传里的缘故。阳去入阴，就变得是纯阴纯寒了。因为气机阻滞，上下斡旋不正常，火逆为上，虽然无大热，但当中阻滞，阴阳不交通，患者会躁烦。

【原文】

伤寒三日，三阳为尽，三阴当受邪。其人反能食而不呕，此为三阴不受邪也。[270 条]

【解读】

伤寒第三天，邪气已传尽三阳经，应当传入三阴经。此时，如果病人反而能够进食而不呕吐的，表明胃气旺，正气足，就是正气存内，所以三阴不受邪，邪没有往里传。

【原文】

伤寒三日，少阳脉小者，欲已也。[271 条]

【解读】

伤寒三天，正气亏，病在少阳。如果脉象变小，表明邪气已衰，正气来复，胃气来复，是疾病将要痊愈的征象。

【原文】

少阳病欲解时，从寅至辰上。[272 条]

【解读】

少阳病将要解除的时间，多在早上三时至九时。

少阳病欲解，必须正气来复。不一定非得在寅至辰之间，也不必拘泥于这个时间段，只要你正气来复，任何时候都行。

5.《辨少阴病脉证并治》

【原文】

少阴病，脉沉者，急温之，宜四逆汤。[323条]

【解读】

少阴病，脉微细但欲寐，是正气亏。少阴病就是邪到了少阴，病到了少阴，那是正气大亏，因为已经从三阳，过了太阴，才到少阴。这时仅一个脉沉就急温之，是对的，这叫防患于未然。用四逆汤最合适不过。

【原文】

少阴病，饮食入口则吐，心中温温欲吐，复不能吐。始得之，手足寒，脉弦迟者，此胸中实，不可下也，当吐之。若膈上有寒饮，干呕者，不可吐也，当温之，宜四逆汤[324条]

【解读】

少阴病，正气亏。食入口则吐，就是中焦太寒，阻滞了。心中温温欲吐，复不能吐，吐还吐不出来，中焦虚寒，中气不足，没劲儿了。始得之，手足寒，是受寒引起的。脉弦迟，也是寒。胸中实，不可下也，当吐之。如果是肾阳虚弱、不能气化、寒饮停聚膈上，而致干呕的，不能用吐法，应当温中，用四逆汤。

6.《辨厥阴病脉证并治》

【原文】

厥阴之为病，消渴①，气上撞心②，心中疼热③，饥而不欲食，食则吐蛔④，下之利不止。[326条]

【注释】

①消渴：饮水多而渴仍不解。

②气上撞心：此处之心，泛指心胸部位。病人自觉有气向心胸部冲逆。

③心中疼热：胃脘部疼痛，伴有灼热感。

④食则吐蛔：进食时吐出蛔虫。

【解读】

厥阴证的主要症候特征有，口渴能饮水但不觉解渴，气逆上冲心胸，胃脘部灼热疼痛，虽然腹中饥饿，但又不想吃东西，倘若进食就会出现呕吐或吐出蛔虫。中焦阻滞，循环不畅，火逆上就有心中疼，热逆上就气上撞心。饥而不欲食，食则吐蛔，下之利不止等症状，都是中焦虚寒、脾胃虚寒，中气不足，肚子太凉所致。如果误用攻下，就会导致腹泻不止。

笔者通过认真研究厥阴病的辨证提纲后认为，寒热并存这种状况，寒是真，热也是真。热是被阻滞产生的，是一种表象，是一种被迫之下产生的热。真正治疗时不可以清其热。清其热，中焦更寒。只有重剂温中使水升火降，气机调达。循环开来，热也没了，寒也没了，这才是最佳治疗方案。

乌梅丸，寒热并用，是医圣仲景当时用的一种方法。历代医家尚有另一种理解认为，厥阴病的主方是四逆汤，而不是乌梅丸。这是基于对"凡厥者，阴阳气不相顺接，便为厥"的理解。

第3章 《医理真传·六经定法贯解》分解精讲

【原文】

凡病邪初入，必由太阳①。太阳为寒水之区，居坎宫子位②，人身之气机，日日俱从子时发起③。子为一阳，故曰太阳。太阳如天之日（日从东海而出，海为储水之区，水性主寒，故曰太阳寒水）④，无微不照，阳光自内而发外，一身上下四旁，莫不毕照焉。所以主皮肤，统营卫，为一身之纲领⑤。然太阳底面，即是少阴肾经（相为表里也），若太阳病，过发汗，则伤少阴肾中之真阳，故有亡阳之虞⑥。所以近来医家病家，畏桂麻二汤发汗，等于砒毒，毫不敢用，由其不知桂麻二汤，非发汗之剂，乃协和营卫之方也⑦。营卫协和，则向之伏于皮毛肌肉间者，今皆随汗而尽越于外矣。邪出于外，则表气疏，里气畅，病所以立解矣⑧。至若发汗而致亡阳者，岂真麻桂之为害哉？不知由其人内本先虚，复感寒邪，今得桂麻协和阴阳，鼓邪外出，大汗淋漓，而肾中一线之元阳，乘气机之鼓动，而与汗俱出，实气机势时之使然，非桂麻之必使人亡阳也⑨。观于气实之人发汗，毫不为害，从可识矣⑩。然则仲景又岂不知内虚之人不可发汗乎？观于食粥、与不食粥，微发汗、更发汗，中病即止诸句，仲景已于内虚之人，早为筹画矣⑪。真是步步规矩，处处苦心，惜乎知之者寡耳。六经当以一贯解之，章旨太多，恐学者易倦，仍将六经分解，参以附解，须知分解，还是贯解，附解不在分、贯之列，分、贯是六经大旨，附解是补六经未发之大意。

【附解】

按：六经以太阳为首，厥阴为终。经者，常道也。先天之真阳，原寄于肾，肾与膀胱相表里（肾为里，膀胱为表），真阳之气机发动，必先行于太阳经，而后行于诸经，昼夜循环，周而复始⑫。然太阳四面皆水，寒气布护，故曰"太阳之上，寒气主之"，真阳之气，此刻初生，阳气甚微，若太阳经病过发汗，则伤肾中之真阳（表阳被夺，里阳立消），故有亡阳之虞⑬。须知太阳地界主寒，复感外寒之客气所犯，阻其真阳运行之机，故太阳之经症作⑭。二日阳明，阳明地界主燥，客寒之气，自太阳而走入燥地，寒邪便化为燥邪，燥邪入阳明经，而阻其真阳运行之机，则阳明之经症作⑮。余仿此，学者务宜留心，六经各有表里，即有病经不病里处，详太阳附解。

【注解】

①凡病邪初入，必由太阳。

太阳经主人身之表，是外感病邪首先侵犯之处，即"病邪初入，必由太阳"。

②太阳为寒水之区，居坎宫子位。

对应坎卦的卦象来看，坎卦属水，水中含阳。五运六气中称为"太阳寒水"，是其名为太阳，与人体内的太阳经和寒水关系并不大。

③人身之气机，日日俱从子时发起。

笔者对这一句有不同的理解，人身之气机真的是日日俱从"子时"发起吗？笔者认为不是这样，人体的气机、气血是循环无端的，从妈妈怀孕有受精卵的时候，这个气机就开始发起并循环，无论我们睡着还是醒着，它都在循环着，一刻都不能停，谁见过丑时出生的孩子必须得到子时才开始呼吸？自然界的规律是子时一阳生、午时一阴生，但这不等于人体的规律、生命的规律，这一点我们要认清。

④太阳如天之日（日从东海而出，海为储水之区，水性主寒，故曰太阳寒水）。

"太阳如天之日"是一个比喻，加之注解的表述，是为了说明"太阳寒水"之名的来源，这是中医学概念阐述里所用的取象比类的方法。

⑤无微不照，阳光自内而发外，一身上下四旁，莫不毕照焉。所以主皮肤，统营卫，为一身之纲领。

太阳经脉的气血如阳光一样，自内而发外，无微不照，润泽表里、上下、四旁，主皮肤，统营卫，为一身之纲领。

⑥然太阳底面，即是少阴肾经（相为表里也），若太阳病，过发汗，则伤少阴肾中之真阳，故有亡阳之虞。

足少阴肾经与足太阳膀胱经相表里，如果太阳病发汗太过，汗血同源，就会损伤肾中之真阳，甚至有亡阳之虞。

⑦所以近来医家病家，畏桂麻二汤发汗，等于砒毒，毫不敢用，由其不知桂麻二汤，非发汗之剂，乃协和营卫之方也。

世人觉得麻黄汤、桂枝汤是发汗的，一发汗就伤了真阳、真气，犹如砒毒一般，所以都不敢用。实际上，麻黄汤、桂枝汤，非发汗之剂，而是协和营卫之方。

当寒邪侵犯肌表的时候，用麻黄汤、桂枝汤从里往外发汗，让寒邪随汗排出，外来的邪气一去，阴阳复位，营卫自和，从这个角度来看，麻、桂二汤是协和营卫之方，但是笔者认为，麻、桂二汤也是发汗之剂。

若想知道何方才是真正的协和营卫之方，要知道营气、卫气是什么？营气、卫气都是水谷所化，都是水谷之气，《灵枢·营卫生会》曰："人受气于谷，谷入于胃，以传于肺，五脏六腑皆以受气。其清者为营，浊者为卫，营在脉中，卫在脉外，营周不休，五十而复大会，阴阳相贯，如环无端。"既然营卫之气都是胃气所化，那么真正的协和营卫之方应该是四逆汤、白通汤、桂附理中汤、桂附理中丸，等等，这些方药可以让中焦温起来，让胃气旺起来，中焦一温，胃气一旺，营卫自然能够协和。

⑧营卫协和，则向之伏于皮毛肌肉间者，今皆随汗而尽越于外矣。邪出于外，则表气疏，里气畅，病所以立解矣。

营卫协和，病邪随汗而出，则表气疏，里气畅，病立解。其实就是营卫协和，胃气就旺盛，正气就充足，"正气存内"，所以病立解。

⑨至若发汗而致亡阳者，岂真麻桂之为害哉？不知由其人内本先虚，复感寒邪，今得桂麻协和阴阳，鼓邪外出，大汗淋漓，而肾中一线之元阳，乘气机之鼓动，而与汗俱出，实气机势时之使然，非桂麻之必使人亡阳也。

因发汗而亡阳者，真的是麻黄汤、桂枝汤这些药物造成的吗？不是！是因为患者体内的阳气、正气本就衰弱，此时又复感寒邪，在用麻黄汤、桂枝汤协和阴阳时，药物的力量使气机鼓动，于是大汗淋漓，病邪随汗外出，在这一过程中，由于阳气虚弱、正气虚弱，不能镇纳、收摄肾中元阳，于是肾中元阳也乘气机鼓动，与汗俱出。这是"气机势时之使然"，并非是麻黄汤、桂枝汤造成的。

⑩**观于气实之人发汗，毫不为害，从可识矣。**

汗血同源，发汗就会伤气血，但是"气实之人"也就是正气足、气血足的人，是可以发汗的。

⑪**然则仲景又岂不知内虚之人不可发汗乎？观于食粥、与不食粥，微发汗、更发汗，中病即止诸句，仲景已于内虚之人，早为筹画矣。**

气血虚弱的人，不可发汗，但有时必须得发汗的时候，医圣张仲景的做法是，让患者在发汗的过程中吃一些米粥，以养气血；轻微发汗，中病即止，即发汗不能太过，过则伤正伤阳。

⑫**真阳之气机发动，必先行于太阳经，而后行于诸经，昼夜循环，周而复始。**

这是古人的思维，人体血液循环没有先后之分，并非是"先行于太阳经，而后行于诸经"，而是所有经脉的血液都在循环。

⑬**然太阳四面皆水，寒气布护，故曰"太阳之上，寒气主之"，真阳之气，此刻初生，阳气甚微，若太阳经病过发汗，则伤肾中之真阳（表阳被夺，里阳立消），故有亡阳之虞。**

此段描述的多是自然之象，此自然之象很难对应于人体。"太阳四面皆水，寒气布护"，古人看到太阳从海平面上升起时，四面皆水，水性寒凉，所以说寒气布护，但是人体的太阳也就是足太阳膀胱经哪有四面皆水？更不可能是寒气布护，人是恒温动物，寒气布护、寒气主之等是自然界的太阳在海面上的情境，不是人体的情境，即使说"太阳为寒水之区，居坎宫子位"，这也是卦象之说，亦非人体实际。

"真阳之气，此刻初生"，古人看到太阳从海平面上升起时，认为是一天阳气初生的时刻，阳气是微弱的，不宜发汗，发汗则伤肾中真阳，有亡阳之虞。笔者认为，这是把自然界的太阳初生的现象与人体发汗与伤阳的问题硬硬地捏在一起，其实两者没有直接联系。人体发汗伤阳的原因在于阳气本虚，也就是气血虚弱、胃气虚弱，肾阳得不到充足的气血充养，而气血虚弱的原因又在于中焦虚寒、脾胃虚寒，导致气血化源不足。

⑭ 须知太阳地界主寒，复感外寒之客气所犯，阻其真阳运行之机，故太阳之经症作。

人体的太阳主表，怎么主寒呢？自然界中太阳初生的海平面上一派寒凉，但是人体若寒，则寒凝血瘀。人体太阳之经证作，并不是说人体的"太阳地界主寒"，而是寒邪侵入身体，侵入卫表，侵入太阳经，阻滞了太阳真阳的运行之机。

⑮ 二日阳明，阳明地界主燥，客寒之气，自太阳而走入燥地，寒邪便化为燥邪，燥邪入阳明经，而阻其真阳运行之机，则阳明之经症作。

此句中又涉及一个名词——燥邪。如果说太阳主寒，面对的是寒邪，那么再入里一层，到阳明这个地方就变成燥邪？或者说，寒邪从太阳经进入阳明经便化为燥邪？所谓燥邪即伤津的燥热之气，也就是人体的热、人体的火，那么人体的火、热是哪来的？人体的火、热不是外来的，是内生的。人体正常的气机是水升火降，气机调达，这时人体没有火、没有热，当中焦受寒，脾胃虚寒之后，中焦气机一收束，上下气机无法正常交济，无法正常循环，于是上下都有火，上下都有热。所以，人体受寒之后才有燥热、火热产生。

　　那么太阳地界受了寒怎么会变燥呢？太阳地界受了寒，阻滞了气机，汗孔不得开阖，使身体的热散不出来，于是身体燥热，郁积于内；或者贪凉饮冷，中焦受寒，气机阻滞，产生燥邪。燥邪不是寒邪入里化的燥，而是寒邪闭表，气机阻滞才产生的燥，燥热、燥邪本身也是先受寒而引起的，这时若用润燥之法难以解决，应该温中温阳，中气温、阳气温、水谷之海蒸腾气化，津液、气血俱足，这样才能润燥。

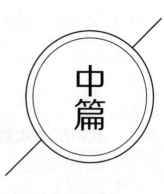

中篇

扶阳执中

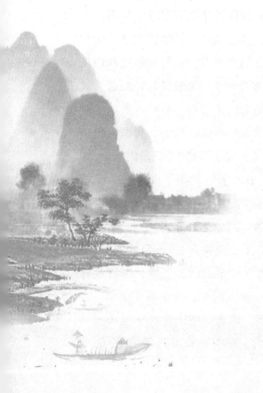

第4章 扶阳临证中土视域

一、扶阳理论的渊源——脾胃学说

1.脾胃理论的发展脉络

自古以来，中医学及其脾胃学说在长期的临证实践中积累了丰富的诊疗经验和独特的治疗方法，并产生了近万种医药书籍，建立了一系列医事管理和医学教育制度。受不同历史时期的政治、经济、文化、哲学思想、科学技术以及医疗新问题的影响，中国传统医学的发展有着独特的经历和内在规律。相传神农尝百草著《本草经》；伏羲制九针而著《黄帝针灸》；夏商西周时期，便出现了砭石、骨针，灸法、熨法、巫医，此时医学分科为食医、疾医、疡医、兽医，医事制度也开始推行；至秦汉时，《神农本草经》《黄帝内经》《难经》和《伤寒杂病论》已成书，华佗发明了麻醉散、剖腹术；晋唐时期，王叔和著《脉经》，皇甫谧著《针灸甲乙经》，葛洪著《肘后方》，陶弘景著《神农本草经集注》，巢元方著《诸病源候论》，孙思邈著《千金要方》《千金翼方》，王焘著《外台秘要》。随着中医学体系的逐步形成，脾胃及脾胃虚寒问题也逐渐引人关注。金元时代，李东垣（李杲，自号东垣老人）《脾胃论》出现，标志着中医脾胃学说正式确立。清代，叶桂著《温热论》，薛雪著《湿热条辨》，吴瑭著《温病条辨》,王清任著《医林改错》,这个时期还出现了张璐、喻昌、吴谦等清初三大家。随着脾胃学研究和实践的不断深入,脾胃学说在整个中医体系中所占地位日益提升。

2.《内经》论脾胃

《内经》是公认的中医学经典,被尊为"医源"。《内经》中有很多关于脾胃的论述,对后世医家具有深远的影响。书中虽未有专篇论述脾胃,但有关脾胃的解剖、生理、病理、症状、治疗等论述,均已散见在各篇之中,内容极为丰富。《内经》认为脾胃功能的盛衰直接关系人体生命以及五脏六腑的功能活动。《素问·玉机真脏论》曰:"五脏者,皆禀气于胃,胃者五脏之本。"此论断为后世医家研究脾胃和重视脾胃提供了许多启迪,也打下了良好的理论基础。

《内经》对脾胃的主要论述有:将病因归纳为六淫外邪、内伤情志、饮食劳逸等。①六淫方面。《素问·气交变大论》有"岁木太过,风气流行,脾土受邪,民病飧泄,食减,体重烦冤,肠鸣,腹支满""湿伤脾,脾恶湿""湿胜则濡泄"等。②七情方面。"思伤脾""怒伤肝"致伤脾胃的病变。③饮食方面,指出"饮食自倍,肠胃乃伤""甘伤脾""多食酸则肉胝胎而唇揭""有病口甘者,名曰脾瘅,此肥甘所发也""膏粱之变,足生大丁"。④劳逸方面,认为"劳则气耗""烦劳则张""有所劳倦,形气衰少,谷气不盛,起居不节,用力过度",可致"肠胃之络伤则血溢于肠外"。另外,《素问·至真要大论》"病机十九条"提出"诸湿肿满,皆属于脾"。《内经》

还讨论了从脾胃论治某些疾病的方法，如呕胆证用降胃利胆的治疗方法等。

3.《难经》论脾胃

《黄帝八十一难经》(简称《难经》)不仅对《内经》有关经脉、脏腑的理论进行了发挥，而且在脾胃病的辨证上也有了进一步的充实，特别是对脾胃病各种证候的分析和相互转化，进行了阐发。如《难经·十五难》："胃者，水谷之海，主禀四时，故皆以胃气为本，是为四时之变病，死生之要会也。脾者，中州也，其平和不可得见，衰乃见耳，来如雀之啄，如水之下漏，是脾衰见也。"又如《难经·十六难》："假令得脾脉，其外证面黄，善噫，善思，善味；其内证当脐有动气，按之牢若痛；其病腹胀满，食不消，体重节痛，怠惰嗜卧，四肢不收，有是者脾也，无是者非也"。《难经》对脾胃和脾胃虚寒的重视，由此可见一斑。

4.《伤寒杂病论》论脾胃

张仲景在《伤寒杂病论》中，对脾胃的病变及治疗进行了系统论述。其中，《伤寒论·阳明病脉证并治》篇主要论述"胃家实"，以胃热津伤，燥热内结为主要病机，以"白虎汤"清热，"承气汤"通腑为主要治法。他在《金匮要略》中对常见脾胃内伤杂病如腹满、寒病、宿食、呕吐、哕逆、下利、吐衄、下血等，从病因病机、辨证方法、处方用药及预后护理等方面都进行了较为系统的论述，建立了一整套的临床治病原则。如用理中汤（丸）温脾，治疗中虚腹满、虚寒霍乱、呕吐清涎、胸痹短气；用诸泻心汤消痞满，治疗湿热壅滞中焦、胃虚气逆、心下痞满；用诸承气汤降胃，治疗阳明腑实，宿食内停，胃实胀满，下利谵语；用麦门冬汤养阴益胃，治疗因肺胃阴虚而致的咳逆、肺痿等，都为历代医家推崇和效法，成为后世调治脾胃病组方用药的基础和规范。他在《金匮要略》中提出"四季脾旺不受邪"之说，含有预防思想。又根据传统的五脏相互关系，强调了"见肝之病，知肝传脾，当先实脾"，以治未病之脏，重申了《难经·七十七难》治未病的观点，又补充了未病防传的内容，这些观点对后世脾胃学研究产生了深远的影响。

5.《脾胃论》专论脾胃

李东垣继承了《内经》和《伤寒杂病论》等有关脾胃论治理论，以及张元素脏腑虚损病机和"养胃气为本"的治法，并根据自己临证之经验，全面系统地确立了脾胃学说。李东垣的在其所著《脾胃论》中提出"百病皆由脾胃衰而生"和"治脾胃即可以安五脏"，认为脾胃内伤病的形成，是元气不足引起的，而元气不足，又是脾胃受损的结果，这一论点是对张仲景"四季脾旺不受邪"理论的进一步深化。

李东垣的突出贡献在于：①生理病理方面，李氏非常重视脾胃阳气升发，指出"火与元气不能两立"，同时认为脾胃居于中焦，是精气升降之枢纽；②辨证方面，十分强调要辨明内伤与外感，在《内外伤辨惑论》中，对内伤热中证和外感发热证的病机和症状进行明确的鉴别；③在治疗上，重视脾胃和元气的关系，针对脾胃内伤病的特点，用药偏重升阳补气为主，并贯穿治疗的各个方面，创立了甘温益气、升阳散火的代表方剂"补中益气汤"。《脾胃论》为其后的脾胃学研究和探讨打下了良好的基础。

6.《临证指南医案》论脾胃

叶桂鉴于李东垣详于治脾而略于治胃、重于温补而轻于养阴，根据自己丰富的临床经验，主张脾升胃降，创立胃阴学说，从而完善和丰富了中医脾胃理论。叶桂认为，脾胃虽同属中土，但二者不能混为一谈。他在《临证指南医案》中说："太阴阴土，得阳始运，阳明阳土，得阴自安，以脾喜刚燥，胃喜柔润也。"他还说："纳食主胃，运化主脾，脾宜升则健，胃宜降则和。"叶桂充实了李东垣调理脾胃以安五脏之说。李氏仅提出"肺之脾胃虚"和"肾之脾胃虚"，而叶氏补充了"心之脾胃"和"肝之脾胃"，完善了脾胃和其他四脏的关系，并分别以寒热温凉治之，如胃虚肝风，呕吐眩晕，不投干燥之品以平肝降逆，而以"胃汁以息风""胃壮肝犯自少"；久咳肺虚及胃，不忙于止咳，而善"培补胃土""待胃土日旺，柔金自宁"等。叶桂既继承《内经》，又充实、发展了李东垣学说。李东垣的升脾阳和叶桂的养胃阴学说的建立，使脾胃学说形成了完整的理论体系。

最有成就、最有价值、最值得赞赏的是《临证指南医案·不食》中的经典名言，即"有胃气则生，无胃气则死。此百病之大纲也"。此言是《内经》"平人之常气禀于胃，胃者平人之常气也，人无胃气曰逆，逆者死"的最好诠释，但所言更加生动形象，一语中的，不仅道破了人类生存成长的密钥所在——胃气，也道出了治疗人类各种疾病的最好抓手——

保胃气。笔者提出的"扶阳中土论"，与其有异曲同工之妙。

7.《四圣心源》论脾胃

黄玉璐（字元御）"崇尚气化，首重中气"。他在《四圣心源》中分别从天人相应理论、六气理论、阴阳理论以及辨证、处方、用药等方面对脾胃进行分析阐述，对后人引导启示作用极大。《四圣心源·天人解》曰："阴阳未判，一气混茫。气含阴阳，则有清浊，清则浮升，浊则沉降，自然之性也。升则为阳，降则为阴，阴阳异位，两仪分焉。清浊之间，是谓中气，中气者，阴阳升降之枢轴，所谓土也。"这句指出中气之由来及其升降对其他脏腑之影响。他还从六气从化、气血阴阳、脉法理论、脏腑理论等方面解读脾胃的枢轴运动。其"气统于肺，血藏于肝，而总化于中气。胃阳右转而化气，气降则精生，阴化于阳也；脾阴左旋而生血，血升则神化，阳生于阴也""气源于胃，血本于脾"是对李东垣"脾胃为气血生化之源"的最佳注解。"医书不解，滋阴泄火，伐消中气，故病不皆死，而药不一生"，强调了脾胃虚寒致病的危害。"脾胃者，四脏之母，母气亏败，四子失养，脉见真脏，则人死焉"，既道出脾胃之重要，又强调了脾胃亏败（脾胃虚寒）对人体健康的危害。

8. 郑钦安的脾胃观

郑钦安的脾胃思想渗透于其医学思想的方方面面。郑钦安继承其师刘沅的脾胃思想，结合《黄帝内经》及《伤寒杂病论》，并借易学先后天之说，提出"先天与后天互赖，后天以中土立极"的脾胃思想。郑钦安以先天元气立论，提出了

"万病一气"的疾病观，认为疾病的产生皆由元气的盈缩所致，然先天真气与后天脾胃有着密不可分的联系。郑钦安在立法、处方、用药等方面都是很重视从脾胃入手。在治疗上，郑钦安说："余谓凡治一切阴虚、阳虚，务在中宫上用力。以上三法，皆可变通，但阴虚、阳虚，辨认不可不澈。"其在《医理真传》《医法圆通》中用大量篇幅论述阴阳虚损之证治，是调治中宫脾胃的前提。郑钦安借易学先后天之说结合《内经》及仲景学说，根据其"先天赖依脾胃后天以中土立极"脾胃理论，将治疗着眼于中土脾胃，重视调补脾胃之阴阳，其思想对于后世中医脾胃学的研究和发展产生了巨大而深远的影响。

9. 总体评价

脾胃学说是中医学理论体系的精华部分之一，其形成和发展是历代医家不断探索、勤奋实践的结果。脾胃学说始于《内经》，形成于李东垣，提高于明清，成熟于近代，是脏腑学说的重要组成部分，其巨大成效和科学性已在临床中得到体现。当然，除前述几种中医典籍，还有许多中医典籍和中医大家对脾胃做过重要论述，限于本书篇幅，笔者不在此一一赘述。通过上述中医历史的演进过程我们看到，中医学和脾胃学的发展有章可循、有迹可查。中医历史上相继出现过各大学派，如伤寒学派、寒凉学派、补土学派、攻邪学派、滋阴学派、温补学派、温病学派等，都是循章发展而来，或者是对某一方面的精专研究，使中医学内容体系丰富多彩，百家争鸣，并具有发展后劲，前景喜人。

综上所述，《内经》的脾胃学术思想在历史进程中不断发展完善，且不断地应用于临床。历代医家在《内经》脾胃学术思想的指导下，生理上提出"脾为后天之本"和"脾为五脏之根本"，强调脾胃为"气血生化之源"，运化水谷精微至心、肝、肺、肾等脏器，有营养脏腑，维持脏腑生理功能的重要作用；病理上提出"百病皆由脾胃衰而生"，将脾胃系病症和与脾胃相关的多种病症的病因归结于脾胃；治疗上提出"治脾胃即可以安五脏"，从脾胃治疗多种病症，至今对临床仍具有现实的指导作用。重视脾胃，保护胃气，防治脾胃虚寒，成为中医学研究的一条主线，一直沿袭至今。历代医家对脾胃的研究和实践，为人类身体健康和疾病防治做出了卓越的贡献。

10. 附录：历代医家和医书对脾胃和脾胃虚寒的经典论述

- 《素问·平人气象论》曰："人以水谷为本，故人绝水谷则死，脉无胃气亦死。"
- 《素问·灵兰秘典论》曰："脾胃者，仓廪之官，五味出焉。"
- 《素问·生气通天论》曰："是故谨和五味，骨正筋柔，气血以流，腠理以密，如是则骨气以精。谨道如法，长有天命。"
- 《灵枢·玉版》曰："人之所受气者，谷也；谷之所注者，胃也；胃者，水谷气血之海也。"
- 《脾胃论·脾胃胜衰论》曰："夫饮食入胃，阳气上行，津液与气，入于心，贯于肺，充实皮毛，散于百脉。"
- 《脾胃论·脾胃虚实传变论》曰："元气之充足，皆由脾胃之气无所伤，而后能滋养元气。若胃气之本弱，饮食自倍，则脾胃之气既伤，而元气亦不能充，而诸病之所由生也。"

- 《脾胃论·脾胃虚实传变论》曰:"人以胃气为本。""百病皆由脾胃衰而生也。"

- 《景岳全书·杂证谟·脾胃》曰:"凡欲察病者,必须先察胃气;凡欲治病者,必须常顾脾胃。胃气无损,诸可无虑。"

- 《医宗必读·脾胃后天本论》曰:"盖婴儿既生,一日不食则饥,七日不食则肠胃涸绝而死。经曰:安谷则昌,绝谷乃亡。犹兵家之粮道也,饷道一绝,万众立散;胃气一败,百药难施。一有此身,必资谷气,谷入于胃,洒陈于六腑而气生,和调于五脏而血生。"

- 《临证指南医案·不食》曰:"有胃气则生。无胃气则死。此百病之大纲也。"

- 《医理真传·五行说》曰:"先天阴阳二气实则有赖于脾胃……后天专重脾胃,人日饮食水谷入脾胃,化生精血,长养神气,以助先天之二气。二气旺,脾胃运行之机即旺;二气衰,脾胃运行之机即衰。然脾胃旺,二气始能旺;脾胃衰,二气亦立衰。"

- "胃气旺则五脏俱盛,胃气弱则五脏俱衰。"

二、扶阳执中论 [①]

1. 执一守中,立分生死

学习中医时每一位中医医师、中医学者、中医爱好者都

---

① 结合董学军"扶阳中土论"讲解整理。

会面对这样一个问题，那就是中医学习研究中最核心的内容是什么？笔者认为答案是胃气。

"平人之常气禀于胃，胃者平人之常气也，人无胃气曰逆，逆者死"，这句出自《内经》的话体现了中医对于胃气的重视。同时，顾护胃气也正是我们临证诊治的重要抓手，如果没有考虑到或忽视这一点，诊疗用药时就可能会出现"对症不效"的结果。毫不夸张地说，胃气在人的整个生命过程中决定着人的生死，是人体非常重要且相当核心的因素，所以要想理解人体盛衰变化的源头并抓住身体出现各种反应的根源，关键在于理解胃气及其表现形式。

自古至今，中医的核心都是阴阳，"治病必求于本"。但是，阴阳无论是在人体，还是在自然界，都没有一个清晰的指代，属于哲学概念。所以，当我们运用阴阳的思想去解决实际问题，尤其是临床诊疗时，往往会出现理论融洽而实际疗效却不佳的情况，如热证用清热法，病人热证却更盛。因此，我们在临证中需要一个贯穿疾病整个过程的矛盾作为我们的重要抓手，毫无疑问，胃气的盛衰理应被优先考虑。所谓胃气，生于先天之精，养于后天水谷，是人在饮食后，经过复杂的生理过程，最终生成的气血精津液。胃气为人体生化之源，所以我们常说"有胃气则生，无胃气则死"。如果抛开具体症状，那么，不管遇到什么病，我们都需要考虑胃气的盛衰。换言之，不管使用什么方药，都必须要考虑胃气的盛衰，要使其能继续壮大而不是逐渐枯竭。

在五行里，"胃"属土。《尚书·洪范》中记载，"土爱稼穑"，土的特性是运化，将不成熟的事物转变成成熟的事物。土主运化最大的特点是温热使其生化，好比田野到了冬天寸草不生，但到了温暖的春天则生机蓬勃，芳草萋萋。根据此类现象，笔者认为培育壮大胃气需顺应土的特性，予温热之法助其生化。在具有温补胃气的方药中，桂附理中丸、四逆汤、白通汤、干姜附子汤、大小建中汤、香砂养胃丸等都能温中扶阳，温暖脾胃之土。根据自身临床经验，疗效最好的是桂附与四逆辈，其温阳温中之效要强于四君子汤、大小建中汤之类。

根据现代的理论认识，桂附与四逆辈为大辛大热之物，会耗劫阴液，不能乱用。从理论的角度上来说，没错，但跟临床实际并不完全相符。换句话说，现代理论并不能完全解释一些临床现象。而这也是如今扶阳派兴起的原因之一。理论来源于实践，当一套理论不能完美指导实践时，自然会有人尝试通过实践去修正理论，扶阳派不过是其中之一。吴仪洛说过"夫医学之要，莫先于明理"，若能明得理法，就能如郑钦安所说"两三味药进行组方，应手则效"。实际上，任何一套理论都有其前提条件。如果你能完全理解其诞生背景及其适用条件，那么所谓扶阳派、经方派、温病派都是一派，都是中医，如果你只是片面的了解，那么用什么派的方子都会出问题。所谓派别都是临床大家在不同时代背景下在实践中修正理论，用来提高临床疗效而诞生的，无所谓高下。实际上，无论哪个学派都非常重视人体胃气的盛衰变化，而在临床医疗实践中，上工与下工的区别就在于此。"条条大路通罗马"，不管我们使用哪种理论，用何种方法，最终目的都是使人体胃气源源不竭，使人能够"长有天命"。

2. 生死既分，以热为用

中医是一门源于生活实践，实事求是的临床学科。现在中医书籍越来越多，使人眼花缭乱。《四圣心源》阳湖张琦序里说"脉诀出而诊要亡，本草盛而物性异"，各个医家看似在推陈出新，但某种程度上也在各执其偏，如果初学者一来就扎进去，反而难入中医之门。《内经》作为医源，是中医奠基之作，值得反复研究。《内经》的上九卷为《素问》，"素"是指平素，平常，"素问"指日常生活当中最常见的问题，如长寿、健康、调气等。《素问》第一篇是《上古天真论》，研究如何长寿，文中曰："饮食有节，起居有常，不妄作劳，故能形与神俱，而尽终其天年，度百岁乃去。"；《素问·四气调神大论》是讲一年四季该如何调神养生；《素问·生气通天论》是讲天人之气相通之法。下九卷《灵枢》讲述疾病，如五脏六腑、营气和胃气的形成，指出老年人昼不精夜不眠，而年轻人昼精夜眠是因为年轻人营卫和、气血足。《灵枢·百病始生》中阐述了人的发病原因，"夫百病之始生也，皆生于风雨寒暑，阴阳喜怒，饮食居处，大惊卒恐""卒然逢疾风暴雨而不病者，盖无虚，故邪不能独伤人。此必因虚邪之风，与其身形，两虚相得，乃客其形，两实相逢，众人肉坚"。正气存内，邪不可干，当身体虚弱，正气不足的时候碰上天之虚邪，身体才会罹病患疾。《灵枢·五癃津液别》提到水谷进入胃中有五种去向，"天热化为汗，天寒化为溺"等。通过以上简略的描述，我们能看到《内经》是一门研究人体生理病理的书籍，是古代先人对人体反复研究实践后的智慧结晶。而在认真研读《内经》后，笔者认为中医最核心的东西就是胃气，理解了胃气的诞生、运行与去处，便能抓住中医临床实践的根本。

"有胃气则生，无胃气则死"，胃气的生化旺盛需要温热之气。为了方便大家理解，举个生活中的例子。对于很多中国人来说，葱、姜、蒜、辣椒、十三香这些佐料都是非常常见的，这些东西都大温大热。我们之所以不选择性味偏寒凉的石膏和大黄作为调料日常服用，是因为温热的食物进入人体后就像阳光照耀大地，温暖脾胃中土，助其生化，增强消化吸收的能力，使人气血充盛，更加健康，而寒凉的饮食物和药物进入脾胃，则会耗伤脾胃阳气，使生化减弱，长期如此就会导致人气血不足，精微物质寒变，御病能力下降。换个角度分析，在原始社会，人类并不会使用火，只能吃生冷的食物，那时人的寿命很短，学会使用火后，避寒就温，饮食温热人才逐渐长寿。这说明温热是身体的自然需求。通过以上分析，我们可以推知现代人的绝大多数内伤病都是由脾胃虚寒引起的。不管是贪凉饮冷，还是饮食起居无节都会耗伤人体精气，导致脾胃虚寒，胃气大亏，进而使人体气血生化无源，正气不足以御外。总而言之，人身气血及正气都依赖胃气生化，胃土在温热条件下才能旺盛，寒凉则有损伤胃阳之嫌。所谓的气滞、血瘀、痰湿、湿热等都是脾胃虚寒、气血生化不足引起的。有部分人经常食饮寒凉之品，从表面上看身无大恙，但是胃阳已损，三五年尚能凭借身体年轻或天赋异禀抵制外邪侵袭，但十年乃至二十年后，身体便可能产生头晕乏力、脱发、精气神不足，男子阳痿、早泄、遗精，女子月经量少、畏寒、怕冷、性冷淡等寒性症状。若贪凉饮冷三五十年，气血长期不能充盈，五脏六腑最终会因气血亏虚、失于濡养导致功能失常，出现各种慢性疾病。仔细分析，身体出现这些症状反应的是贪凉饮冷，违背了吃温热的食物和药物的规律，导致脾胃虚寒，胃气大亏。胃气一败，则土寒不生化，气血衰败，百病由生。

从人体的角度，同样也能解释温热于身体健康的重要性。测量人体体温的有口温、腋温和肛温，其中肛温最高。肛门最接近肠道，肛肠的温度高也意味着人体整个消化道维持着一个比体表更高的温度，进而可以推断出肠道较温热的状态才是人体的自然状态。一日三餐的水谷进入胃肠道，胃肠道在这种温热状态的环境下充分腐熟水谷，正所谓"中焦如沤"，胃肠道吸收得越充分，人体获得的营养就越丰富，气血也就越充盛，人也才能更加健康长寿。因此，维持人体肠道的温度，让肠道尽可能维持一个合适的环境，才能使消化吸收好，人方能气旺血足。但是大部分人都下意识地忽视了这个问题，所有寒凉之品均不忌讳，都往肚子里放。这些寒凉的东西进入胃肠道，使得肠道温度降低，消化吸收减慢，最后导致气血亏虚，正气不能存内，百病由生。日本学者石原结实博士做过一项研究，在正常体温范围内，体温每高一度，人体免疫力可提高5～6倍，体温每降低一度，免疫力降低30%。这项研究能够证实合适的"温度"对人体的重要性。也有人做过肠道微生态平衡实验，即往肠道里注入益生菌，有些人注入后消化吸收能力有所增强，但也有更大一部分人注入后并无效果。笔者设想，注入的益生菌没有产生效果的一部分原因是脾胃虚寒，体内微环境不适合益生菌的生存。肠道作为人体微生物最多的地方，其保持合适的温热状态有利于微生态的平衡，而这种微生态也有助于人体消化吸收。在人体消化吸收良好的前提下，人体气血生化自然强盛，疾病也就不会缠身，小病也能够"移精变气"。由此可见，温热状态对胃气、对人体的重要性。

再说回"有胃气则生，无胃气则死"，我们再举一例。活人跟死人最大的区别是活人柔顺、散发热量，死人僵硬冰凉。而从生到死的过程，可以近似看成人的生命阳气（温热之气）和寒湿之气做斗争的过程。当斗争失败，阳气便被寒湿之气吞没，人就变得浑身僵硬冰凉，活人也就变成死人。在人整个的生命过程中，总是应该去保护阳气，顾护胃气，保证其能够与寒湿之气时刻斗争。在临床实践中，医生用药也应该遵守这个基本原则，应该尽可能使用温热的药和温热的饮食，保护人的阳气和胃气，而不是用寒凉的、清热的药物和寒凉的饮食去耗损阳气，消耗正气。郑钦安曾说过"滋阴降火，杀人无算，真千古流弊，医门大憾也"，此言正是针对历史上曾多次出现用滋阴降火而最终害人的悲剧所发。滋阴降火药长时间的大肆使用，使人脾胃寒凉，气血生化不足。世人普遍寒湿之气重，是当代人慢性病多的原因之一。笔者想通过阐释自己的扶阳中土论，对临床和生活中的一些常见疾病和问题进行解答，理清中医治病的真正方向。

以上从饮食、体温、生死三个角度解释了温热的药物更适宜人体，而寒凉的药物可以救急，但不可久用的观点。在生活和医疗实践中，应时刻把握住存胃气和"以热为用"的大原则。

3.一气化阴阳

说完胃气，我们来谈谈阴阳。阴阳五行一直以来都是中医最重要的概念，但多数人并没有充分理解阴阳的内涵，以下从扶阳中土的角度来分析阴阳。

阴阳最简单的分类就是无形偏阳，有形偏阴。如诊断了肾阴虚，人体就会出现口干舌燥、舌质红、苔薄黄、口干不欲饮、咽喉肿痛、口舌生疮、大便干、小便黄、腰膝酸软、五心烦热等阴虚火旺的征象。根据阴虚的表现，我们可以知道人体的血液、津液这些有形物质偏阴。阴虚一般指的是血液、津液不足，而人体的血液、津液都是胃气化生而来，人体阴气由胃气所化生，离不开胃气。我们可以试着从《内经》中找找答案。《灵枢·决气》曰："黄帝曰：余闻人有精、气、津、液、血、脉。气，余意以为一气耳，今乃辨为六气，余不知其所以然。岐伯曰：两神相搏，合而成形，常先身生，是谓精。"气液相搏，合而成形，在身体未形成之前有了这个东西，叫精，先天之精由父母提供。"上焦开发，宣五谷味，熏肤、充身、泽毛，若雾露之溉，是谓气。"水谷精微由精气所化胃气所化，反过来充养人体精气。所以人体中的一气可以理解为胃气。人体内所有的营养物质都可以叫气，其中胃气的功能主要是化生水谷精微，充养身体，如同雨露一样滋润身体。"腠理发泄，汗出溱溱，是谓津。""谷入气满，淖泽注于骨，骨属屈伸，泄泽补益脑髓，皮肤润泽，是谓液。"津和液本质上是一个东西。水谷进入脾胃化生为胃气的一部分，注入人的关节、脑髓。谷入气满为第一步，满足人体基本需求，之后就是慢慢润养。"中焦受气取汁，变化而赤，是谓血。"中焦接受五谷精气，经由上焦而成血。通过以上内容我们可以明白，所谓的血液和津液，其源头都是胃气，或者说胃气所化生的水谷精微。血液、津液不足本质是胃气不足，生产赶不上消耗。阴虚从某种程度上来说，是由胃气所化生的水谷精微相对不足造成的，由此可以得出结论：阴虚就是胃气虚。

现在一般认为阴虚是津液不足或者说血液不足，血不足便补血，津液不足便生津，常用天冬、麦冬等滋阴生津药。但我们前面提到所谓阴虚也可以认为是胃气虚，当我们用常规思路治疗不佳时，不妨换个思路也许能有奇效。如治疗干燥综合征，其表现是口干、眼干、身体、皮肤干燥，当我们用生熟地、天冬、麦冬、玉竹、沙参、石斛等滋阴的药时，因为没有抓住"干燥"的核心本质，临床疗效常不尽人意。这就像自然界中秋天温度降低，树叶枯萎，但即使下雨，枯萎的树叶也无法恢复生机，因为从根本上来说，发生变化的是土的温度，温度降低，地上的植物会变枯萎。植物的枯萎是因为土寒，同理，人体的阴亏是因为脾胃虚寒，无法蒸腾气化阴液，濡润孔窍。笔者认为，滋补阴津可以从温中扶阳的角度入手，使用温热药物，从根本解决问题。肺燥产生的燥咳也是同样的道理，脾胃之土寒湿过重导致津液输布不利，无法上行润于肺，这时的燥并不是因为火，而是因为寒湿，"燥从湿化"。人体的脾胃是水谷之海，正常的火再多，水谷之海蒸腾气化，人也不会燥。

《灵枢·阴阳系日月》中提到"且夫阴阳者，有名而无形"，阴阳没有具体的定义，只是对事物属性的分类，是抽象概念。在临床当中说阴虚阳虚、阴盛阳盛，其实都是在对现存症状进行抽象的概括分类，只有在临床中去结合真正的人体，把阴阳落实到具体的东西上时，临床疗效才会好。现如今很少有人阐述阴阳和胃气的关系，但从人离开母体的那刻开始，阴阳气血都依赖胃气的化生，笔者认为，阴阳和胃气可以对等。举个例子，不吃饭不喝水人体的胃气便无法生化，若不吃不喝七天，人体胃气消失，死亡也随之而来，其所谓的阴阳五行也"死"了。这个现象告诉我们，阴阳是与胃气密切相关的。"知所先后，则近道矣"，胃气为先，阴阳五行为后。作为医源的《内经》上也有两种关于死亡方式的描述，一种是"人无胃气则死"，另一种从阴阳的角度说，"阴阳离决，精气乃绝"。这两种描述死亡的方式本质是相同的，都是人体失去了最后的胃气，而这恰恰可以证明阴阳和胃气是对等的，人体的阴阳在某种程度上就是胃气。

可能很多人并不认可"阴阳就是胃气，胃气就是阴阳"，认为笔者将"阴阳"想得太简单片面，没有理论依据。但其实生活里处处是理，生活实际就是最好的理论根据，所以郑钦安才会讲"明得阴阳这点真机，落定阴阳实据"。彭子益也说过，"遇实在二字，寻求真实在"。

4. 阴阳一体，动静为枢

所谓阴阳合一。在生活当中，阴和阳是不能分开看的，正所谓阴不离阳，阳不离阴，例如山前为阳，山后为阴，但是本质还是同一座山；水南为阴，水北为阳，但它是同一条河。其实人体也同样，不能只谈阴而不谈阳，当提到阴虚的时候，要清楚对应的阳是什么，否则对阴阳的理论就似懂非懂。

《易经》有句很有名的话，叫"无极生太极，太极生两仪，两仪生四象，四象生八卦"，太极两字便出自这。太极图由阴鱼和阳鱼构成，阴鱼白眼睛，阳鱼黑眼睛，其构造代表着阴中有阳，阳中有阴，阴阳互根互用。但如果仅仅看到这一点，则说明你没有抓住太极图精髓。我们真正应该看到的是，这两条鱼构成了一个完整的圆，是一个整体（图3）。换句话说，阴阳是同一事物的两面或者两个不同事物在某一方面是一体，这是阴阳的本质。应用在现实生活也一样，如现在治病时往往将五脏六腑进行分割，似乎脏腑定位越精确，治病效果越好。但如果一个人大量失血，即使没有伤到任何一个脏器，可最后五脏六腑都会一起衰竭而死，因为人体是一个整体。人体纵然有千变万化的症状，其背后的根本原因都是正气不足，气血亏虚，其源头又回到了胃气不足。胃气不足一般意味着脾胃虚寒，只有脾胃温热，才能消化好，吸收好，最后才能气旺血足，身体健康。当看到一个人生病，不管是全身的疾病、大病或者小病，都可以推断出气血亏虚、胃气不足，他生病的原因很可能就是脾胃虚寒。

太极图描述了从"一"到"二"或者说从太极到两仪的过程，阴阳看似是"二"，实际是"一"，这就是阴阳合一。这是很难理解的一部分，有人说不读郑钦安，难过阴阳关，可读了郑钦安的书也不一定

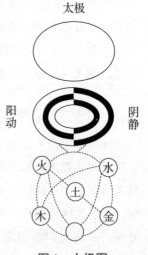

图3 太极图

能过关。在郑钦安的书中，每个病每个症都分了阴阳，可以说无处不在分阴阳。虽然他说阴阳是合一的，但是在写书的时候却把阴阳分开了，因为不这样讲就没法讲，知异而晓同。他在《医理真传》原序中说："余沉潜于斯二十余载，始知人身阴阳合一之道，仲景立方垂法之美。"郑钦安五岁开始读书，十六岁读完诸子，然后拜川西夫子刘止唐为师，研究《易经》《内经》《伤寒杂病论》二十多年才明白人身阴阳合一的道理，不排除大师有谦虚的成分，但足以说明阴阳合一这个道理并不好懂。而笔者所提出的扶阳中土论，要在阴阳合一的基础上去理解人身，治疗疾病。

为了能更好地说明阴阳合一，笔者尝试举几个现实生活中的例子。例如，煤气罐内的液体属"阴"，在使用的过程中，液态的液化气会慢慢气化、燃烧，转化成光与热，光和热属"阳"，煤气的使用过程就是阴转化成阳的过程。再如，汽车的汽油是液体，属阴，转化成汽车的动能后，属阳。又如，气态氮属阳，被大豆固氮后属阴。在这些变化前后，总体的能量守恒，变的只是外在形式。也就是说，阴阳本质上是一体的、是统一的，阴就是阳，阳就是阴，二者是一体两面的关系，在特定的条件下，阴可以转化成阳，阳也可以转化成阴。当然，世界总体是无序的，在由阴化阳，而生命之所以独特正是因为我们拥有一套维持秩序的系统，能够从外界补充人体的阴，这个系统中医称阳明，也就是我们一直在说的胃气。

中医学遵循着"天人合一"的思想，即人体与自然的规律是相通的，故自然界阴阳合一的规律也会映射在人身上。然而，关于人体阴阳合一和阴阳平衡的研究往往存在着脱离人体只讲概念和模型的问题。例如，阴虚阳盛故滋阴清阳，"壮水之主，以制阳光"的说法，看上去很有道理，但因没有真实地考虑人体实际情况，深思之后会发现在理论上仍存疑。《易经·系辞上》提到："一阴一阳为之道。"从理论上来讲，一阴一阳平衡的模型理论没有问题，但在现实中，人体阴阳的总量和配比并非一成不变的，在人体内阴阳的配比是像天平一样绝对平衡，还是像戥秤那样相对平衡，并无定论。如果人体内阴阳完全对等匹配，那么假设人体处于阴阳平衡的状态时有一百个阴和一百个阳相配。这时，因为某些原因导致阴虚后，阴剩八十，阳还是一百。《黄帝内经》说："阳化气，阴成形"，阳是气，偏功能，那么多出的二十个阳气的依靠或者说载体是什么？阴虚阳盛是如何引起上火、咽喉肿痛、口舌生疮等症状的，一阴一阳的平衡模型也难以解释清楚。这种模型只是一种形而上的理论模型，在实际中很难操作，不能直接用于中医临床。

5. 生化不绝，阴阳不失

人体阴阳是合一的，血与气的关系也是阴与阳的关系。阴阳气血都是由五谷与胃气化生而来，脾胃为后天之本、气血生化之源，能够源源不断地为人体提供着生存所必需的物质能量，不论是滋阴还是温阳，最终都会回到健运脾胃、化生气血、积精累气上。药物只能用于调整人体阴阳，不能直接补气养血，但用温中的药物作用于脾胃水谷之海后，人体脾胃健旺，胃肠消化吸收能力变强，气血自然得到补充。

　　当人体出现阳虚或阴虚的症状时，王冰提出"壮水之主，以制阳光；益火之源，以消阴翳"的治疗理论，张景岳提出"善补阳者，必于阴中求阳，则阳得阴助而生化无穷；善补阴者，必于阳中求阴，则阴得阳升而泉源不竭"的治疗理论，但这只是建立在阴阳理论模型上，根据他们自身独特的实践得出的治法。时世变迁，在现实中，不仅人体更为复杂，而且这个时代人们面临的问题也绝不相同，所以绝不止于在补阳时加用补阴药，或是补阴时配以补阳药，我们还需把握住另一套化生阴阳的系统胃气。中医认为"人以胃气为本"，胃气强则五脏俱盛，胃气弱则五脏俱衰，胃气是气血阴阳化生的源泉，故调胃气自然能平衡阴阳。

　　真正的阴阳平衡应该落实到人体上。例如一位身体健康、阴阳平衡的青壮年男性，几天不饮食不睡觉后，打破了身体原有的阴阳平衡，出现了各种各样的问题，阴虚阳虚的症状都会出现，如头晕眼花，心慌气短，口干舌燥，烦躁疲惫等。这时若开一堆滋阴补阳的药，意义不大，导致阴虚阳虚症状出现的关键并不是所谓的"阴阳失衡"，而是由于气血亏虚，不能营养胃部的组织，造成胃气亏损，五脏六腑失于濡养，功能失常。现代人许多都是气血不足，脾胃虚弱，这跟整个时代忧思困内，四体不勤有很大关系，单纯去补阴补阳很难收到较好的效果。笔者对这名男性患者的建议是从饮食出发，可以选择吃馒头、米饭，糜粥自养，调养一星期，身体就能重新恢复到阴平阳秘的状态。当人体处于阴阳失衡的状态，有时不用刻意地去调治阴阳，而应专注于调养胃气，积精累气，从而使人体恢复到阴平阳秘、阴阳平衡的状态。由此可以看出，所谓的阴阳平衡一定是建立在气血充盛，胃气强盛的前提下。只有在胃气强，气血充盛的前提下，再去考虑如何调整阴阳，才可能有所谓的"一剂知，二剂已"和"效之信，若风之吹云，明乎若见苍天"的效果。

6. 异名同类，不离阴阳

在自然界和人体当中，阴阳是一个整体，阴是阳的蓄积状态，阳是阴的变化，"阴之与阳，异名而同类"。思考阴阳异名同类的特性还可以结合人体不同阶段的生长发育情况来看。例如婴儿刚出生时六七斤重，在摄入了二十年的饮食水谷后，逐渐长成了一百多斤的成年人。每天摄入的食物经过消化吸收，在提供完一天的消耗后，剩下的精微则被蓄积了起来，变成了筋骨、肌肉、皮毛和气血津液精等生命的基本物质。《灵枢·决气》开头说："余闻人有精、气、津、液、血、脉，余意以为一气耳，今乃辨为六名。"精气津液血脉虽然划分为六个部分，但其本质是一样的，只是因为这六个部分在人体内所处的状态不同，所以名称有别。阴阳也是如此，人体的阴精、血脉、肌肉、骨骼就是阳气的蓄积，必要时能转化成阳气。例如，人在不吃饭不喝水的状态下也能坚持许多天，就是因为人体的血液、肌肉和骨骼当中储备着大量的精气，这些精气可以转化成阳气缓慢地释放出去，营养五脏六腑，维持着它们的运作，保证身体的生机，使人不至于五脏六腑枯竭而死（"阳气者，精则养神，柔则养筋"）。由此看出，人体内的阳气蕴含在阴精里，阴阳本就为一体，由后天之本化生而来。

老年人因其脾胃衰老，阴阳气血失调，消化和吸收功能都在减弱，再加上他们的进食摄入减少，营养摄入不足，长期如此，气血一衰，免疫力自然下降，在身上会表现出骨质疏松、肌肉松软、皮肤干燥、头发花白，低钙、低钾、低钠等虚证的症状。老年患者随着年龄的增长，肌肉组织会发生退行性改变，易发生肌肉萎缩，会出现臂部肌肉松弛下垂的现象，通俗称作"蝴蝶袖"。他们原本丰满的肌肉随着年龄的增长逐渐被消耗掉，直至身体内的"库存"全部消耗殆尽而死去。老年人易生病而不易痊愈也因其体内储存的阳气不足，难以弥补抵抗病邪的消耗，这与身患重病的人身体会迅速消瘦同理。人体内的阴血、肌肉此时就相当于人体的阳气。总之，人体内的阴阳是合一的，其源头都是胃气，都是由胃气生化。阴阳的偏盛偏虚，本质就是胃气虚。

《黄帝内经》言"阴精所奉，其人寿"，有些人以此来否定扶阳派，认为《内经》强调阴精充足才能长寿，与扶阳派强调"有阳气则生，无阳气则死"不同。但据上文分析，阴阳实为一体，并且"阴精所奉，其人寿"后面还有半句话"阳精所降，其人夭"，意在阐述脾胃是气血生化的源头，脾胃健运则元气生化不绝，因此人体的元气充实与否关键在于脾胃的盛衰。如果说阴精充足是长寿的根本，那么阳气充足则是生存的根本。假如一个人有充足的阴精，但若阳精占比下降，阴精不能充分地转化为阳气而变成寒邪，就会使人夭寿。在治疗中既要重视阴津，更要重视阳气。

人体的阴阳是合一的，而人体阴阳的源头是胃气，人体借助胃气将五谷转化成筋骨、肌肉、皮毛和气血津液精脉，虽然名词不同，但本质是相同的。例如，同一个人会有很多身份，听课时是学员，在讲台上讲课时是老师，在门诊坐诊时是医生，在父母面前是儿女，儿女面前是父母，在丈夫面前是妻子，身份不同但是是同一人。人体的气血阴阳也是如此，在不同的地方和状态时，有不同的名字，但其本质都是由五谷与胃气转化而来。

7. 风从虎，云从龙，先后本一体

先天之气，就是人体的肾气，中医又称为命门火、肾气或者天癸。后天之气来源于饮食，即胃气加肺气，又称宗气。后天之气是消化系统带来的营养，是维持生命的物质能量。关于先后天的关系，前人进行过许多探讨。先前的理论多认为先天和后天是分开的，肾气藏在下焦；现在则认为先天之气与后天之气在人体内密不可分，同出而异名。举例来说，种子在适宜的土壤下生根发芽，长成树苗，种子本身具有的能量和物质会融入树苗的上下内外所有地方。把种子看作树苗的先天，树苗则是种子的后天。后天的树苗出现后，先天的种子完全"消失"，因其已完全融入树苗。同理，人的发育也是这样，在一颗受精卵逐渐发育成一个成熟的个体的过程中，受精卵相当于种子，成熟的个体相当于树苗。与种子的能量和物质全部融入小树苗的过程类似，受精卵所承载的先天的肾气也会全部融入人体内。也就是说，先天之气，禀受父母，但在人出生之后则与后天之气混为一体。由此可知，身体中含有先天"肾气"的成分。人体内真正意义上的先天之本肾气是无所不在的，故而古人的左肾右命门、肾气藏在下焦等学说只是在阐述狭义上的肾气，左右则是阴阳之分。《难经·三十六难》提到"肾两

者，非皆肾也，其左者为肾，右者为命门"，强调了肾中阳气的重要性，意在说明"命门"是生命动力之源，是先天之气蕴藏之所在，是人体生化的初始，是生命的根本。所谓先天之气只是"借住"在肾家，或者说肾气最能代表和体现先天之气的功能，而真正的先天之气蕴藏在人体的各个部分。

人体的先天肾气藏于全身，而涵养先天之气取决于后天胃气。《黄帝内经》中"有胃气则生，无胃气则死"，说明了脾胃之气对人体的重要性。即便人的先天之气很旺盛，如果七到十天不吃饭喝水，没有胃气的补充，先天之气也会衰弱甚至消失。先天之气与后天之气是相互依存，相互促进的，承担着不同的任务，它们在人体内不断地进行着转化。人体内每一个细胞的成长都有先天之气和后天之气的参与，是二者共同作用的结果。在人出生之前，先天之气的存在已经为后天之气的摄取准备了能量物质基础。人出生之后，后天之气的不断补充则减少了先天之气的消耗。《素问·上古天真论》提到："肾者主水，受五脏六腑之精而藏之，故五脏盛，乃能泻。"此处的肾是广义上的肾，是先天之气的代表，而五脏盛的前提是胃气盛，后天之气借先天之动力而充养先天。根据以上先后天的关系可以得出把控胃气就能影响先天肾气的推论。胃气旺盛则先天之气旺，胃气不足则先天之气不足，胃气衰竭，那么先天之气也将毫无生气。

部分学者认为先天之气旺盛，后天之气才旺盛，这种观点是片面的。因为先天之气在人出生之后就无法凭借自身旺盛，只能凭借后天之气的滋养。若人体出现后天之气不足以维持人体正常运转的情况，则必须抽调先天元气来维持正常的生理运作，先天之气是与生俱来的，损一分少一分，难以补充，先天之气耗尽之时，便是生命终止之时。人体只有维持好胃气的强盛，使脾胃的消化吸收功能正常，水谷精微能布散到全身，人体的正常生理功能能够维持，肾气才能旺盛。反过来，肾气的强弱也会影响到胃气的强弱。两者相互影响，先后天本就是一体。此外，先天之气只能通过后天之气去影响，这就使得胃气在中医学中具有决定性的作用和地位。

8. 滞瘀痰湿，其要为一

接下来，笔者将在扶阳中土论的基础上，对临床中最常见的气滞、血瘀和痰湿三个病机的产生和缘由进行探究。现代研究多偏重于对三者的治疗，如气滞则疏肝理气、血瘀则活血化瘀、痰湿则行气祛痰或祛痰祛湿，而少于研究气滞血瘀痰湿形成的原因。其实，只有在明晰基本原理的基础上，临床才能更好地进行辨证论治。

首先，探讨气滞形成的原因。正常人体内中气旺盛，水升火降，气机调达，并不会产生气滞。可如果人们贪凉饮冷，中焦受寒，寒邪凝滞，中焦运行阻滞则气机不得调达，水升火降失常，火气无法正常下降，水气也不能上行，上下不沟通，内外不循环，身体就会因此而生病，此种气滞形成的真正原因正是中焦受寒。在这种情况下仅疏肝理气，如用柴胡疏肝散、四逆散等理气剂能收到一定效果，但病人常会出现服药后稍有缓解，不久又复发的情况，正是因为阻滞中焦气机的寒邪没有得到根本解决。所以在临床中应使用温中之法，如使用能够温散寒邪的橘枳姜汤、四磨汤等，使水升火降恢复正常，水气上升，火气下降，自然气机调达。目前非常畅销的理气剂逍遥散，其方歌"逍遥散用当归芍，柴苓术草加姜薄"中提到的"术草姜"，正是理中汤的"参术草姜"去"参"。在理中汤中，人参补气益脾，白术健脾燥湿，甘草和中补土，干姜温胃散寒，去参后也同样有温阳驱寒的作用。逍遥散中用理中汤，疏肝解郁之余尚可奠中宫，养血健脾之余又能温中驱寒，能从根本上疏通气机，临床常用逍遥散治疗气滞。只有明晰基本原理，才能在临床上更深入辨证和针对性用药，从而收获到更好的疗效。

上文提到的"奠中宫"是扶阳派卢门（卢铸之）的说法，其师门内部多数处方当中都有术草姜。奠中宫即是保胃气，胃气旺盛则肾气旺盛。卢门认为坎中一阳十分重要，坎中一阳乃是人生立命之根本，一些补肾药虽能扶持坎中一阳，但更应加入能奠中宫、保胃气的药物。笔者曾在某次讲课期间，看到有些医生亲自试服桂附理中丸，服药后多出现矢气多的症状，此为排出污秽，气机通畅的表现。桂附理中丸由附子理中丸加肉桂组成，不含行气药，但因其温中健脾，故中焦气机得以调达，滞气得以疏通而排出体外。这提醒我们只要辨证正确，单用某些温阳剂也是可以疏通气机的。正所谓"法无常法，常法无法"。

其次，探讨血瘀形成的原因。正常人中气旺盛，水升火降，气机调达，气能行血，不会产生血瘀。受寒之后，"血得温而行，得寒而凝"（《难经·二十二难》），寒凝气滞，气不行血，产生血瘀。刚流出的血液鲜红而温热，但温度降低后便暗紫凝聚成块，人体内也是如此，如月经时流出的紫黑血块，青紫的舌下脉络，静脉曲张形成的青黑血管，大多是因寒邪而成。而诸如脑血栓、心梗之类的血栓性疾病，也多是因为寒邪，其出现的热象，是因血栓、血流阻滞后，气机郁而化火。此火伴随寒而来，是病标，故大部分情况都应首先考虑散寒，使气血调达，经脉通畅，这样火自然消失。

最后，探讨痰湿形成的原因。一般认为，痰湿是脾运化水湿的功能失调后所产生的一种病理产物，郑钦安在《医理真传》中说"痰饮者，水湿之别名也"，即痰饮为水湿所化。脾为生痰之源，肺为贮痰之器，脾胃虚寒不能运化水湿，水湿内停，聚则生痰成饮。通俗地讲，痰湿的产生主要与人体脾脏有密切联系，脾具有运化水谷和运化水湿的功能。如果由于各种各样的原因使脾功能受到损伤，其运化水湿的功能减弱，就会导致体内产生水湿之邪，水湿之邪积聚在一起，即生痰湿。气滞、血瘀、痰湿形成最常见的原因都是脾胃虚寒。治疗痰湿，应重视运用温阳散寒之法，正气旺则水自升火自降，气机调达，痰饮水湿自然得以运化。

至此，中医基础理论，包括气血精津液以及一些生理病理知识，在扶阳中土论的框架下基本串联了起来。只有认真贯彻这些中医基础理论，在临床中把扶阳中土论运用好，才能取得好的疗效。

9. 一气流行，百病自除

现代医学认为许多疾病产生的原因是免疫力不足，免疫力近似中医正气的概念。正气包含了气血津液精阴阳，都依赖着胃气的生化。年轻人脾胃功能强，气血充盛，则正气强；

老年人脾胃功能弱，气血衰弱，则正气弱。《素问·评热病论》提到："邪之所凑，其气必虚。"人之所以生病，关乎正、邪两个方面，治疗疾病不外扶正祛邪，扶正即扶正气，而正气最终归结为胃气。胃气旺盛，则正气充足，气血津液精充盈，一气周行全身，百病自除。因此，许多疾病的治疗最终可能回归到同一个角度——积精累气，温中温阳。"知其要者，一言而终；不知其要，流散无穷"（《黄帝内经》），只有把握要点，知道核心，临床治病才能得心应手。接下来，笔者将根据自身实践来讲解扶阳中土论。

笔者曾治疗过一名 11 个月的婴儿，左右腋下和两大腿内侧出现许多大小不等的出血斑，还伴有小肿块。这名婴儿曾就诊于北京某医院，但多次检查均未能明确诊断，医生怀疑是血液病建议骨穿，家属惧怕骨穿带给孩子疼痛，转而求助于中医。笔者认为此案例虽然现代医学的诊断不明确，但根据患儿气血不充盛、精神萎靡的症状进行辨证论治，得出应重视调补胃气的结论，故在扶阳一号方的基础上加减。扶阳一号方所含的成分以桂附为主，剂量稍小，一般给老年人、婴幼儿服用；二号方组成和一号方相近，但剂量稍大，一般给成人服用。笔者给患儿开具了六天剂量的扶阳一号方，并叮嘱其家属相关的饮食禁忌。饮食禁忌对于疾病治疗的作用有时会比吃药更加重要。寒凉最易败伤脾胃，在饮食中尤其要注意忌食寒凉。而喜爱吃辣的患者，在饮食中不用刻意忌辣，适量的吃辣有助于脾胃生化，不过也要注意过犹不及。两个月后随诊，患儿皮肤恢复如常。一年后再次随访，孩子身体健康，吃饭馨香，疾病未曾复发。

另一患者，其四肢多处起红而糜烂的难治性湿疹，曾在多位名医处就诊，疗效不显。笔者诊断认为，脾主四肢且病程久远不似大实证，选择了温中健脾法。温中健脾法的运用一方面是为了调畅经脉，使气血到四肢；另一方面也是为了增强脾胃化生气血之功能，正气生化有源，正进邪退，机体自然修复。遂给患者开具了含 120 克附子、干姜，共十二味药的基本方，之后附子干姜逐渐增至 180 克，再逐渐减量减味，服用药物十四天后病症基本消失。由此实例可证明，在明白基本原理的基础上，用温中调胃气之法治疗疑难杂症是一个很好的思路。

另有一个案例，是曾受业于笔者的村卫生院医生提供。患者被确诊为三期梅毒，其性病科主任认为，在现在的诊疗体系下，痊愈的可能性不大，并且花费较多。患者的经济状况拮据，无奈放弃昂贵的治疗方案，回到村卫生院寻求治疗。村医顺着我调胃气的思路，让其尝试坚持服用中成药桂附理中丸。在笔者看来，人体胃气充盈，气血自然充盛，免疫力自然提升，人体内环境就会发生改变，人体内部的自我调整就会处于积极状态。该患者坚持服用三个月后再次前往医院检查，化验结果提示三期梅毒有明显好转。正所谓"正气存内，邪不可干"，当临床上遇到一些疑难杂病时，可以尝试调胃气的治疗思路，或许会收获到意想不到的疗效。

调胃气，使一气流行，百病自除的理论看上去很简单，但应与丰富的临床实践经验相结合，运用起来才能得心应手。例如，当医生在运用调胃气的治疗思路时，若患者服药后出现腹胀纳呆的症状，医生对此辨识不清，把药物对证后的瞑眩反应当作误治后的不良反应，匆忙停药并改弦更张使用行气耗散之品消胀，便会前功尽弃。再比如，以降血压为目的的患者服调胃气的药后血压反而上升，或全身起皮疹，医生此时能否辨识清楚、是否还有信心也是在实际治疗中很现实的问题。实际上，药后出现这类症状的原因不难理解，胃气强盛，气血自然充足，人体的正气就有力量与病邪对抗，那么自然而然会出现各种各样的症状。没有症状不一定是好事，这可能代表人体的正气已经无力对抗病邪了，用一个流行词汇描述正气这种状态，就是"躺平"。当然出现这类症状不一定全是正进病退的信号，尚需分清病邪是从内向外走，还是从外向内走，是由脏入腑，还是由腑入脏，前者代表人体正气在抗邪，用药可以助其一臂之力，若是紧盯着消除某些症状，那就是"休克疗法""一朝回到解决前"。学得这些理论后，还要在临床实践中多打磨，学经典，勤临证，只有这样面对临床多变的状况时才能临危不乱。作为一名中医一定要明白，不要看见症状就去消灭它，人体最重要的是积精累气，保胃气存津液，正气一足，人体大部分疾病都能自愈。尤其在治疗疑难杂症的时候，要有愚公的精神，让人体的精气"子子孙孙无穷尽"，直至"把王屋太行挖完"。

关于一气流行，百病自除，笔者再根据咳嗽的治疗进行探讨。

每到秋冬季，咳嗽的病人大幅增多。咳嗽多是由于人体出于自保而产生的行为，其目的是清理体内的垃圾，把肺部的痰湿水饮清除出去。一般情况下，咳嗽对人体有益，因此，轻易地选择止咳镇咳的疗法是错误的。一见到咳嗽便用各种各样的方式止咳镇咳，会压制人体的正气，从而导致肺部的痰湿水饮积压在体内，长此以往会损伤肺的正气，使肺功能逐渐衰弱，甚至发展成为严重的肺系疾病，如慢性阻塞性肺疾病、肺气肿等。正所谓"脾为生痰之源，肺为贮痰之器"，根据痰饮生成的原因，在治法上应该考虑温中。故而四逆汤、白通汤、桂附理中汤亦能止咳，适度加一些清半夏、茯苓、陈皮更好，因为这些药偏温，不仅不会寒凉伤胃，还能起到燥湿化痰、温中利水的作用。通过这样的治疗方法，笔者诊治了较多咳喘患儿且疗效满意。笔者认为中医在临床中不要见到咳嗽便立刻止咳，可以用温中培补中气的思路，正气充足，肺气充沛，体内病邪就能通过咳痰的方式被清除，自然而然地达到了止咳的目的。对于咳嗽病程更长更久的患者，用药时更应该顺应身体的正气，温中温阳助肺气，助其外咳、外排。

秋冬季咳嗽的患者也有不少是因为燥邪的缘故。这也很好理解，就像树叶到了秋冬季，天气转凉，会变得干枯干燥，而人体的肺属金，通过鼻窍与外界联通，易感秋燥，故这种咳嗽往往伴随燥症。临床上发现，这种燥咳在输血后不久就能改善口干舌燥的症状。笔者认为肺燥需要靠气血的濡润，补充气血就能起到润燥滋阴的功效。在治疗时，可以在沙参麦冬之类的滋阴药的基础上加入调胃气的药，补土生金，胃气旺盛，气血充足，输布有力，一气流行，能更好地达到滋阴润燥、止咳的目的。

中医绝大多数的名词概念，包括病因病机，都与胃气相关。读者诸君看到中医的病因病机，没有将其与胃气联系起来，说明在中医的学习上可能还需再深入思考。比如看到肝阳上亢，没将肝阳上亢和胃气相互联系，那么对中医的"中土"思想尚需加深理解。按照普遍的认识，肝阳上亢属于阳气亢于上，或者说上焦有火有热，下焦阴液不足，所以一般讲肝阳亢于上，肾阴亏于下。根据这个病机，治法自然就是平肝潜阳、滋补肾阴，用平肝潜阳的药，清肝火的药，然后再加上滋肾阴的药，来治疗肝阳上亢。但在认真学习中医，积极临床后，笔者提出了扶阳中土论，开始对肝阳上亢这种描述还有治法有了一些新的见解。举个例子，在农村春天天气比较旱的时候，需要打一口机井，通过机井抽水输送到田地灌溉禾苗，这个过程是不是像人的心脏泵血通过各种血管来灌溉全身。假设在灌溉禾苗的沟渠当中，放一块石头去挡住这个水流，会发现在这个石头离机井近的那一端，水非常足，都溢出来了，使劲往外流，而这种表现是不是像阳亢于上。同理，在这个石头远离机井的一端表现为阴亏不足的征象。人的身体也一样，在自然界可以有石头，但在人体的代谢过程中，也会产生如同"石头"的东西。当心脏泵血进入大血管时，身体某个地方受寒，气机不通畅，脉管不是很通，那么血液流通受阻，好像用石头阻挡了它一样。如果受寒部位挡住了血液向下输布的通道，那么在它和心脏之间，身体的上半部表现出阳热有余的情况，这时津液会被不正常的耗散，而在它的下部则表现为阴亏不足。肝阳上亢真正的病机是经脉被寒邪阻滞，气机不畅。但是一般的治法没有去清理这个寒，没有去清理这个堵，而是去平肝潜阳、滋补肾水。换句话说，就是清上焦的热气，减少下焦的消耗。笔者认为这种治法不能解决根本问题，治疗肝阳上亢关键在于寒邪，在于受阻滞的气机。我们所讲的受寒一般跟胃气有关，"形寒饮冷则伤肺"，肺伤则无法治节，调畅经脉，而肺气的直接来源就是胃气，一餐不吃肺气就会虚弱。总结一下就是肝阳上亢的根本病机是人受凉或贪凉后导致脾胃虚寒，肺气受损，经脉阻滞，上下不交。

10. 癌者积聚，愚公移山

现在临床上，癌症病人越来越多，笔者从"正气存内，邪不可干，邪之所凑，其气必虚"的角度，给癌症治疗提供了一个可行的思路。癌症、肿瘤，本质是正气不足以对抗体内的邪气，邪气积聚导致。如果体内正气充盛，能够清除消灭或者说控制癌症，不影响正常生活，从这样的角度来讲，中医药是一种可取的办法。现在的抗癌治疗偏重于强调杀死癌细胞，用放疗、化疗这种杀敌一千，自损八百的方法。结果刚得癌症的时候，头发还是黑的，人身体还相对比较健壮，放化疗几个疗程下来，发脱骨消，腹胀不食，面青白，贫血，最后身体渐衰，胃气大伤。癌症对人体的损害未造成"攻城略地"的危害，但胃气一败，其病危矣。从中医的角度来讲，治癌症的基本策略是让人体积累精气，气血充盛，正气存内，在这个基础上再决定怎么祛邪。积累精气用四逆汤、白通汤这类温中扶阳的药，在非必要情况下慎用清热解毒、活血化瘀、祛痰祛湿的药。如果配合用这些药，配合得当，效果还好。若是配合失当，效果就"差之千里"了。基于对癌症的理解，从积精累气的角度来治疗，是可行的。上面是从正气的角度去阐释，从胃气的角度也一样，胃气强，气血充盛，正气不会给邪气积聚的机会。

除此之外，可以从其他的角度去解读、认识癌症。万变不离其宗，其本质都是一样的，如可以从"蘑菇效应"的角度去认识治疗肿瘤，当然用于其他病也可以。如果一个人身上长了肿瘤，用中医的思维"不以数推，以象之谓"的思维去考虑，身上长了肿瘤就好比长了蘑菇。而这样的"蘑菇"在他身上产生是因为身体内环境给蘑菇的生存提供了必要条件。北方人的生活经验告诉我们，夏天天气热，再加之下雨，这时候会给蘑菇提供生存的必然条件。热和湿是蘑菇生存的两个条件，而肿瘤生存需要的条件一个是寒，一个是湿。几年前的全国肿瘤大会，大家研究后一致认为，从中医的角度讲，肿瘤的生存条件是寒和湿，寒凝血瘀，痰湿瘀阻。通过"蘑菇效应"研究肿瘤，与之相应，不过生存条件转变成了寒湿。当人体长了肿瘤，意味着人体给肿瘤提供了必要的生存条件，寒和湿两个都具备，这时治疗肿瘤大体上有三种方法：

第一种方法，做手术把肿瘤剔除。手术像摘蘑菇一样，身上长肿瘤，长蘑菇了，用手术刀把肿瘤去掉。但是把肿瘤摘掉，身体内部的微环境并没有改变，仍适合肿瘤的生存，适合"蘑菇"的生存。医生把这块切掉，那块长，那块切掉，这块长，最后切的全身都长"蘑菇"了，这是我用"蘑菇理论"解释肿瘤转移的原理。所以说切肿瘤是一种方法，但不是最佳方法，如果你切完了没有改变环境，没有让胃气强大，恢复人体积精累气的功能，是治标不治本的。

第二种方法，不用放化疗损伤人体的元气、胃气。从中医药的视角去调理人体内环境，改变人的体质，"寒者热之，热者寒之"。人体内环境发生了改变，作息生活等等随之改变，不再适合肿瘤的生存了，"正气存内，邪不可干"，这个时候肿瘤自然会自生自灭。

第三种方法，切完肿瘤之后再温中温阳，改变环境，改变体质，这是让肿瘤不再复发的方法，也是最好的方法。但是放化疗却要谨慎选择，因为放化疗虽然也改变了环境和体质，但它极大地损伤了胃气，与生命规律相违背。所以说在患肿瘤的时候，千万不要着急，好多肿瘤患者都会产生"情志病"，进一步影响人体健康。很多患者情志波动太大，再加之放化疗几个疗程，发脱骨消，预后都不好。在生活和临床当中也有这种例子，患了肿瘤，但是体内正气充实，能够与"邪"进行长久斗争，但是经历了放疗、化疗，伤及正气，而病邪仍在。举个例子，我认识个送大米的小伙子，他的姐夫得了肿瘤，确诊一年余，但是身体情况良好，生活工作并未有太多影响。这位患者家里特别贫穷，经济困难，还有两个孩子需要抚养，因此虽然确诊了，但不去治疗肿瘤。可能去治了也人财两空，钱花了人也没了，所以干脆不去治。虽然病没去治，也没吃啥药，还能正常生活和工作。现在一年多了，人家身体状况尚可。肿瘤的患者，我诊治的一般思路是服用一定剂量的温中温阳的中药，四逆汤加减、桂附理中、二陈汤，生半夏、生牡蛎，大剂量的附子干姜下去，可以取得不错的治疗效果。一般我治疗的患者规律服用两三个月之后，去复检，肿瘤不会继续恶化，甚至有的还减小了。依据这样的治疗方向，不少患者疾病减轻。但是有些患者，不了解这个病，因为一些过度宣传，认为得了肿瘤等于无药可治，一听得了肿瘤便十分害怕，最后穷尽心思的检查，然后做出错误的决定。二十世纪七八十年代的时候检查并不发达，得了肿瘤，主要的治疗措施是切除。现在的检查措施是身体查出一个结节来，必须查。一年、二年、三年一直反复查，直到查出癌症（泛指恶性肿瘤），接下来再进行放疗、化疗。

大连有位确诊胃癌的女士，年前找我看病。从检查发现癌症之后一个星期就切除了胃。在我临床当中，遇到不少因为害怕而过度治疗的。后来我问她："你怎么发现你得癌症的，检查出癌症之前你难受？"她说："我不难受，啥反应都没有，例行体检的时候发现的肿瘤。"她说体检的时候，看到我胃里没有肿瘤，但是胃里有四个钙化点，医生说可能不太好，得做一个活检去确定具体的病理性质，出了结果就决定切掉了。她查出来了四个钙化点，担心忧虑，身心忧创，在现行的诊疗体系下，医生客观的陈述病情，给不了太好的意见。最后四个钙化点都选择做了活检。化验的结果指标并不太好，可能有癌细胞，医生建议进行手术，让她一两个星期后再做一个胃镜观察一下。病人要做手术的前一天下了胃镜，结果胃镜显示胃里全都是长起来的瘤子。这种情况下，我对其进行了反思，它符合生命规律吗？它怎么变化那么快，七天之前没做胃镜检查的时候只有钙化点。七天之后，等有机会做手术了，一看全长起来了，这肿瘤也长不了那么快。后来我找到了一种可能，她这种情况属于过度治疗。因为人的胃里头是有东西的，有胃酸，有消化酶，还有各种各样的成分。这些东西都是偏酸性的，有刺激性，胃中做活检的时候会有创面，而有创检查对于癌症病人来说伤害非常大。本来就控制不住癌细胞，一次活检就成了压倒骆驼的最后一根稻草。因为认识的片面性，说全是癌症，把胃全切了，食道直接接到小肠上。这样的后果是患者的胃气大败，不到一年，身体状况就受到了很大的损伤。吃不下东西，正气越来越衰弱，不

273

能与邪气抗争。后来她丈夫找到我，我说你不要害怕，利用"蘑菇效应"去改变体内微环境，改变体质，吃温中温阳药，肿瘤慢慢就会下去。最后一次，她不是非常信，还是想化疗。她问："能边化疗边吃药不？"我说："能，不过效果什么样，只能再考虑，最后什么效果很难说。"后来她边吃药边化疗，吃药还不坚持。过度的治疗导致正气受损，胃气衰败，最后导致癌症病情越来越复杂。总之，笔者认为治疗癌症的办法就是上述的"蘑菇理论"，改变体内环境，保胃气，存津液，徐徐图之。"有胃气则生"，只要有一分胃气，就有一分生机。

有位中医学院毕业的医生，曾经治疗一位淋巴肿瘤患者，在治疗一个月后，肿瘤就慢慢消退了。医生让患者用了三五百克的附子干姜。还有一位是结肠癌患者，排大便不畅，甚至排不出来，身体状况很糟糕，医生让其用五百克的附子干姜，他吃了一个多月大便通了，小便也能自理。在治疗癌症的时候，我的诊疗思路就是保胃气，存津液，调理人体的内环境。

大家都知道樊代明院长是工程院院士，虽然他是西医，但是力挺中医。他说中医诊疗和用药这块有很多可取之处。他是消化内科专家，全国著名专家，其认识还是有一定依据的。有位老太太去找他看病，结果是胰腺癌。他说不用治了，没办法，过去五十年现代医学没办法，现在也还是没有太好的办法。后来老太太听说不能治，就回去了，十年之后又去找樊院长看病了，把他吓了一跳，他说你得这个癌症，十年过去怎么还过得好好的，一问她也没去治，反而活了十年没事。上海有一位教授叫许克明，得了癌症，也不能做手术，最后没治活了十一年。重庆有一位专家，三甲医院的科主任，得了癌症之后找樊院长。他也没办法，说你回去赶紧找接班人吧，因为你活不了多久了。结果这位专家挺听话，找了接班人，后来这接班人一直等了 12 年，这个人还在。所以说，得癌症不去治的人不一定死，不放疗不化疗的也不一定死。在赤峰，我有一位朋友，他岳父得了癌症，不能做手术，但家人骗他说，做手术很成功，挺好的。人家也不去想，结果该干啥干啥，本来说预期生存时间是三个月或四个月，现在活了两年了。所以说治癌症也好，治大病也好，前人传下来的"有胃气则生，无胃气则死"的经验，是十分可取的。保住了胃气就相当于保着命，治"病"就有了希望。你不治，肿瘤也不至于把你杀死，咱们可以带瘤生存。但如果保不住胃气，胃气一败，人离去世就不远了。现在一些大夫看到是肿瘤，不管寒热虚实，在处方当中写上白花蛇舌草、半枝莲、龙葵干、蟾皮、七叶一枝花（重楼）等，刚一开始用觉得有效，三五个月下来，元气被消耗得差不多了，脾胃虚弱，病情反而加重，到时候治疗就非常困难。

　　这里我要提醒一下各位读者，用保胃气的方法去治疗癌症，治疗失败的案例也有。但是失败往往不是失败在用药上，也不是在治法上，而是在调理上。例如，病人患肿瘤后，这么重的病一定要注意休息，不要过于疲惫，不要生气，这是非常关键的。我有一位病人得了肿瘤，临床症候不明显，对生活的影响不大。检查没有癌细胞，但是医生说有一项指标高，建议去放疗、化疗，几年下来身体状况支持不住了去找到我。我给他开的处方里有三百克附子干姜，吃了有将近一年，身体状况和精神状态还可以，肿瘤的指标也下来了，人也可以全国到处去旅游。在这种情况下，患者觉得自己健康正常，感觉各方面都非常好，体质方面也问题不大。于是他去旅游登泰山，中途不慎过于疲惫，正气虚耗太过，"正不压邪"，邪气又起来了，癌症又复发。找到我以后，我建议他在家规律休息，注意饮食，好好吃饭。但是没用，他不听，又去乱玩，耗散精气。他还觉得扶阳虽然把他的正气扶起来了，也把他的邪气给扶起来了，因此也不和我联系了，不到半年人没了。我又能说什么，"佛渡有缘人"。正所谓"正气存内，邪不可干"，人体内的正气是相对邪气而言的，正邪交争就两个结果，要么正胜邪退，要么邪胜正退，而上面两种情况都可能出现症状加重的情况，他不理解不信任我，我也没辙，只能说鲁迅弃医从文不是没有道理。

11. 正气存内，邪不可干

根据我们上面讲的问题，把阴阳平衡、阴阳合一以及一些基本概念搞明白，就能把中医临床基本内容贯通。第一，"有胃气则生，无胃气则死"，胃气是人后天生存的根本，胃气化五谷而生的气血津液是源泉。所以，陈修园说《伤寒论》心法就是六个字"保胃气，存津液"。第二，人体的胃或者说阳明系统喜温热，不喜寒凉，而现代人各种慢性病的症结在于胃气虚弱，气血不能充盛，又积累了太多废物垃圾，才需要像桂附理中丸、白通汤、四逆汤这类的温热药物。

我在此处论述并反复强调胃气是中医最核心的内容。中医的那么多概念——气血津液、阴阳六经、阴虚阳虚，其根基都是胃气。为了讲清楚胃气和阴阳关系，我从两个方面进行了简单的论述，一个是阴阳合一，另一个是阴阳平衡。我曾举过几个例子，如煤气罐和汽油，试图让读者诸君明白阴阳其实是合一的。还从婴幼儿长成大人这个例子，来表明人体所有的东西包括皮肉、筋骨、血脉等都是阴阳的统一体，气血阴阳的源头是五谷与胃，胃气的重要性不言而喻。对那些肌肉萎缩、肌无力的病人和渐冻症患者进行脾胃的调理，是一个在临床可行的思路，"痿证独取阳明"。

由五谷与胃气化生而来的气血津液，既是人体的阴液，也是人体的阳气，《伤寒论》第27条"脉微弱者，此无阳也，不可发汗"也正说明了这个道理。明白这一点，并把握住养胃气，积精累气的思路之后，就可以治疗各种大病，各种疑难杂症。

学中医，最重要的是学如何应用中医思维，而不是去学各种各样的病名，去学如何消除症状。人体的基本原则是积精累气，不管我们用什么药，根本目的还是恢复人体正常功能，从而更好地积精累气。我前面说过，人体的阴阳气血津液来源于五谷与胃气，应该用增强胃气的药，像理中汤、四逆汤等。在这里，我提供的"扶阳中土"的思想，是希望各位读者朋友能够学习到这种思维。这种思维的核心不是去关注病名，如何消除症状，而是帮助病人积精累气，因为治病的前提是有精气可用，气血还充盛，对于身体较弱的病人来说，强行调精气消除症状可能会起到一定效果，但病人以后怎么办，身体越治越差怎么办？我当然知道消除症状可以留住病人，让病人信任我们，但得明白，这样长久不了。医生，尤其是中医，绝不是在做上帝，而是尽可能帮助人体自愈，现代医学还没有发展到真正把人体彻底研究明白的地步，以后能不能不知道，至少现在得遵从人体自身的意愿。学中医，学治病，最重要的是学会帮助病人积精累气，胃气一强，气血一充盛，体内正气充盈，人体的大部分疾病，尤其是内科疾病，基本都能有好的疗效。

第5章 重阳思想下的泄泻病临证沿革研究

一、基于重阳思想的泄泻病临床文献沿革

1.秦汉至魏晋隋唐时期重阳思想与泄泻病

秦汉时期中医理论已逐渐形成，如《内经》《伤寒杂病论》等经典著作就形成于这一时期，是后世中医重阳思想的重要源头。

《内经》以阴阳为大纲，其重阳思想部分源于《周易》或与《周易》共有，李建国认为《内经》的学术思想尤其是阴阳观受《周易》影响，但不止于《周易》，其强调阴平阳秘，重视阳气的主导作用，《素问·生气通天论》有"阳气者，若天与日，失其所则折寿而不彰，故天运当以日光明"等，都是强调阳气的主导作用。对于泄泻病，《黄帝内经》认为多本虚、多阴邪，内因主要为脾肾亏虚，外因可为风、湿、寒、热、饮食、情志所伤，病位主要在脾，又与肝、肾、大小肠、肛门有关，在治疗上强调治本，提出以风胜湿、以苦燥湿、以淡渗湿的方法祛除湿邪（阴邪），以恢复阳气和气机升降为治泄方法，认为阳气的多少预示着疾病的预后，对后世医家治疗泄泻病的立法用药具有指导性作用。

《伤寒杂病论》以六经辨证为基础，六经传变从阳到阴，

从轻到重，至极而见转机的疾病发展规律，模拟了《周易》"六爻"从初爻到上爻，演示着事物初生渐盛至盛极转衰的发展演变过程。其重阳思想主要体现在广泛运用姜、桂、附等辛温药物，多用姜、枣、草相配辛甘化阳，以益胃阳，多用宣散、温通、祛湿、散结等方法使阳道得通、郁阳得伸、促阳之运，突出治病温助、顾护脏腑阳气。宣阳、温阳、通阳，峻补阳气、顾护阳气是《伤寒杂病论》重阳思想的体现。在从重阳角度对泄泻病的治疗方面，《伤寒论》六经病均有体现，如风寒内迫大肠致太阳下利用葛根汤辛温解表；阳虚寒湿内盛的太阴下利用四逆辈温中祛寒；阳衰寒化的少阴下利用四逆汤温阳散寒；格拒戴阳者用白通汤等取通阳之意；阳虚水泛的少阴下利用真武汤温阳利水；寒盛升降失调的少阴吐利用吴茱萸汤温中降逆；脾肾阳衰的少阴滑脱用桃花汤温阳固脱；上为阳郁、中为寒盛的厥阴下利用麻黄升麻汤取发越郁阳之意。其对寒证有丰富的助阳方法，如阳气不足则温阳，阳气下陷则升阳、阳气郁闭或格拒则通阳，扶助阳气通常配合散寒之品。《伤寒论》不论寒热证，都顾护中焦阳气，并且对于重症下利兼有阳气不足则有预后不佳的疾病预后观。总之，《伤寒论》重阳思想对泄泻病的认识主要体现在丰富的治阳方法，顾阳理念及重症下利的恶性预后上。后世医家多在其基础上发挥。

魏晋隋唐时期的医官制度统一了中医管理，出现了大量整理、概括性医书，如《诸病源候论》总结了各种疾病病因病机，将泄泻病列于卷十七"痢病"，共40论，其中有24论为痢病分类，载时痢与泄泻区分并不明确，依据现教科书对泄泻与痢疾的区分可整理出《诸病源候论》中泄泻病有水谷痢、冷痢、热痢、休息痢、下痢便肠垢、不服水土痢、呕逆吐痢，概括其病因病机主要为素体脾、胃、肠虚弱，有风、寒、热之类外邪侵袭，或本体虚而寒热蕴藏于体内，当有外邪引动，就会出现泄泻。"温病诸候""虚劳病诸候""大便病诸候"中皆有泄泻病见，除"温病诸候"都与虚、冷的内因有关，外因多为风冷寒邪。于此同时"炼丹术"的兴起对后世重阳思想进一步形成产生了一定影响。

2. 宋金元时期重阳思想与泄泻病

宋金元时期是战乱的年代，统治者无暇一统理论思想，形成了百家争鸣的医学风尚，很多医家认识到了阴证的危害和人体阳气的重要性，倡导保护阳气、扶助正气、谨慎攻伐，如金元四大家的"补土派"李东垣，重视阳气在人体中的作用，其他如许叔微、王好古等诸多医家对重阳思想多有创新与发展，对后世重阳思想下治疗理念的发展起着承前启后的作用。

李东垣的医学思想继承于张元素的易水学派，在此基础上开创了"脾胃学说"，成为"补土派"创始人，提出"内伤脾胃，百病由生"，强调脾胃阳气在人体的重要作用，在其代表著作《脾胃论》中主要阐明重视脾胃对人体健康的重要性，治疗上擅用升阳益气、散阴火之法。

(1) 李东垣的重阳思想：李东垣十分重视脾胃在人体健康与疾病中的作用，尤其强调脾胃阳气与脾胃气机升降，提出"内伤脾胃，百病由生"，该观点与《黄帝内经》中"有胃气则生，无胃气则死"如出一辙，认为人之元气源于先天与后天，人体依赖后天脾胃以充养元气，若脾胃虚损，则五脏皆不足，故摄生、治病当重脾胃功能。脾胃功能靠阳气推动，阳气充足、运转通畅则升降如常，在治病上李东垣善益脾胃之气、升脾胃之阳。

对于火热之邪，提出"阴火论"，阴火在李东垣诸著作中有各种不同的解释，如心火、相火、肾火、肺火、脾火、五志之火，认为"火与元气不两立，一胜则一负"，不论阴火具体为何，皆可理解为人体阳气在阳分则为元气，在阴分则为阴火，元气与阴火本为同源，又可以互相转化，而阳气的总量一定，此消彼长。故在治疗上以升阳为法使阳气回归阳分以削弱阴火，而非以寒凉攻伐阴火，使阳气的总量愈伐愈少。常用羌活、防风以发太阳之火；升麻、葛根以发阳明之火；柴胡以发少阳之火。不得不使用寒凉之药降火时也主张以温升之品为主，寒凉之品稍稍使用，药到即止，以免损伤阳气，如原文所说"借用大寒之气于甘味中，故曰甘寒泄热火也，亦须用发散寒气辛温之剂多"。

李东垣重视脾胃气机升降，其升降理论源于《内经》"清阳为天，浊阴为地""清阳出上窍，浊阴出下窍……清阳实四支，浊阴归六腑"的阴阳升降浮沉理论，李东垣更多强调脾胃阳气的升浮，在其治疗方法上也多以益气升阳之法，用药多善用风药以升发阳气，强调寒凉之品不可多用不可久用，以免克伐脾胃阳气。强调治疗脾胃病要明升降浮沉之理，妄用泻利等沉降之品会损伤人体正气，反对用淡渗之品利小便实大便，正如原文所说"病虽即已，是降之又降，是复益其阴而重竭其阳矣"，认为升浮之品有益于人体阳气恢复而祛除病邪。

(2) 李东垣治泄泻病方：《脾胃论》指出"形体劳役则脾病，脾病则怠惰嗜卧，四肢不收，大便泄泻"，指出泄泻病多是病在脾，脾气内伤虚损，生理功能不能如常。李东垣在《脾胃论》中列述四个针对泄泻病的方剂，分别是升阳汤、升阳除湿汤、益胃汤、胃风汤。

益胃汤、升阳汤、升阳除湿汤均列在"湿热成痿肺金受邪论"一篇中，李东垣的理解源于《内经》五行生克理论，认为夏季脾土湿气当令，脾胃亏虚，土为湿困，子令母实而生热，湿热相结，使燥金受邪，肺与大肠相表里，脾之清阳不升，携湿热而陷大肠，而致泄泻。

升阳汤益气升阳，用于脾胃亏虚，清阳不升之泄泻，全方以建中、升阳、理气、和血为法，脾阳健、清阳升则泄泻自止。

升阳除湿汤升阳健脾除湿，用于脾胃亏虚，清阳下陷，湿邪内扰之泄泻无度，全方以升阳、祛湿、温中、助运、理气为法，清阳升，浊阴降，脾阳得复，则诸证自消。

益胃汤健脾升阳除热，用于脾胃亏虚，清阳下陷，内生湿热，气血乏源之泄泻，全方以建中、升阳、理气、燥湿、清热、和血为法，虽证见一派湿热之象，但根本是脾阳不足，动力缺乏，故以温、升之药为主，升扶脾阳、恢复动力，而谨慎少量使用苦寒之品，以免克伐脾胃之阳。

胃风汤健脾温中散寒，用于脾胃素虚外感寒邪之腹痛泄泻，《内经》中"邪之所凑，其气必虚"，其人素体阳虚易受阴邪所伤，全方以温阳、散寒、建中、止痛、和血为法，中阳得复，寒邪得驱则腹痛泄泻止。

(3) 总结李东垣重阳思想下对泄泻病的认识：李东垣从外感内伤论治泄泻，主要以益气升阳为法，认为致病的根本是素体正气不足，正气的根本是脾胃之阳气。在《脾胃论》中引多条《内经》原文得出"元气充足，皆由脾胃之气无所伤，而后能滋养元气。若胃气之本弱，饮食自倍，则脾胃之气自伤，而元气亦不能充，而诸病之所由生也"。故其在治疗上也多用人参、黄芪、白术、甘草等甘温能补益阳气的药物健脾阳、扶正气。在外感所致泄泻中强调寒为阴邪克伐阳气，治疗上以温阳散寒为法。在内伤致泄泻中用药不外乎升阳、建中、理气、祛湿、和血之品，全方药性明显偏温，重视"清阳"的作用，升阳多用风药，因其既能升清阳、散阴火，又能胜湿、引经上行，如原文所说"清气在阴者，乃人之脾胃气衰，不能生发阳气，故用升麻、柴胡之类以引元气之升，不令飧泄也"。《脾胃论·脾胃胜衰论》直言"夫脾胃不足，皆为血病"，认为脾胃之病在血分故在全方中佐以养血和血、通利血脉之品以助阳气运行。对于脾胃内伤倡导谨慎使用寒凉之品，对于内有热象者主张使用甘温除热法，又善用风药以发郁热，即便不得不使用寒凉之品，也不宜长期使用，药到即止，以防阳气受损。

3. 明清至民国时期重阳思想与泄泻病

明清至民国时期温补与寒凉学派竞相发展，形成了一个不断纠正时弊的发展形势。元末明初受朱丹溪、刘河间等寒凉学派影响，医界形成了一种偏执于滋阴降火，滥用寒凉，克伐阳气的用药风气，而后张景岳、薛己等为纠正寒凉影响，力畅温补，并在前人基础上发展了命门学说，理论上发展为以先天阴阳水火为核心的肾命理论。清代多用寒凉的治病用药风气再次兴起，温病学说发展鼎盛，郑钦安在这一时代背景下，反对寒凉攻伐，重视阳气，推崇扶阳，创新并发展了扶阳理论，称为"火神派"，对后世医家产生重要影响。

张景岳，"温补学派"创始者，反对时医滥用寒凉药物攻伐人体阳气，在《易经》《内经》《伤寒杂病论》的理论基础上，继承并创新了李东垣、薛己的脾胃思想，认为阳气是人之大宝，提倡温补阳气。

(1) 张景岳重阳思想：张景岳早期推崇朱丹溪"阳有余，阴不足"论，逐渐发现该理论多有弊端，遂提出滋阴生气法，创立脾肾相关论，善辨八纲，首辨阴阳，探病求源，擅长温补，反对苦寒滋阴，强调人体阳气的重要性，如《类经图翼》中名句"天之大宝，只此一丸红日，人之大宝，只此一息真阳"，形成了"阳非有余，阴亦常不足"的温补理论，以治病纠偏。张景岳的医学理论受《易经》影响，提倡"医易同源"，如其在《类经附翼·医易义》中所说"不知《易》，不足以言太医"。他认为两肾间命门为藏精之所，精藏于此，是为阴中之水，气化于此，是为阴中之火，如"命门之火，谓之元气，命阴之水，谓之元精"。阴精为命门之本，元阳为命门之用，若阴精不足，气无所附，生化息矣，是阴阳互根，故在调阴阳上，其善于阴中求阳，阳中求阴。

张景岳在用药上确立了以温补为主，兼顾养阴的用药理念，认为不论是否有寒证或虚证，只要没有实、热之类的禁忌证，就可以使用温补之法，以养阴精补阳气，达到"正气存内，邪不可干"的效果，正如其所说"不必论其有虚证无虚证，但无实证可据而为病者，便当兼补""亦不必论其有火证无火证，但无热证可据而为病者，便当兼温"。在具体药物上尤擅多用熟地黄，指出"凡诸经之阳气虚者，非人参不可，诸经之阴血虚者，非熟地不可"，且阳气主动，流动迅速，少量人参即可达到目的，而阴主静，流动缓慢，大量熟地黄才能达到效果，可观张景岳所用方中熟地黄等养阴药之量多，占全方主导，让阳有所附而达到增加阳气的效果。

强调阴阳辨证的重要性，其在《景岳全书》卷之一第二篇便提出"凡审病施治，必须先审阴阳"。还当明辨寒热虚实和分清寒热真假，果敢用药。在药力上张景岳提出："用补之法，贵乎先轻后重，务在成功；用攻之法，必须先缓后峻，及病则已"，可见其用药谨慎，由轻而重。这一则观察患者病情及邪正盛衰情况，调整用药力度；二则明确辨证是否准确，逐渐加大药力，又或调整用药，以免出现因辨证不准确用药错误导致疾病恶化，如其所说"实而误补，不过增病，病增者尚可解；虚而误攻，必先脱元，元脱者无治矣"。故其使用攻法时，不仅起初用药力轻，强调及病则已，还指出攻法惟迫不得已乃可用之，以免药伤正气，且宁误补勿误攻。

(2) 张景岳治泄泻病方：张景岳认为泄泻病在中焦，中焦阳气不足，水谷不分，酿生湿邪，更困脾土，湿为阴邪，更伤胃阳，湿由脾胃分于小肠，以致泄泻，宜分利之法。该法可考《内经》淡渗利湿，文中"治泻不利小水，非其治也"，例举了三种证型的分利之法：湿盛无寒，分清浊，小分清饮之类，以健脾、利湿、理气为法；湿夹微寒，微温而利，胃苓汤之类，以健脾、理气、利湿、温阳为法；湿热在脾，去湿热而利，茵陈饮之类，以健脾、利湿、清热、理气为法。对利水之法，张景岳详细举例了可利与不可利的情况，湿邪所致泄泻病中新病、实证、热证可利，意在祛除实邪；久病、虚证、寒症不可利，意在正虚不可再损正气。还特别强调脾肾不足者用推荡之法治标不治本，在清除标之实邪的同时残存的正气也随之而去，是犯了虚虚实实之过。

张景岳将泄泻病按病程发展分为泄泻暴病、脾虚初泻、脾泻久泻、肾泄和泻脱。

第一，泄泻暴病。以健脾利湿，祛除实邪为主，病因不同又有不同治法。因食生冷而寒邪留滞中焦者以温中、理气、利湿为法，如抑扶煎、和胃饮；因湿滞者以理气、祛湿、健脾为法，如平胃散、胃苓汤、白术芍药散；因食滞而胀痛作泄者以理气、消食、健脾、利湿为法，如大和中饮、小和中饮；因气滞而痛泻者以理气、祛湿为法，如排气饮、平胃散；胃气强实、食滞固结者以峻下逐水为法，如神佑丸、赤金豆、百顺丸。

第二，脾虚初泄。以健脾祛湿，温中行气，扶正与祛邪并进。因泄而神倦者以健脾祛湿、益气温阳为法，用养中煎、温胃饮、四君子汤之类；微寒兼滞而无虚者，以温阳健脾、理气利湿为法；微寒微滞而脾虚者以健脾祛湿、益气温中为法，用六味异功散、温胃饮之类；脾虚胃寒不化者以温阳散寒为法，用五德丸、胃关煎之类。

第三，脾泄久泄。当温补中焦，兼顾下焦肾阳，防止泄泻日久而病入下焦。脾虚者以益气健脾为法，用四君子汤、参术汤、参苓白术散之类；脾寒者以温中散寒为法，用五君子煎、黄芽丸、五德丸之类；脾虚寒甚者以益中气、助元阳为法，用参附汤、十全大补汤之类。

若久泻已及下焦或下焦素虚，当温补脾肾阳气，兼涩肠止泻。肾虚有热者补肾阴、清虚热，用六味地黄汤以其三补三泻；有寒者，加附子、肉桂补火助阳，用八味地黄汤之类；脾胃寒湿溏泻不止者，温阳健脾，理气祛湿，温涩止泻，用苍术丸；脾泄日久不愈或小儿久泻，可用敦阜糕、黏米固肠糕，久泻大肠虚滑不收致元气下陷者，加收涩之品以止泻防脱。

第四，肾泄。真阴不足，命门火衰，阴寒独盛，当补肾填精，温肾助阳，涩肠止泻。未甚者可用五德丸、四神丸之类，甚者可用椒附丸、五味子散之类，亦可阴中求阳用八味地黄丸之类，不效可用胃关煎、一气丹、九气丹、复阳丹、五味子丸之类补火助阳、涩肠止泻。

第五，泻脱。泻脱由肾泄或脾泻日久滑脱不禁发展而来，或暴泄元气渐脱，急当大补元气、回阳救逆。如四味回阳饮、六味回阳饮、人参膏配合灸气海，以大补元气、温中散寒、回阳救逆。

张景岳还举例了三种重要的致泻病因，为酒之湿热之性与寒湿之质所伤而成酒泄，忿怒动肝之气克伐脾土而成气泄，伤于风寒、风热而致风泄。

酒泄阳虚为寒湿之质所伤者当速培阳气，若葛花解醒汤、六君子汤、补中益气汤、理中汤之类温中健脾之剂不见效，服胃关煎、右归丸、一气丹以温肾助阳。

气泄当补脾之虚、顺肝之气。素体壮盛者，平胃散之类理气为主；作胀满者，当顺肝气、消胀满，方用解肝煎；脾虚轻者用二术煎、黏米固肠糕、消食导气饮之类，以健脾理气为法；脾虚重者用温胃饮、圣术煎、六味异功散加强温补中焦之力；脾寒者用抑扶煎、吴茱萸散、苍术丸之类，以健脾理气、温中散寒为法。

风泄因寒者当以温胃理中为法，风寒得去中焦得暖则泻利止。

(3) 总结张景岳重阳思想下对泄泻病的认识：统计《景岳全书》卷之二十四泄泻下分利治法和诸泄泻论治中出现所有类型泄泻病举例方药共 85 次（包含重复药），其中有 73 次出现方药偏性为温热，出现方药种类共 59 种，其中有 49 种方药偏性为温热。可见其认为泄泻病寒凉虚者偏多，实热者少，用药在辨证基础上多温热，少寒凉。

张景岳治疗泄泻病主要从脾肾二脏论治。泄泻初期病位在中焦脾胃未及肾脏时以健脾祛湿为主，理气以助湿去，无热者即可温，无实者即可补，补益、健脾多以人参、白术、茯苓之类；祛湿多以泽泻、苍术、茯苓、猪苓之类；理气多以陈皮、厚朴之类；温中多以吴茱萸、干姜之类；泄泻进展恐伤肾阳时当兼顾肾阳，在前法基础上加以温阳，防肾阳受损，同时温肾阳以助脾阳，多以熟地、肉桂、补骨脂之类；伤及肾阳则当以温肾助阳为主，多以熟地、附子、肉桂之类；健脾温中为辅，多以白术、干姜、吴茱萸之类；兼以涩肠止泻，多以五味子之类。提出酒泻不只有湿热，还有寒湿，非实热者即虚寒，以温肾助阳为法而非一味清热祛湿。气泄，健脾为主，兼以柔肝顺气，治气全方偏温，风泄，热者清之寒者温之。在其方中对于无热证者，虽不用肉桂之类温阳，但也多用姜炮制、甘草护中之类方法顾护阳气，证候没有明显寒热偏向者，用药也多偏温，一者意在避免寒凉之品损伤阳气，二者意在温燥之品有助于祛除湿邪。其审泄泻病多虚、寒、湿、滞，以补、温、利、燥、行为主。脾胃阳气受下焦肾阳所温，中焦化物可充养下焦，下焦阳虚则中焦不温，中焦耗损日久亦牵连下焦阳气，又因肾司二阴，肾为胃之关之说，故其施治多脾肾兼顾，用方多偏温偏补，温以散寒、温以祛湿、温以助运，补以扶正、补以祛邪、补以复运。

郑钦安学医于刘止唐，因其治病理念以扶阳为主，擅长用姜、桂、附等辛热之品，时人称其为"郑火神""姜附先生"。其理论以《周易》《黄帝内经》为基础，以《伤寒杂病论》为指导，为中医"火神派"开山鼻祖。

(1) 郑钦安重阳思想：郑钦安重真气、元气，坎中阴阳，善用大辛大热之品以扶阳，有名言"真气在一日，人即活一日，真气立刻亡，人亦立刻亡"；重视阴阳辨证大纲，强调阴阳是立法用药的关键，如《医理真传》有"医学一途，不难于用药，而难于识症；亦不难于识症，而难于识阴阳"之说；尤其重阳气、心肾元阳的作用，认为内伤者心之阳气夺，百病由生；医理法于张仲景《伤寒杂病论》，以阴阳为大纲，对六经辨证有独特见解；其对脾胃功能的看法受《易经》影响，先天八卦为体，后天八卦为用，坎卦对应肾，离卦对应心，心火与肾火"二火虽分，其实一气"，认为心火与肾火上下往来而生中气，中气即中宫脾胃之气，若不得心肾之火上下往来则无以腐熟水谷运化精微，就会生病，如"中宫不得二火之往来熏蒸，即不能腐熟水谷，则完谷不化、痰湿、痞满诸症作矣"，故虽肾为先天之本，脾胃为后天之本，但脾胃功能靠肾阳温煦。

对于火热之邪，郑钦安的理论中亦有"阴火"，但不同于李东垣的"阴火"，郑氏认为是阳衰阴盛，肾中阴气逼出元阳上炎成为火，原文"阴中一线之元阳势必随阴气而上行"，是心之君火亏虚不能消阴翳，而引起阴火上腾，而致牙痛、喉痛等阴火症状，此时当助君火以泻虚火，而非滋阴泻火。

重视脾胃阳气的重要性，陈氏认为火神派用药重脾胃，常用扶阳药附子、干姜、肉桂。附子、干姜温中回阳，入脾胃，兼入心肾，三药都有暖火温土的作用，常配伍甘草、白术之类入脾胃之品，全方药力更入脾胃，同郑钦安所法《伤寒论》虽未专论脾胃，但其顾护脾胃的思想也贯穿六经辨证体系始终，正如郑氏所言"予谓凡治一切阴虚、阳虚，务在中宫上用力"。

(2) 郑钦安治泄泻病诸方：在《医法圆通·脾病呕吐泄泻》讲泄泻与呕吐一同讨论。指出泻本从阴，邪气侵犯脾脏。篇中将泄泻病分为外因所致，内因所致，及麻、痘、毒邪受鼓舞而外泄时所见吐泻（以吐为主，在此不做论述）。

外因致泄泻：分为两种情况。第一种情况是表证误用攻下，邪气内陷入里，停于脾胃，影响脾胃的气机和功能，治当升举陷下的邪气，使其出于中宫而发于肌表，邪去则脾胃功能自然恢复，方如桂枝汤加葛根，桂枝汤解肌发表，调和营卫同时顾护中焦脾胃，葛根入阳明经性升浮，引下陷之邪外出，又能止泄。

第二种情况是表邪随六经传变至太阴脾经，原文"邪至此地，不问何邪传至，但以本经为主，即在本经之标、本、中三气上求之"，从标、本、中三气论治之说源于《内经》，标即太阴脾经，本即湿，中即胃。其中泄泻病多是由本即湿而生，用理中汤、吴茱萸汤温中散寒，理中汤以温补阳气为主，暖中土复脾运燥脾湿，兼顾阴阳；吴茱萸汤温中、降逆、补肝，兼顾阴阳。两方都有一味人参大补元气，其微寒之性又能养阴液防辛燥太过，以达到阴阳兼顾。由中即胃而生者，热在胃腑，方用五苓、四苓健脾利湿、温阳化气，或黄连、吴萸汤清泄肝火，温中降逆，即便是胃中热证，清热的同时也不忘顾护中阳，清中有温。由标而生者未予具体论述，只述"从标化者为阴邪，腹痛、不食屡生"。

内因致泄泻：主要论述了阳虚及饮食积滞。饮食积滞所致者，素体脾胃不足，脾气因过量的饮食受损，治以温中消食。阳虚者一旦劳神劳力或是进食油腻厚味便会泄泻，是因为阳气本不足，若有耗伤阳气、阻碍阳气运行的诱因，阳气就不足以支持人体正常运作。脾胃化水谷为气血精微的功能最需要阳气的支持，失去阳气的推动力就会导致脾胃升降失司，水谷下陷而泄泻，形成恶性循环，应以辛温之品温中或补命门相火。

重症泄泻：《医理真传·阳虚证门问答》中脾胃阳竭于上的附子理中汤证治亦见泄泻，文中曰："病人两唇肿厚，色紫红，身大热，口渴喜热饮，午后畏寒，小便清长，大便溏泄，日二三次，脉无力者，何故？"郑钦安首辨阴阳，看似大实热象，但实为过盛的阴气将仅存的阳气逼出中宫浮越于外的真寒假热证，《医理真传》中"真气虽存，却借后天水谷之精气而立"，在此郑钦安更是重用温中健脾之品以护后天之本，治疗当扶中宫之阳，收纳阳气，方用附子理中汤温中宫，燥湿邪，救真阳，兼顾阴阳，其方中附子配甘草一奏伏火之意（是郑钦安扶阳法一特色，认为附子之火虽旺，但不久就会熄灭，若在火上附一层土，即甘草，即可久存）；二奏辛甘化阳之意（法于《伤寒论》）。

(3) 总结郑钦安重阳思想下对泄泻病的认识：郑钦安治疗泄泻病用药规律是在明阴阳的基础上，从外感内伤论治，外感有误药内陷或循经入里，内陷解表散邪为主，顾护中宫阳气，入里从标本中三气论治，阴证温阳建中为主，阴阳兼顾，阳证清热利湿同时顾护阳气。内伤以脾虚、阳虚为主，虽未提方药，但用药必在辨证基础上扶阳、温脾，兼顾阴阳。阳虚阴盛阳浮于外，救真阳，温中宫，燥湿邪，顾阴阳。用药或以附子（配合甘草合伏火之意）之类补火助阳，或以黄连之类清火救阴的同时以干姜、生姜一类顾护中阳，以白术一类温中燥湿，以人参一类与大队药物寒热相背之品调和阴阳，以甘草、大枣一类甘甜之品奏辛甘化阳之意。

4. 当代重阳思想与泄泻病

时至今日，重阳思想仍为医家传承与发展，受诸多医家大力推崇，在中医学中仍旧占据很高的地位，广泛应用于临床治疗。

黄文东，著名中医脾胃病学家。崇尚李东垣"脾胃为后天之本"的学术观点，在李东垣辨泄泻为脾虚湿盛、清阳下陷的基础上认为脾虚肝旺，大肠湿热，损伤肾阳，下关不固也是泄泻病的重要病机。在治疗上遵李东垣健脾、益气、升阳胜湿之法；效东垣、景岳治泄泻配理气药调畅气机；同景岳认为泄泻脾湿影响肝气疏泄，致土壅侮木，情绪不畅，肝旺克脾，肝脾互相影响，多用白芍之类柔肝；遵景岳、钦安久病及肾，气虚及阳之论，治疗上注重温肾助阳，多用理中汤，但以炮姜代替干姜，认为炮姜收涩之性有助于止泻，且作用偏中下腹，而干姜过于辛燥作用于脐周，或附子理中汤、四神丸之类竣补元阳、益火之源、温肾固肠，但认为附子刚燥用药宜轻，有积滞不可妄用滋腻、收涩之品；鉴东垣用药辛燥伤阴之不足，景岳"阴不足者不可利"之理，对于泄泻阴伤者用药独有创见，权衡运脾及养阴，伤阴当补而不腻，宜用乌梅、白芍、甘草、淮药酸甘化阴代替地黄、玄参之类滋腻滑肠之品，用太子参、北沙参代替党参、黄芪健脾化源，既益气生津又无辛燥伤阴之弊。总之，久泻多脾肾虚寒，肝旺郁热，大肠湿热，是虚实夹杂、寒热错杂，治疗寒热并用，清热不伤阳，温补不积热。

吴生元，曾任中国中医药学会理事、云南中医药学会副会长兼内科专业委员会主任委员。继承火神派吴佩衡学术思想，主编《扶阳理论与临床实践》。其认为泄泻病主要病机有外感寒湿损伤脾阳，食滞、生冷损伤脾胃，肝郁侵犯脾胃，脏腑虚损、命门火衰致脾失温煦，主要证候有寒湿下注、脾胃气虚、脾肾阳虚、大肠滑脱。寒湿下注用藿香正气散温阳解表、芳香化湿，脾胃气虚用参苓白术散、黄芪建中汤益气健脾、化湿和中，脾肾阳虚用四神丸、附子理中汤温肾健脾、固涩止泻，大肠滑脱用八柱散、桃花汤涩肠固脱，温肾健脾，受郑钦安思想影响，阳虚善用附子补火助阳，亦多用肉桂、干姜、乌药、桂枝等温阳散寒之品，从景岳"利湿不去小水，非其治也"，湿盛用猪苓、茯苓、泽泻等利湿，中气下陷者从东垣升阳之法用补中益气汤或黄芪、升麻、柴胡之类药，滑脱者加诃子、肉豆蔻之类固涩之品，积滞者加焦三仙之类消食之品，随症加减。

汤一新，全国老中医药专家学术经验继承工作指导老师、国家级名中医。他认为泄泻以虚为主，虚实夹杂，脾虚湿盛为主要病机，又与肝之疏泄、肾之温养密切相关，可分为三类：①脾虚湿盛者，多以参苓白术散；②肝脾不调者，多以痛泻要方合柴胡疏肝散；③脾肾阳虚者，多以四神丸。以益气、升阳、健脾、温阳、利湿为法。效东垣之法用风药以升阳、胜湿；遵"治泻不利小水，非其治也"，利小便以祛湿；温阳之理从张景岳、郑钦安脾胃得先天肾阳温煦、肾为胃之关之说，脾肾同温；对于虚实夹杂者善用先攻后补之法，该法源于张从正，先攻其实邪，而使补而不致壅滞。汤氏主张补脾不过甘，因为甘虽利脾，但不利湿去，故湿者可配合辛温苦燥之品；清热不过苦，因为苦寒败胃气损脾阳，正是李东垣、张景岳苦寒慎用、少用、中病即止的思想。汤氏还提出祛湿三步：湿轻者，芳香化之；湿重者，苦温燥之；水湿聚于肠道，洞泻不止，分利小便以祛湿。其治病用药之法偏于温补、和解。

二、基于重阳思想的泄泻病临证思考与讨论

重阳思想可溯至上古，形成于《周易》，在重阳思想下形成的医学理论可先推《黄帝内经》，后有《伤寒杂病论》为后世治阳提供了丰富的方法，通过对历代文献的考证发现后世医家多在继承上述经典的基础上有所创新，形成各家理论。在对泄泻病的治疗上尤其与重阳思想密切相关，《黄帝内经》便有泄泻多本虚多阴邪的理论，《伤寒杂病论》对泄泻的论述也多阴邪多阳虚，且都认为阳气多少决定预后；后李东垣在继承《内经》升降理论和泄泻多本虚的基础上，认为本虚为脾胃阳虚，发展了益气升阳、甘温除热之法，其以风药升清阳、散阴火、盛湿邪与《内经》以风盛湿可互相参考，尤其重视阳气，谨慎使用寒凉药品；张景岳受《周易》《内经》重

阳与阴阳互根理论影响，认为阳非有余，无热、实证即可温补，创阴中求阳的滋阴生气法，在继承《内经》泄泻多本虚多阴邪的基础上，将泄泻病之本追及脾肾阳虚，其分利小便祛阴湿之邪的方法可考《内经》淡渗湿之法与"湿为阴邪"的理论，其对阳气重视的体现不仅与东垣所倡慎用寒凉一致，还时时顾护阳气；郑钦安受先学重阳思想影响最为明显，并将其大力发扬，受《周易》阴阳观影响，形成了心、肾、中宫间的动态阴阳理论并以此为指导治疗泄泻病，认为是心阳肾阳不足以温煦脾阳，继承了《伤寒论》辨证法、治阳法，以六经辨证论泄泻，以升阳、温阳、通阳、补火助阳等丰富治阳方法治泄泻，发展成为以阴阳辨证为基础，竣补阳气为特色的扶阳理论。当代医家因科技的进步对前人理论的继承更加综合、全面，并在继承的基础上有所创新：如汤一新主张补脾不过甘，黄文东主张炮姜优于收涩止泄，故可代替干姜。

以表格（表1）的形式将李东垣、张景岳、郑钦安中医理论进行对比，主要列三者差异之处以示特点。

表 1　李东垣、张景岳、郑钦安中医理论对比

	李东垣	张景岳	郑钦安
受经典影响	《黄帝内经》	《周易》 《黄帝内经》	《周易》 《伤寒杂病论》 《黄帝内经》
主要理论	五运六气、升降浮沉	阴阳辨证、肾命理论	阴阳辨证、六经辨证
治阳之法	益气升阳	滋阴温阳	补火助阳

	李东垣	张景岳	郑钦安
阴火	阴火（邪）与元气（正）本同源，"火与元气不两立，一胜则一负"，阴火为元气之贼，火盛则盗元气。法：升元阳以散阴火	肾阴中有一元阳	
阴火		"君火以明，相火以位"，五脏皆有君相火，君相火皆是元气，唯邪火为贼。反对李东垣相火为贼之说	阴火是因阴盛阳衰，肾中阴气逼出一线元阳，随阴气上行而成。法：助心阳以暖肾阳，而使阴火归元
脾、肾	• 脾胃为后天之本 • 脾胃内伤百病由生 • 补肾不若补脾	• 命门阳气为脾胃之母 • 脾病及肾 • 脾肾兼顾	• 脾受先天肾阳所温煦才能腐熟化物 • 脾肾同补
辨证	脾胃升降理论	重视阴阳辨证	
用药	特色	• 升麻、柴胡类风药 • 益气升阳 • 升阳散火	• 大量熟地类滋阴之品 • 配少量人参类补阳之品阴中求阳 • 人参甘温 • 阳气虚者非人参不可	• 姜、桂、附类大辛大热之品直补真阳 • 辛甘化阳，苦甘化阴 • 附子－甘草的伏火论 • 反对张景岳温阳用大量滋阴之品又助阴翳 • 人参甘寒 • 以其寒性防辛燥太过
用药	寒凉	不得已时，谨慎、少量使用	明辨阴阳，谨慎使用，药到即止	明辨阴阳

　　对于重阳思想下形成的医理，并非一味偏执地使用温热药物，而是清楚阳气在人体的重要性，在病理生理中的运动规律和功能，更加重视明辨阴阳的必要性，不随意攻伐正气，强调治病必须在正确辨证的基础上，虚则补之，实则泻之。重阳思想在泄泻病的治疗中尤为重要，在泄泻病发病、进展、治疗、预后中常起主导作用，值得引起重视。在重阳思想下治疗泄泻病的方法，经后世医家发展不断总结，目前较为认同的是：泄泻病病位主要在脾肾肝，与大肠相关；病机主要是脾虚湿盛，肾阳不足，肝郁克脾；治法主要以健脾、温中、祛湿、温肾、疏肝为法。

　　纵观中医理论发展，后世医家都是站在前人的基础上发展完善，但多以《周易》《内经》《伤寒》为根基，各理论发展皆有鲜明特色和时代特点，有一致也有差异，是基于时代背景不同，形成理论有所差异，诸家理法虽异，殊途同归，既然能够自成一派并流传后世，必然有着确切的疗效，我们应当博采众长，取其精华，不断提升临证能力。

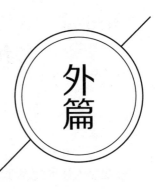

外篇

扶阳外拓

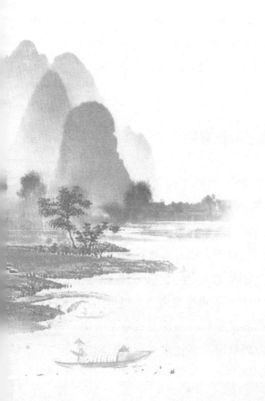

第6章 疼痛类病症中医再识与扶阳疼痛学

疼痛是人体的病理性反映，也是机体的保护性反应。机体通过这种反应提醒与倒逼其背后的精神主体进行主观能动性地"休养生息"，改正自身不当工作、生活习惯，以复建身心的"生态平衡"。当下社会，人们的工作压力增大，生活节奏加快，挤占了休息时间，影响了睡眠质量及时长，使人体处于过度消耗状态。这种状态恰与《素问·上古天真论》所言"食饮有节，起居有常，不妄作劳"相悖，过张而废弛，极大地损耗人体之阳气。

一、阳气与扶阳思想之溯源解构

有关人体阳气的作用《内经》中作了深入的阐述，《素问·宝命全形论》言："人生有形，不离阴阳。"《素问·生气通天论》篇旨在探索人体生命活动基础与自然界变化紧密相连，更着重强调了自然界之阳气对于人体具有生死攸关的影响。其中"生气"乃人体的生命活动，生生之气，乃是阳气，"天"指代自然界。这进一步从大环境角度思考，人类生活在太阳系中的地球上，能接受到的最原始的加热方式应是太阳之照射。在现在人类生产力发展状况及科技水平下，可利用

300

的能源主流归根结底都来源于太阳，譬如植物可通过光合作用吸收太阳之能量，然后储存起来，最终归向多种用途。植物草木可以直接成为燃材，通过燃烧为人类提供能量；可以成为化石，进一步化为煤炭、石油、天然气为人类开采使用；可以为人类直接摄入，提供人类生理活动所需之能量；还可以先为动物摄入，再通过食物链将此能量传至食物链顶端的人类，也是间接之能量摄入。当然地球之本身也可以吸收部分太阳能，人类对于地球放射性物质的利用，与此途应有一定联系。而现在的太阳能电池板等技术对于太阳能的利用更加直接。总而言之，现在人类生存的所需用的能量大部分都来自太阳。今言之能量基本可以归结为中医理论中的阳气，这可合于现代很多学者提出的医学物质、能量、信息体系。但是客观而言，鉴于古今人思维及生活方式的差异，不可将阳气与能量二者之内涵、外延完全画等号。回归中医语言，如果没有太阳，也就失去了自然界中的阳气之所，地球上的所有生命即归于沉寂，也就毫无生气可言。以上即言自然界阳气对我们生命活动有决定性作用。

现存中医经典体系中体现"阳"之重要性可追溯至源头，即岐黄中的黄帝。《说文解字》载"黄"字，从古文"光"，且"黄"、"光"古音相同。《释名疏证》载："黄，晃也。"晃从字形言，即指日光。有学者研究黄帝即太阳神，有四面，向四下散射光芒。在天文学中，太阳的运行平面又称"黄道"。古代医家已经充分认识到这一点，《素问·生气通天论》言："阳气者，若天与日……天运当以日光明。"张介宾在《景岳全书》中谓："天之大宝，只此一丸红日。人之大宝，只此一息真阳。"其中蕴含典型的重阳思想。"重阳气"思想于应用方面，古人发明的灸疗是最典型的例证。细思之，灸疗也是人体吸收能量的一种途径，通过植物燃烧释放热量，这些热量通过穴道直接作用于人体，为人体接收，当然这种热量归根结底也是源于太阳。人体特定之部位吸收能量，调节人体的生理代谢，以达到防病、治病的目的。宋代灸家窦材在《扁鹊心书》中更是直接提出了："保命之法，灼艾第一，丹药第二，附子第三。"对于其中发端于道家的丹药，窦氏认为其旨在"道家以消尽阴翳，炼就纯阳"，可知灼艾、丹药、附子均着眼于补充、提升机体阳气。当然窦氏《扁鹊心书》正文开篇即"须识扶阳"之论，在认识阳气重要性和重视机体阳气上已经作了点破和自明。《素问·阴阳应象大论》载"水火者，阴阳之征兆也"，可知阳气与命火之通应。至后世，清代医家刘沅提出："火乃人神生化之源，无火，则不能运化。"后郑钦安师从刘沅，继承刘氏之说，提出"有阳则生，无阳则死……故曰人活一口气，气即阳也，火也，人非此火不生"。清末卢铸之又依郑钦安，认为"人身立命在于以火立极，治病立法在于以火消阴"，直接对扶阳之义进行了明确论述。从兹至今，扶阳之义薪传，云南医家吴佩衡、川渝医家补晓岚、上海医家祝味菊、山西老中医李可均是体宗"扶阳"思想的医者。

综上可知，地球万物之生长本于太阳，太阳对于地所之阳气煦养是生气发源的必要条件。对于人体而言，同样是"人活一口气"，这口气即是作为人身大宝的"一息真阳"，保命养生与治病立法均需重视顾护阳气，以火消阴。

二、疼痛本义考及其相关病症病机考异

"痛"字在《说文解字》中记载为"病也"，在《康熙字典》中则载"又《增韵》楚也。疼也"，表明痛与疾病密切相关，同时其义可以与"疼"字互训。再看"疼"字，《唐韵》《集韵》载其为"徒冬切……疼痛也"。《字源》解释其为"会意字，从疒，其古文字形体像病床，表示和病痛有关；从冬，冬天严寒难熬，表示疼也难以忍受。本义是痛"，说明了疼痛和冬天的严寒光景密切相关。《素问·四气调神大论》记载"冬三月，此为闭藏。水冰地坼，无扰乎阳，早卧晚起，必待日光……"，说明了冬日太阳照射相对不足出现的"水冰地坼"的环境及人体应对寒冷变化，需要顾护阳气。

回归中医理论中人体生理、病理角度，《中医诊断学》总结人体疼痛产生的病机集中在"不通则痛"与"不荣则痛"两个方面。关于不通则痛可以与上述《素问·四气调神大论》所述自然景象进行"天人合一"的比类，在自然界，冬天出现水结冰的现象，换一个说法，也就是水的流动性、通畅性变差，何以使然，无非是自然界中寒气增强的结果。在人体也是一样，气血运行通道（即经络）不通与寒气密切相关，也就把"不通则痛"之论与寒气建立起了联系。这在《内经》之中可以找到明显的佐证，《内经》一书专论疼痛者共见两篇：一是《素问·举痛论》；二是《灵枢·论痛》。《素问·举痛论》详细论述了寒气是引发人体疼痛的首要因素，五脏、经脉之疼痛均与寒气所客密切相关，并举不同性质、部位之疼痛13例以阐明其与寒气之关系，具体可见下表（表2）。

表 2 《素问·举痛论》记载疼痛类型与寒气所客对应统计表

疼痛类型	寒气所客	疼痛类型	寒气所客
痛或卒然而止者	寒气客于脉外	胁肋与少腹相引而痛者	寒气客于厥阴之脉
痛甚不休者	重中于寒	腹痛引阴股者	寒气客于阴股，上及少腹
痛甚不可按者	寒气客于经脉之中，与灵气相薄	痛宿昔而成积者	寒气客于小肠膜原之间，络血之中
按之而痛止者	寒气客于肠胃之间，膜原之下，血不得散	卒然痛死不知人，有少间复生者	寒气客于五脏，厥逆上泄，阴气竭，阳气未入
按之无益者	寒气客于挟脊之脉	痛而呕者	寒气客于肠胃，厥逆上出
喘动应手者	寒气客于冲脉		
心与背相引而痛者	寒气客于背俞之脉	腹痛而后泄者	寒气客于小肠

　　《灵枢·论痛》则作了进一步总结，认为"多寒者，难已"。痛症如果寒气盛多，则难以痊愈；相对于寒而言，该篇还提出"黑色而美骨者"耐火焫与针石之痛。从体质角度而言，皮肤偏于黑色的人其机体寒气相对少，例如长期生活在赤道热带地区的黑色人种，其所处大环境多受太阳直射而少，人与环境相适应并统一，则其机体寒气较少；进一步言，白种人则可能发源于寒带，对此已经有学者做了初步研究，而黄种人多生活在温带，这一点从当今世界人种分

部客观情况看，仍是如此，人种与环境的思考也是合于中医"天人合一"思想的。现代中医临床常见的骨关节、颈肩腰腿等外经肢体疼痛性疾病而论，在古籍之中多归属于"痹证"范畴。《素问·痹论》载"风寒湿三气杂至，合而为痹也……寒气胜者为痛痹……"，也直接阐明外经肢体疼痛类病症病机的主要矛盾在寒，次要矛盾在风与湿。进一步思考寒气，寒有凝滞、收引的特点。从物理学角度言，在寒冷的环境中分子运动变慢，物质的流动性变差，在人体即出现新陈代谢欠通畅。具体到人体无形和有形的气、血、津液，也会出现转输不畅，则可见气滞，并见瘀血、痰饮等病理产物，进一步加剧人体生理运转之不通，不通则痛。综上而言，可知疼痛类疾病"不通则痛"基本病机中蕴含的主要矛盾即是寒气，并见伴寒气而出的气滞、血瘀、痰饮等，共致不通。

　　不通之外尚有不荣，从中医基础理论而言，人体得气血以荣，故知不荣与气血的相对不足相勾连。《素问·举痛论》又作了另一个角度的描述："经脉流行不止，环周不休，寒气入经而稽迟。泣而不行，客于脉外，则血少。"由此可知人体局部血之衰少，与寒气也息息相关。从现代医学视角分析，物体符合热胀冷缩的规律，人体组织亦然。当人体受到寒气侵袭，局部组织出现收引、缩紧现象，组织收缩后内部密度、压力增加，使血液供应阻力加大，故可出现局部血液滋养相对不足的现象。总之，疼痛类疾病无论不通还是不荣均基于人体经络、脏腑气血之运行状态，且与寒气密切相关。

三、疼痛与阳气的黏合和"扶阳疼痛学"的提出

　　探究疼痛类病症和阳气可知，人体之疼痛与寒气的密切相关性提示这类病症多有阴寒性质，其治当扶助阳气，以阳消阴，即《素问·举痛论》所言"得炅则痛立止……热气至则痛止矣。"其理在于人体阳气得复，提升机体的能量状态，微观上使机体的分子运动加速，宏观上则增强对机体新陈代谢的推动力量。同时新陈代谢的加强，使得机体对于病理产物的代谢、消解力量增强，也助力于机体不通处得以通畅。就不荣则痛而言，重在涵养气血。《素问·调经论》言："人之所有者，血与气耳。"在中医基础理论中，气为血之帅，血为气之母，相对言之，则气属阳，血属阴，具有互根互用的关系。补血必当补气已经是临床上医家用药之共识。清代刘沅在其《医理大概约说》中更是明确了扶阳补气在涵养气血中的关键作用，其言："补血必补气，气行则血行，无补血法也……阳气即元气，阴阳二气，统一于原阳。"从另一个角度而言，对于局部因蒙受寒气所导致的组织内供血不足的疼痛类疾病，可参考《灵枢·经筋》所言："经筋之病，寒则筋急。"言经筋常见病症之"筋急"以寒邪为主要致病原因，其治也当以火热性质之手段，即《灵枢·经筋》记载的"治在燔针劫刺，以痛为腧，以知为数"，借阳热之力使挛缩的软组织得以舒张，改善血供代谢。故在治痛方面，无论不通抑或不荣，均需顾护、扶助机体阳气，据此本文初步提出"扶阳疼痛学"。当然也要考虑，对于火热性的痈肿之病，可见红肿热痛，仍以扶阳思想临证是否妥当。刘氏又有论述："人身以元气为主，

气足则邪火自息，故古人谓火气元气，不两立也。"《内经》之中也有"火郁发之"的治法，《素问·阴阳应象大论》还记载了"其在皮者，汗而发之""其实者，散而泻之"的治法。由上可知热性痈肿疼痛的治疗与"扶阳"不悖，当然这也并非断言"扶阳"之法在疼痛类疾病治疗中"放之四海皆准"，本文提出"扶阳疼痛学"旨在引起医学界在诊治疼痛类疾病时结合思索当下人们的生存状态与习惯，重视扶助阳气，更需因势利导，灵活结合清、消等法，不可陷入寻求绝对真理和死钻牛角尖之弊。

在临床上，笔者的硕士毕业设计即是针刺联合灸贴治疗神经根型颈椎病临床疗效观察，观察组和对照组在疼痛症状改善和生活质量提升上均表现出明显统计学差异，该研究成果已发表于《中国针灸》杂志。在研究中，灸取膏肓一穴，《灵枢·九针十二原》有一段与膏肓相关的记载，即"膏之原出于鸠尾，鸠尾一。肓之原出于脖胦，脖胦一"。鸠尾和脖胦（即气海穴），均位于前正中线的任脉经上，鸠尾定位与膈保持同一平面，气海定位于肚脐附近，膈与脐所在的平面为人体上、中、下三焦之分野。故刺激膏肓穴或能通过鸠尾、脖胦的桥梁作用间接调节三焦之气机升降。有研究认为灸膏肓俞则三焦交通动力充足，更能加强上中下三焦之间互根互用，下焦之气得以向上温煦滋养中上二焦，中上二焦之气也能够下达下焦。这对人体整体阳气状态的提升有重大意义。此外，有学者研究针灸医家王乐亭之"老十针"在调理脾胃之外尚有改善机体代谢，助益阳气的作用。鉴于此，笔者在临床上治疗肩周炎一病，常在针刺局部组织进行松解的基础上，配合"老十针"刺法，收效益佳；笔者在治疗骨关节及颈肩腰腿痛等筋伤类痛症时，常结合"动则生阳"的易筋经导引功法指导，令患者发挥适当训练以涵养阳气的主观能动性，养成良好的运动习惯，收效亦佳。有学者最近研究着眼于阳气，以阳气疏导理论治疗筋痹，取得了良好临床疗效。当代扶阳医家王献民重用附子以助阳抑痹，在缓解强直性脊柱炎等疾病的顽痛方面也取得了较好的临床疗效。

任何失衡病理状态的出现绝非"一时之功"，而是在人们长期不当生活、工作习惯下，六淫、七情等内外因素共同作用，机体损伤日积月累，到达临界点，再遇诱因而发。疼痛是这一失衡状态的典型表现，疼痛表象的背后是人体气血的损伤和消耗。在当下社会，常见者即人体阳气之损耗，故在治疗疼痛类疾病时抓住其背后的"阳消"本质是必要的。当然我们也要认识到，临床上解决病人的疼痛症状，仅仅是提高病人生存质量、解燃眉之急的治标之法，治疗的根本在于合"健康中国"战略之呼吁，倡导健康生活方式，扶助、涵养阳气，预防为主，以"治未病"。

参考文献

[1] 李经纬，余瀛鳌，蔡景峰等 . 中医大辞典 [M]. 2 版 . 北京：人民卫生出版社，2005.

[2] 杨泽民 . 脾虚证物质能量代谢基因差异表达及其生物信息分析 [D]. 广州：广州中医药大学，2012.

[3] 张柳青 . 中医天人合一的超巨系统理论科学建构 [J]. 光明中医，2009，24（12）：2360–2364.

[4] 许慎 . 说文解字 [M]. 北京：中华书局，2015.

[5] 毕沅 . 释名疏证 [M]. 北京：中华书局，1985.

[6] 何新 . 诸神的起源 [M]. 北京：北京工业大学出版社，2007.

[7] 杜贵晨 . 黄帝形象对中国"大一统"历史的贡献 [J]. 文史哲，2019（3）：139–164，168.

[8] 张玉书，陈廷敬，等 . 康熙字典 [M]. 上海：汉语大词典出版社 .2002.

[9] 李学勤 . 字源 [M]. 天津：天津古籍出版社，2012.

[10] 朱文锋 . 中医诊断学 [M]. 北京：中国中医药出版社，2002.

[11] 马仁忠 . 地理环境对种族、民族特征的影响 [J]. 宿州教育学院学报，2002（4）：126–127.

[12] 周仲瑛 . 中医内科学 [M]. 北京：中国中医药出版社，2003.

[13] 路志正，焦树德，闫孝诚，等 . 痹病论治学 [M]. 北京：人民卫生出版社，1989.

[14] 高学敏 . 中药学 [M]. 北京：中国中医药出版社，2002.

[15] 刘立安，张姝，汤立新，等 . 针刺加灸贴治疗神经根型颈椎病疗效观察 [J]. 中国针灸，2016，36（2）：139–143.

[16] 焦乃军 . 膏肓俞医治"百病"理论探析 [J]. 中国中医基础医学杂志，2010，16（3）：239.

[17] 孙敬青，张涛 . 王乐亭针灸治疗体系中的脾胃思想 [J]. 北京中医药，2017，36（1）：41–42.

[18] 黄佩怡，梁靖蓉，刘清国，等 . 基于《内经》阳气疏导理论探讨经筋痹治疗 [J]. 北京中医药，2020，39（9）：969–971.

[19] 王献民，张宇轩 . 扶阳显义录 [M]. 北京：科学普及出版社，2019.

[20] 中共中央宣传部理论局 . 新时代面对面 [M]. 北京：人民出版社，2018.

第7章 近代医家对小儿扶阳理论认识初探

扶阳指一切能够扶助阳气的措施，将阳气作为主要治疗和指导的原则，时刻注重保护阳气。扶阳理论是辨证论治中将阳气为先导；在虚寒类证的临床治疗中，以阳气为治疗之本的思想。

祝味菊云："人以阳气为生……得阳者生失阳者死……故医家当以保护阳气为本……吾非不用寒凉也。"《名老中医之路》中，介绍徐小圃因过用寒凉致使其嗣病几将厥，遂求于祝味菊，应用大剂温阳之品，一剂即缓，七剂乃愈，其后转投扶阳派而医名渐胜。

一、重阳与扶阳解析

1. 重阳思想探析

重阳乃以阳气为基，重视阳气发挥的作用。《易经》将阳作为根本，"大哉乾元，万物资始，乃统天"意为日出时光气舒展，万物初始。本质是以乾元为基，即为重阳。

《黄帝内经》有一定的篇章体现了重阳思想。在生命演化中，"阳气若天与日"，为生命提供源力。疾病发生变化，阳气亦发挥重要作用。《素问·调经论》曰："取分肉间，无中其经，无伤其络，卫气得复，邪气乃索。"卫气本为阳气的一部分，护卫人体的屏障，当阳气得以恢复，卫气得以充实抗邪于外。阳气作为生之本，贯穿生命全过程。

《伤寒论》将顾护与重视阳气思想贯穿全篇。六经病中以温法、热法治疗阳气不足的疾病。如"少阴之为病，脉微细，但欲寐"，少阴病以心肾两经之气血虚、阴阳亏为主。但归根结底，是以肾阳虚衰为主，少阴阳虚兼太阳表证，以麻黄附子细辛汤为方，麻黄附子助阳温阳。从少阴病之治法，以管窥豹可看出"重视阳气"思想在《伤寒论》中具有重要的地位。

李东垣的思想亦以重视阳气为主。东垣生年几经叛乱，三国混战，身心忧创，环境使人的精神和阳气日益受损。李东垣在中医经典的启发下，以天地相参，始创重视阳气学说的脾胃论，立温补学说，开创了辛甘温升散之法。东垣的医学立论以气机升降为导向，以"劳者温之，损者益之"为原则，以温补阳气为思路，创立名方补中益气汤。

张介宾将"阳常不足，阴本无余"作为自己医学体系核心，将阳气作为人身生化之本，"故凡欲保生重命者，尤当爱惜阳气，此即以生以化之元神"。万分重视阳气的主要作用"人之大宝只此一息真阳"。将"热无伤而寒可畏"为人的五官、五脏、生长等生命之根本。所以人之生渐至亡，阳气皆不可离也。

2. 晚清民国思想之转折对中医的影响

中国古代观念以"人与自然相参"论。即"人法地、地法天、天法道、道法自然"，对阴阳的解释多以自然界现象阐释分析，"气之擎敛而有质者为阴。舒散而有气者为阳。阴气凝聚阳在内者不得出则激搏而为雷。阳在外者不得入则周旋六合而为风"。由此延伸至医学，在朴素自然观念下，先哲未去定义阴阳"是什么"，而重视阴阳"表现"。其解释多为"阳气者，若天与日，失其所则折寿而不彰。故天运当以日光明"。将天地之表现与人体之四维上下相连，用天地之表现延伸类比人体，从而阐释阳气上下出入，过与不及。因此，古代医学特点为重表现而轻概念。历代对阴阳概念探讨，则几近于形而上的道。"易说一阴一阳之谓道。阴阳，气也、形而下者也、道理也。只是阴阳之理、形而上者也"。

西欧大陆经历康德"认识的主体与客体的统一，主体符合于客体，只有把客体理解为由主体自己建立起来的对象，即'现象'，主体才有可能认识这个客体、符合这种客体"。"为自然界立法"将"人对上帝／自然的符合"转换为"自然界的观念都要经过人的考察"，即自然界对人观念的符合。将一切都放在人的视野中去考查。将形而上学的"理"转换为形而下的"器"，万事万物的概念，更符合人的认知。因此，解剖、生理学等学科传入中国，对近现代中医学发展产生了巨大的影响。

3. 扶阳思想探析

广义上来讲，扶阳是指在防治疾病时，时刻注意顾护人体阳气的一种思想。"扶"治也，治理调理之意。扶阳为时时扶助阳气，顾护阳气，调整阳气为一体的高度概括。扶阳在生命进程中，比如说维护人体阳气、脾胃之气都起到积极的作用。产业升级进入大机械化时代，夏令喜冷少动贪凉等方式逐渐成为主流，"动则生阳，静则生阴"时时顾护阳气的经验被人们所轻忽，导致了一系列阳气不足的虚性症状。

近代医家在综合整理和继承发展前人经验的基础上，形成"阳气为人身立命之根本，扶阳以固本"的思路。应用温热类药物，或其他同效应治疗手段和方式去扶助阳气治疗疾病，总结各种原因导致阳气虚弱和阴寒内胜的疾病经验。

二、近代儿科扶阳派医家诊疗思想

近现代以来，医学微生物学发展，出生率上升，导致外感病证的基数在儿科中越来越多。历史变革，生活条件复杂，因之幼儿常患杂病。小儿脏腑娇嫩，易受邪而损正气；或饮食不规律出现营养不良病症，导致阳气不足或阳气衰微等阳气受损之证，即邪气未除正气伤。近代儿科扶阳思想之发端，也源于使用中、西药时，用药苦寒，久伤正气之弊。祝味菊学贯中西，深受西方医学思想影响，以西方医学思维方式去考察中医学观念。当祝味菊携川派扶阳思想入上海时，将扶阳思想应用于儿科诊疗屡见成果，传至徐小圃，尔后扶阳心法渐起光辉，形成儿科学独树一帜的扶阳体系。其学派传承谱为郑钦安→卢铸之→祝味菊→徐小圃→陈苏生→王兆基→胡觉人→徐仲才→陈耀堂。儿科扶阳医家医治小儿疾患时，将维护正气作第一要务。正气即阳气也。正气盛则营卫和平而行常道，客邪不攻而自散。

下文梳理近代中医名家"祝味菊"，儿科扶阳派医家"徐小圃""徐仲才"三位老先生对于小儿重阳的学术思想与经验理论，为中医儿科扶阳治疗提供文献支持。

1. 祝味菊

祝积德，字味菊，山阴人士。祖籍四川成都受业于宿儒刘雨笙，家族以医相传，其求学精勤，以赤诚之心，遍阅记诵典籍，为治学治病，筑下基础。其学术思想倡用温药治疗伤寒，用温药以扶正。祝味菊对于儿科的诊疗颇有心得，祝氏学术经验对小儿温阳思想应用临床起到承前启后的作用。

祝味菊扶阳学术思想：祝氏幼承家学，即长便留学于日本，接受新学，学贯中西。不同思维观念下，将形而上学的"风、寒、营卫、阴阳"之理，理解为形而下学具体概念。

阴阳与西学理论结合阐释。将"阴阳"做物质、势力之解释，阴生育阳，阳用不衰，则阴气自然源源不断。阴之用亦在阳，一切营养物质在阳气作用后为身体所用。"阴不可盛，以平为度；阳不怕多，其要在秘……旧有太极之说，骤视之，固感染玄学色彩，为近世科学所不道，顾其微言大义，殊有足取。如云太极动则生阳，静则生阴者，盖阴阳二字之意义，无非是哲学上所动的及能动的两种术语之代名词，犹之物质与势力，初无二致焉"。以此观之，祝味菊对阳气的观念，从西医处多有借鉴。将正气与机体之机能盛衰相联系阐释，将气解释为神经的官能作用。在主客二元思想冲击下，祝氏扶阳思想多有所得。概括之其治学临证，皆以扶助人体正气为纲领。他认为中医治则中"扶正祛邪"之"正"首指阳气。"阳为生之本"阳气是生命活动的动力，故治病首重阳气。祝氏用药喜麻附桂枝等温热药，对阳虚之病，尤善用附子。他将小儿治疗归纳为"小儿为稚阴稚阳，易虚易实……即小儿系为纯阳之体，须加以爱护，不能以凉药伤之"，应用温法在儿科疾病中屡起沉疴。

(1) 以扶持正气为本：中医学对疾病基本病机认识以"邪正盛衰"为主，医者治病以针对病邪（祛邪）与升发人体正气以抗病（扶正）作为思路。两大法则概括起来不外"治病"与"治人"。祝氏认为"病原繁多，本体惟一"，将人体的正气不足作为疾病发展变化的枢机。"一切病邪，及其侵入人体，即为人体抗力所支配，病变之顺逆，预后之吉凶，体力实左右之……匡扶其自然疗能，控制其疾病。"概而论之，祝氏重视扶持正气，主要是阳气，治人为本。

(2) 调整阳气以治疗寒证：祝味菊在外感热病辨证诊疗中，重视阳气的调整。他认为伤寒六经，寒热之辨，断然分明。六经病演变以正气盛衰为度，而不是感邪之强或弱。"太阳为病，正气因受邪激而始合度之抵抗也……太阴少阴为病，正气懦怯，全体或局部之抵抗不足也。"祝味菊的思想特点，即在六经病发生发展过程演变中，重视人体阳气盛衰的发挥。

祝味菊的伤寒心法"伤寒五段论"是对"扶阳"体系的创新性表达。其核心思想为调整人体阳气为主。"顺从自然，调整太过与不及，以助其抗力而愈病也"，基于正气与机体之盛衰联系阐释，扶正即为增加抗病力。强调对于人体的病理状态要时刻注意扶抑阳气。"伤寒……首当重阳。善理阳气，思过半矣。是以太阳伤寒，重在和阳；少阳有障，重在通阳；阳明太过，重在抑阳；少阴不足，重在扶阳。"

(3) 扶正温阳，妙用附子：作为扶阳派代表医家，祝氏扶阳理论具体运用以扶正温阳，好用附子为体现。祝先生将邪正相争视作人体发病的主要矛盾。诊治疾病的基本思路为扶正祛邪。扶正即扶助阳气，扶正即增加抗病力。疾病之进退与其盛衰，皆以人体阳气之浮涨为基——包括疾病在人体的演变发生发展调节、代偿及自疗功能"抗力之消长，阳气实主持之。阳气者，抗力之枢纽也。"面对疾病十分重视阳气作用。"所以克奏平乱祛邪之功者，阳气之力也。夫邪正消长之机，以阳气盛衰为转归。善护真阳者，即善治伤寒，此要诀也。"

祝氏认为病者"宜温者多，可清者少"温法不限虚寒证，正虚者即可；不限于虚证，邪实正虚亦可，总以扶助正气为要。用药以附子为主，十方九用附子，重视阳气，处方灵活加减，病起沉疴。对祝氏所存医案进行查阅，自云附子"最多用量可达三四两"，通过对祝氏已存之方考察，发现一般少则12～15克，多则30克。未见有超过45克。将附子与不同方药佐使配伍，实现附子对脏腑经络归经选择之效用。

祝味菊常见配伍有附子加磁石，兴奋加镇静，具强壮之功，能抑制虚性兴奋，即以温阳潜镇之意；附子加枣仁，辛通加酸收，有缓和作用，能调节心血管系统植物神经之紊乱，治心动过速、期前收缩有效；附子加知母，辛热加甘寒，有温润作用，可治热性病心阳不振而兼口渴欲饮者。他还常把石膏与附子同时使用，一以清热，一以扶阳，使其各行其道。

2. 徐小圃

徐小圃，近代著名扶阳派儿科医家。家族世代儒医相传。在家族的熏陶下，徐小圃幼承家训，在父杏圃公的悉心教导下，成年即悬壶上海，虚心吸收古今医家经验，又学习祝味菊温阳扶正的思想，形成自己的诊疗体系，具有鲜明的独创性。凭借着精湛的医术得到了当时患者的一致认可。

《名老中医之路》中记载，因为小儿不能与医生充分合作，徐小圃省疾问病诊疗时，总是弃座站立。医者，贵在以患者为先。此则故事，既能体现徐小圃的医德，也能体现其为医之谦卑。

徐小圃扶阳学术思想：徐小圃治学临证，重视顾护小儿阳气。在接受祝味菊学术经验的情况下，树立了小儿以阳气为本的学术思想。将儿科"稚阴稚阳之体"提到重要的地位，通过学习祝氏温阳扶正用药思路并与儿科体质相结合。在临证中把维护正气、顾护阳气为思路，治疗则以温补脾肾阳气为主。夫阴之所生，必赖阳气之旋运。临证善用麻附桂。《实用中医儿科学》将其学术思想概论之"阳气在生理状态下，是全身的动力，病理状态下又是抗病的主力。而在儿科中尤为重要。"体现了徐小圃重视阳气的思想。

(1) 小儿血少气弱，应以阳气为本：徐小圃将"阴属稚阴，阳属稚阳"非"阳常有余，阴常不足"当作儿科辨识心法，在治疗疾病时，时时将照顾小儿阳气作为原则。小儿娇嫩柔弱，不耐寒凉，如草木方萌，欣欣向荣，徐小圃认为小儿"肉脆、血少、气弱"，气属阳，血属阴，气弱则稚阴，血弱则稚阳。脏腑薄，藩篱疏，易传变；肌肤嫩，神气怯，易于感触，亦即稚阳体，邪易干。以"圣人扶阳抑阴"为心法，主张时时顾护小儿的阳气。

(2) 温阳扶正，善用温药：徐小圃认为"小儿脏腑娇嫩，形气未充，属于稚阴稚阳之体，外邪多伤正气，阳气伤致邪气羁留"，往往以维护正气、顾护阳气为其治疗思路，实践中以温补脾肾阳气为主，认为小儿生长迅速，需要营养物质的滋养，一生盛衰之基，皆在幼时。只有在脾健运，命火盛的情况下，才能充分生长发育。反之脾胃受损，伤于乳食，亦或命火衰微，不能温养，则易病易伤，发育不良。

徐小圃用药广泛使用麻桂附。基于对小儿生理特点和疾病演变与长时间的医疗经验上，用药善以温药为主。他认为小儿发热，是正气抵抗邪气的外在表现，邪气越盛，正邪斗争越剧烈，热势便越严重。因此投以麻桂剂，避免邪气由阳入阴之患。他认为对于小儿疾患的治疗应以维护正气为第一要义。基于以上认识，临证应用温药治疗大部分疾病。

徐氏应用附子的临床指征为：神疲乏力，体软，面色白，畏寒，四肢清冷，不欲饮，溲清长；或舌光而不欲饮，或口干不欲饮；脉细或濡细，或沉迟，或虚数。这些虚、寒症状，出现其中一二项即可应用，不必悉具。

治疗案例如下。

张某，5岁。小儿外感病后，阳气不足，下焦虚寒，温度低降，遗溺，大便不化，舌淡苔光，唇肿，口臭，脉软数。

诊断：小儿遗尿。

治法：温补下元。

方药：黄附片（先煎）9克，原金斛9克，花龙骨（先煎）30克，蛤蚧（包煎）12克，天花粉12克，料豆衣9克，桑螵蛸12克，菟丝子12克，覆盆子12克，沙苑子9克，白莲须8克，乌梅肉3克。

3. 徐仲才

徐仲才，名树梓，近现代著名儿科医家。其家族世代为儒医，幼承家学，奉父命受业于祝味菊门下。早年求学，以古为训，以学求知，法《内经》《难经》及汉代以降诸家思想而颇有心得，善用经方，益阳补脾肾为主流。

徐仲才扶阳学术思想：徐仲才先生在接受祝味菊的教导和家学传承下，对辨证论治和理法方药体系构建及其运用，颇有心得；在对小儿脏腑辨证基础上，重视阳气的培养与阴精对人体养育的作用。徐仲才认为扶阳思想的要领在于"培补脾肾之阳"。小儿成而未全，脾肾相依。从脾的角度来讲，脾的运化依赖于肾中元阳的温煦，肾中元阴元阳又寄于脾散精气滋养。因此用药常基于附子等温热类药物，通过不同的配伍，实现辨证论治的方案。遵古不泥其迹，立法取舍有方。其治学大要以"扶阳益肾"为指归。

(1) 阳为人之本，扶阳以固本：徐仲才将"人之大宝，只此一息真阳"为实践理论的出发点，十分重视阳气对人体的作用。继承其父徐小圃在治疗小儿疾病中"血少气弱，阳气为本"的精神，师古不泥古，以"阴为体，阳为用"相机而动，在保护阳气的基础上，重视阴精对人体滋养的作用。

(2) 温培脾肾，善用附子：徐仲才在继承祝味菊"阳气者，抗力之枢纽"的学术思想下，犹有创新，认为扶阳思想的要领在于"培补脾肾之阳"。小儿成而未全，脾肾相依，从脾的角度来讲，脾的运化依赖于肾中元阳的温煦，肾中元阴元阳又寄喻脾散精气滋养。因此，徐仲才先生将"温脾肾扶阳"思想概括为"凡小儿属阳虚者……扶阳益肾为主……辅以补气健脾，使脾肾相互资助而生化不息"。

肾中元阳，通过三焦温煦全身，肾阳喻身中，为生之本。徐仲才先生将扶阳首先要扶助肾阳作为心法，将附子作为扶阳药的代表。用附子时，要善于捉摸阳气衰微的征兆，见微知著，当机立断，只要辨证准确，即可果断使用足够剂量。重视脉诊，在临证时重视病人的"脉神"，得神者生。

徐老认为，附子的成人用量9~12克即可；儿童因年龄和病情浅深，酌情减之。生附子性大毒，制后毒性仅为原来的1/200。入汤剂先煎15~30分钟，有效成分仍存而毒性则大大减之。应用附子要考虑是否对证，有无配伍药物等因素，用量看具体情况而定。

徐氏父子之用药"温阳九法"（表3）。

表3　用药"温阳九法"

治　法	配　伍	主治病证
温潜法	附子配磁石、龙骨、牡蛎潜降药	心肾阳虚、虚阳上浮引起的心悸不寐、耳鸣耳聋、咳嗽、咯血、口糜等症
温解法	附子配解表药	外感表证阶段兼有气阳不足见症
温培法	附子或肉桂等温肾，配合干姜、白术、党参、茯苓等健脾药	脾病伤肾，致脾肾两伤，命火衰微之泄泻、水肿
温清法	附子配石膏、黄连等清热药	元阳虚于下，邪热淫于上之暑热症
温泄法	附子配伍利水药	阳虚水肿
	附子或乌头与通腑药配伍	阳虚腹痛或阳虚腑秘
温化法	附子配化湿药	湿阻病之湿温、黄疸等
温和法	附子配柴胡等疏肝解郁药或甘麦大枣汤	肝脾失调所致胁痛，如肝肿大、慢性肝炎、慢性胆囊炎以及胃痛、痛经等

治　法	配　伍	主治病证
温滋法	附子配伍滋阴养血药	素体亏虚或久病体虚，证见阴阳两虚
温固法	附子配伍涩肠止泻药	阳虚泄泻
	附子配伍缩尿药	下元虚衰遗尿

三、儿科临床之于寒温思考

儿科体质学派另一思潮"寒凉派"则将《小儿药证直诀》中"小儿纯阳，无烦益火"的清热思想视作诊疗宗旨，尔后儿科大多学者认为"小儿体属纯阳，所患热病最多"。因此，小儿在治疗上要谨慎的应用温药，以清为主。

对寒温两派学术源流回溯。学术界基本认为儿科温补之思想源于宋代陈文中《小儿痘疹方论》，他以痘疹传变须小儿元气充足，毒邪才能顺发为思路，提出了补养脾胃，固护元阳，温补条畅的原则。寒凉思想之发端，则源于钱乙汲取《颅囟经》"小儿纯阳"之论，小儿阳气充盛须以寒凉清泄之品进行治疗疾病为依据。此后寒温学说，百家争鸣，各有发展。笔者以文献学之法，考校"纯阳"渊源，文献中对于"纯阳"的记载，集中于"乾卦大六爻为纯阳""四月为纯阳""平旦为一日之中，阳中之阳，纯阳之时"。因此，对纯阳之说尚可解释为阳之始生，生长迅速，须臾不可离。

温寒两派的本质区别在于对小儿生理病理和体质的认识差异，以至于两派各执一端。儿科中寒凉派医家认为小儿体质为"纯阳之体"，其阳气充盛，阳盛则热，表现为阳常有余、心肝常有余。罹患疾病易化热，起病则热证最多，因此宜用寒凉之品。治法遵从仲景圣"保胃气，存津液"留的一分胃气，便有一分生机。外感遵从寒凉治法以清热驱邪为主；内伤杂病则遵从甘凉滋润养阴生津为主。对于辛温之品，谨防使用，防止劫烁阴津，伤津耗气，或在大剂寒凉之中稍佐温品，以求阳中求阴，阴得阳助生化无穷之意。

基于小儿"纯阳之体，心肝有余，肺脾肾不足"的特点，寒凉派医家认为，小儿生理上，生长发育迅速，如日东升，生机盎然。病理上，患病易从阳化火，伤津耗液，火盛风生，风助火势，风火相煽，干于阳位，多见阳热类症状。因此，治疗主张采用寒凉滋阴之法。

近代以来，儿科使用温阳之法的医家主要以小儿体质为"稚阴稚阳"立论。小儿如草木方萌，赖阴阳气血以生长，气属阳，血属阴，血少即稚阴，气弱即稚阳。稚阴之所生，必赖阳气之旋运。行其气滞、转其枢机、旋其动作、动其稽迟。以此论之，温阳派医家认为小儿为阴未充阳未盛之体。从临床看，小儿发病，其外易为六淫所伤，内易为饮食所损，对疾病之抵抗实为不足矣。

基于小儿"稚阴稚阳"的特点，温阳派医家认为，小儿外感内伤初期之发热，体现为"正邪斗争"剧烈所致发热，非"阳常有余"而致发热。两者的转归亦有差异，多体现疾病本身的特点。明确说明小儿病因单纯，当正气不足，易感于邪，传变迅速，正气弱一分，则邪气进一分，病情则按照疾病本身特点进行演变。《中医儿科学》小儿传染病章，麻疹之演变明确按初热期、见形期、收没期进行。反观成人之体质，以其久受水谷，居住不同，生活不同，正应"一方水土一方人"，久久则体质各异。在感病发病后，传变亦有不同，如阳明胃热之人，感邪之后则易从阳化热。少阴阴虚之人，则易从阴化寒。因此，扶阳派医家重视阳气之理论便由此出矣。

现代医家在寒温之辩的基础上，综合小儿的生理病理特点和临床特征，从"寒温之辩"的矛盾基础之上，总结提出了小儿"脏腑娇嫩，形气未充；生机蓬勃，发展迅速"的特点。小儿虽然发育迅速，但是无论在物质基础与生理功能上，都是幼稚不完善，较之成人犹有不足。其发病又有易伤津耗气的一面，因此具有"易实易虚，易寒易热"的病理特点。

小儿疾病治疗的关键在于辨证，辨证的重点在于分清正邪的消长。邪气盛则实，邪盛则伤正；精气夺则虚，正虚则邪张。在临证中，依病情传遍，合理选方用药，辨证施治，而温补与清凉，两法皆有其内核与临证支持，若囿于门户之见，不免会执其所偏。书之于此，不禁喟然叹于师谆谆之教诲："对医学之理理解越深，看待问题便越全面，吾辈之医，用药在方的圈内，而师傅用药在方的圈外，用方虽同，理却各异。因此，遣方用药须永葆学徒之心，虚心学习，领悟医学之道。"望君从今而后，读圣贤书，治病救人，无愧于心。

四、小儿扶阳理论认识展望

本章粗略梳理了重阳思想的演变及近代具有代表性的重

阳医家思想。初步总结出重阳思想作为中医学具有代表性的一部分，经过明代中医理论综合整理和深化发展后，重阳思想在中医思想系统化中起到了重要的作用。之后，祝味菊等儿科扶阳派医家应用温性药物治疗儿科疾病而屡见功效，形成了具有特点的儿科扶阳学派。通过对此学派思想和用药经验的总结和分析，得出此学派传承思想之根基，是对于小儿体质"稚阴、稚阳"的认识，"寒温之辨"由之此矣。当然本文并非断言儿科扶阳思想为儿科治疗之本法，也非仅仅在理论研究和实践中执"阳气"一端，陷入寻求绝对真理的牛角尖，而是为儿科治疗提供一条新的思路。我们不要囿于门户之见，尽可能广泛吸取不同的意见，形成更加完善的"辨证论治"思想体系。在治疗中仍需要坚持阴阳之全面与辨证，两点论和重点论并举，重视阳气对生命的重要性。

本文仅分析了代表儿科的扶阳派医家的主流思想，对"扶阳法"在儿科应用的优势病种及其方药，未成规模。对于儿科扶阳派医家诊疗经验，今后仍需要整理病案，综合分析，结合药理学认识，从而形成理法方药一体化体系。

参考文献

[1] 祝味菊.祝味菊医学四书合集 [M].天津：天津科学技术出版社，2008.

[2] 周凤梧，张奇文.名老中医之路 [M].济南：山东科学技术出版社，2005.

[3] 吴生元.扶阳理论与临床实践 [M].北京：人民卫生出版社，2016.

[4] 杨天才，张善文.周易 [M].北京：中华书局，2011.

[5] 佚名.黄帝内经素问 [M].北京：人民卫生出版社，2012.

[6] 郑龙飞，贺娟.《黄帝内经》重阳思想及其影响下的疾病观 [J].北京中医药大学学报，2017，40（1）：9-12.

[7] 王庆国.伤寒论选读（新世纪第 4 版）[M].北京：中国中医药出版社，2016.

[8] 赵杰.经方扶阳三十年 [M].北京：中国中医药出版社，2019.

[9] 张年顺.李东垣医学全书 [M].北京：中国中医药出版社，2006.

[10] 李志庸.张景岳医学全书 [M].北京：中国中医药出版社，1999.

[11] 慎到.历代子家选刊·慎子 [M].上海：华东师范大学出版社，2010.

[12] 陈淳.北溪大全集 [M].台北：台湾商务印书馆，1986.

[13] 赵敦华，西方哲学简史 [M]．北京：北京大学出版社，2012.

[14] 邢斌，黄力.祝味菊医学五书评按 [M].北京：中国中医药出版社，2008.

[15] 江育仁，张奇文.实用中医儿科学 [M].上海：上海科学技术出版社，1995.

[16] 陆鸿元，邓嘉成.儿科名家徐小圃学术经验集 [M]．上海：上海中医学院出版社，1993

[17] 吴瑭.温病条辨 [M].北京：人民卫生出版社，2017.

[18] 陈复正.幼幼集成 [M].蔡景高，叶奕扬，点校.北京：人民卫生出版社，1988.

[19] 陆鸿元，徐蓉娟，郭天玲.徐仲才医案医论集 [M].北京：中国中医药出版社，2010.

[20] 徐蓉娟，葛芳芳，姜宏军.徐小圃、徐仲才"温阳九法"探析（一）[J].上海中医药杂志，2012，46（5）：1-3.

[21] 徐蓉娟，葛芳芳，姜宏军.徐小圃、徐仲才"温阳九法"探析（二）[J].上海中医药杂志，2012，46（4）：1-4.

[22] 赵艳，郭君双.南宋医家陈文中儿科特色 [J].中医文献杂志，2001（4）：33-34.

[23] 师梦雅. 钱乙学术思想及其《小儿药证直诀》方药配伍研究 [D].
石家庄：河北医科大学，2017.

[24] 王逸，洪兴祖. 楚辞章句补注 [M]. 长春：吉林人民出版社.
1999.

[25] 王冰. 王冰医学全书 [M]. 太原：山西科学技术出版社，2012.

[26] 朱锦善. 朱锦善儿科临证 50 讲 [M]. 北京：中国中医药出版社，
2012.

[27] 汪受传. 江育仁儿科学派 [M]. 北京：中国中医药出版社，2020.

[28] 马融. 中医儿科学 [M]. 北京：中国中医药出版社，2018.

[29] 赵进喜，李继安. 中医内科学实用新教程 [M]. 北京：中国中医
药出版社，2018.

第8章 基于《金匮要略》对
温阳法治疗胸痹心痛的探讨

胸痹心痛是以胸部闷痛，甚则胸痛彻背喘息不得卧为主症的疾病，西方医学中胸痹心痛的症状、病因病机与心绞痛、心肌梗死等疾病相类似。近年来，随着人们的生活习惯和饮食习惯的变化，心血管病的发病率和死亡率每年都在增加。目前中医对胸痹心痛的认识多以气滞血瘀为其病机，临床上多用活血宣痹之法。《金匮要略》中论述胸痹心痛时提出的"阳微阴弦"理论，既是阐明了其脉证，也是胸痹心痛的病机关键，强调了"阳气"在胸痹心痛中的重要性。自古以来，以辛温通阳或温补阳气为主的温阳法在胸痹心痛的治疗中也一直占据着重要地位。为拓展中医治疗胸痹心痛的思路，溯本求源，以下就以《金匮要略》中"阳微阴弦"理论对胸痹心痛、心阳虚与其关系以及温阳法治疗胸痹心痛的研究进展及临床验案进行论述。

一、从"阳微阴弦"论胸痹心痛的内涵

1.对胸痹心痛的认识

胸痹心痛是饮食失常、情志不畅、寒邪瘀闭等导致，以痰浊、瘀血、气滞、寒凝痹阻心脉为主要特点，以膻中或左

胸发作性憋闷、疼痛为主要症状。本病也可在没有明显诱因或安静时发病。《黄帝内经》提出胸痹的病机是寒痰瘀邪闭阻心脉，并提供了温通法治疗胸痹的理论依据，"胸痹"和"心痛"原为两个不同的病名，张仲景首次在《金匮要略》中合并提出，并确定了其辛温通阳化痰祛痰的治法，阐明了"阳微阴弦"的病因病机，即上焦阳气不足，下焦阴寒气盛，同时为其辨证论治打下了基础。后世在此基础上不断发展，辛香通散药物在唐代开始增加使用，明清以后进一步补充完善了胸痹属虚证的病机理论，认为其病机是素体亏虚，胸阳不振，又受到风寒之邪乘虚而入，导致寒凝痰饮，瘀血内停，终至气血瘀滞、胸阳痹阻，并广泛运用活血通痹治法。现代人认为胸痹心痛的基本病因病机为心脉痹阻，不通则痛。胸痹心痛分虚证与实证，但临床表现往往本虚标实、虚实夹杂。本虚可见气与阳虚衰受损，实证可表现为有形之邪痹阻心脉。胸痹心痛的病程分为发作期和缓解期，发作期的主要表现为实证，出现血瘀、痰浊；缓解期表现有心脾肾气血阴阳之亏虚，其中最为常见的是心气虚、心阳虚。

2. 阳微阴弦是胸痹心痛的基本病机

《金匮要略·胸痹心痛短气病脉证治》云："阳微阴弦，即胸痹而痛，所以然者，责其极虚也。今阳虚知在上焦，所以胸痹心痛者，以其阴弦故也。"其文中的"阳微阴弦"既阐明了其脉候涵义，也被历代医家认为是对胸痹心痛基本病因病机的高度概括。就脉象而言，指浮取而微，沉取而弦。《金匮要略心典》曰："阳微，阳不足也……阳虚而阴干之，即胸痹而痛。"由此可知，就病机而言，"阳微"表示上中下焦阳气不足，即心肺脾肾阳气亏虚，尤以肾的阳气不足为主。"阴弦"表示阴寒、痰浊、瘀血一类病邪太过，也代表了中下焦脏腑的病变对于上焦的影响。"阳微阴弦"即胸中阳气不足，阴寒内盛。虽然胸痹心痛是现代病名，在当时胸痹和心痛分别是两种独立的疾病，胸痹是指以胸部痹阻滞涩疼痛为主症的疾病，而心痛一词本身既可以作症状又可以认为是病名，在现代看来，即"心痛"有广义和狭义两种含义，狭义即我们现在的认识，而广义除了心血管疾病，还包括肺系、胃肠道疾病等可能造成的一系列心痛表现的疾病，文中"所以胸痹心痛者"既可指胸痹与心痛两个病，也可指在古代含义更为广泛的心痛一证，但无论如何解释，"阳微阴弦"为其基本病机是没有问题的。

清代王清任在《医林改错》中提出气虚血瘀论，即血瘀是由气之亏虚所致，心气不足以推动血液，会引起血液的流通不畅，流动速度变慢，血液停聚继而形成瘀滞，这就是虚中夹实的气虚血瘀证的形成原因。目前的研究认为冠状动脉粥样硬化心脏病是冠状动脉出现粥样硬化导致心肌缺血缺氧，从而造成心脏正常功能减退，这点与气虚血瘀病机一致，同时也与"阳微阴弦"病机高度相似，可以认为"气虚血瘀论"与"阳微阴弦"理论本质相同，都是胸痹心痛的基本病机，气滞血瘀是阳微阴弦的进一步表达。故阳微阴弦作为胸痹心痛的基本病机与气滞血瘀论并无冲突。

3. 阳微为本——温阳法治疗胸痹心痛

胸痹心痛为本虚标实之证，本虚常见气虚阳虚，标实则见血瘀、痰浊，正好对应其基本病机阳微阴弦，"阳微"即是本虚，胸阳不振是发病之本，即"阳微为本"，阴寒、痰浊、瘀血是发病之标，总因阴乘阳位而发病，故"阴弦"即是标实。《类证治裁·胸痹论治》曰："胸痹，胸中阳微不运，久则阴乘阳位……阳微阴弦……以《金匮》《千金》均以通阳主治也。"胸中阳气不足，气血不能运化，阴寒盛制约阳气太过而致心脉痹阻，而《金匮要略》《千金要方》都以温通阳气法主治，也恰恰说明了自古以来温阳法在胸痹心痛治疗中的重要地位。

阳气不足，气血则亏虚，阴阳水火乃万物的根本，阳气是生命的主导，所以阳对于人的生命活动尤为重要，温阳更为重中之重。《医宗必读·水火阴阳论》主张"血气俱要，而补气在补血之先；阴阳并需，而养阳在滋阴之上"，在治疗疾病时，气血阴阳都亏损的人，应该补气补阳，其中补气为第一，补血在其后；只有阴阳亏虚的，应该以养阳为第一，滋阴为第二为原则，这也更体现了温阳补阳的重要性。胸痹心痛作为本虚标实之症，以阳微为本，本虚常见气虚阳虚，中医上常说急则治其标，缓则治其本，治病求本，故以温阳法为其治法，只有阳气恢复，则寒可去，痰得化，血能行，脉自通，病始愈。

二、心阳虚与胸痹心痛的关系

1. 心为阳中之阳，以阳气为用

《尚书》提到"心为火"，清代唐宗海《血证论》曰："心为火脏，烛照万物"，即心的阳气像火一样充足旺盛，在推动气血运行的同时，也能温暖我们的全身，维持我们的基本生命。中医学认为，心居上焦为阳脏，又主阳气，为阳中之阳，而阳气则可以促进血液的流动循行，维持人的生活运动，心阳之火只有旺盛才可以维持心脏的正常功能，滋养身体，只有心的阳气充足，心脏的各项功能活动才能保持正常，才能使血液在血管中环流不息。只有当血液本身足够充足，血管壁滑利通畅，才能使血液正常运行，心阳充沛，血液充盈和脉道通利，是血液运行的基本前提条件。血脉通利，环流不息，全依赖心之阳气的温煦与推动作用。

2.心阳虚是胸痹心痛产生的重要因素

心阳虚一般是心之阳气的温煦能力和推进能力不够，从而导致阳虚阴盛，表现出虚寒症状及出现气滞、血瘀、痰凝等病理改变。

清代林佩琴在《类证治裁》中写道："胸痹，胸中阳微……阴乘阳位而为痹结也……胸痛彻背……阳微乃胸中宗气不足，阴弦指阴寒太盛，水饮内停。"这是对胸痹心痛病机的进一步阐释，"阳微乃胸中宗气不足"即指上焦阳气不足。心阳虚衰，心阳虚则会胸阳不振，阳虚则寒，寒凝经脉且缺少阳气推动导致气血流通不畅，一旦心之阳气不足则生内寒或阴寒实邪上乘阳位，久而"阴寒太盛，水饮内停"，出现胸闷气短甚则心痛、唇舌青紫、脉沉迟无力等阳虚寒盛之象。心阳虚即胸阳不振为发病之本，也是胸痹心痛产生的主要因素。清代喻昌也在《医门法律·中寒门》写道："胸痹心痛，然总因阳虚，故阴得乘之。"《诸病源候论》中也提到了心痛的两种病因：一是阳虚阴厥，二是诸脏虚受病，气乘于心。同样印证了心阳虚是胸痹心痛产生的主要因素。

衷中参西，胸痹心痛与西医中冠心病、心绞痛在症状、病因病机上相类似，现代中医学研究指出，"痰浊"和"血瘀"是动脉硬化的关键矛盾，相当于西医中动脉硬化的主要病因"脂质浸润和血小板聚集及血栓形成"。瘀血的形成多因寒邪侵袭，血受寒凝滞于经脉；或心气心阳亏虚推动无力，血液运化流动不利而产生。冠心病患者多老年发病，与年老体弱，阳气亏虚，心主血脉的功能异常有关。

李军等人研究发现，冠心病发病的危险证候要素为阳虚、气滞、痰浊、血瘀、气虚，在证候要素和病机变化上也同样佐证了心阳虚是胸痹心痛产生的主要因素，如冠状动脉的阻塞情况越严重，其冠状动脉粥样硬化心绞痛的病理特征也会发生变化，在痰浊热蕴之前首先是阳气的亏虚，继而发生阴虚、气虚，导致血流不畅，而产生寒凝、痰瘀、血瘀等病邪，久病后变成气血两虚，在病机转变上与"阳微阴弦"理论一致，虚证同样先产生阳虚，再经过阴虚→气虚→气、阴、阳均虚等一系列变化。

三、温阳法治疗胸痹心痛的临床应用

1. 历代医家温阳法治疗胸痹心痛经验

基于胸痹心痛阳微阴弦的基本病机，胸阳不振是发病之本，故在本虚标实的治则中，用加强补心之阳气及温心阳的温阳法多能取得较好疗效，方剂中也多用强心作用的温补药，如附子、干姜、桂枝、肉桂等。

《素问·调经论》曰："血气者，喜温而恶寒，寒则泣不能流，温则消而去之。"寒会导致气血滞涩流通不畅，温阳散寒可使气血顺利流行，后人治疗胸痹心痛时皆从此出发思考，以温阳为本。

东汉张仲景提出了"温通心阳"的治则，在《金匮要略》中总结出胸痹心痛的辨证论治，为后世奠定了基础。其在胸痹心痛的治疗上使用瓜蒌薤白半夏汤、人参汤、薏苡附子散等，均为温阳之方，其中"心痛彻背，背痛彻心"之胸痛使用乌头赤石脂丸，方中乌头、附子、蜀椒、干姜大辛大热之品，峻逐阴寒，速复心脾之阳气，与辛温之药相结合，可振奋心之阳气，减轻心痛，祛除阴寒之邪。

后世关于胸痹心痛的认识、治法也不断完善。如《圣济总录》中云："论曰胸痹之病，其脉阳微而阴弦……古方用理中汤。"方用干姜、人参、白术、甘草，温中散寒；明代楼英《医学纲目》用术附汤治寒厥心痛；孙思邈的《备急千金要方》用通气汤、细辛散、蜀椒散等辛热药物温通心阳。明清以后活血化瘀法开始广泛使用，温阳法使用不多，清代喻昌《医门法律》中提到"甚则用附子干姜，以消其阴，以胸痹非同他患"；也多用于胸痹心痛的重症急症，如《医门法律》"厥心痛，乃中寒发厥而心痛……急以术附汤温之"。

《吴佩衡医案》中用四逆汤合瓜蒌薤白汤加桂治疗胸痹心痛，患者每次发作时，心胸前区疼痛，像是有气郁结在胸中，严重时疼痛牵扯到肩背，无法进食饮水，急发时出现面色唇色发青，冷汗爆出，脉象迟弱，呼吸微弱，晕厥昏迷，命悬一线，故用天雄片（白附片）、干姜、上肉桂、甘草，并配以薤白、瓜蒌、公丁香，不应过早用补，应使心阳振奋，旺盛心气，故阴邪寒邪自行消散。

《范中林六经辨证医案选》中用桂枝去芍药加麻黄细辛

附子汤治疗太阳少阴胸痹，患者生产后阳气虚弱，寒邪、湿邪趁机逆僭清阳之位，导致真阳亏虚，用桂枝、芍药、细辛、附子等药，一方面可温通少阴，另一方面祛除太阳之邪，只有胸阳振奋，向上升举，血气运化顺利，寒邪痰凝方可解除。

2. 现代临床进展

现代药理研究证明，附子具有强心作用，可以对抗心律失常，对多种因素造成的心肌损伤具有保护作用等。附子与干姜、甘草等搭配使用可明显降低附子对人体的毒副作用，增加其疗效，人参对冠状动脉、脑血管、眼底血管有扩张作用。四逆汤是治疗冠心病心绞痛的经典药方，也是温阳法的常用方。与单独使用硝酸异山梨酯片相比，四逆汤对患者心绞痛症状的减轻、心功能改善以及红细胞膜 ATP 酶的活性提高均有一定优势，而四逆汤与西药联用在实验中疗效更佳。

范华昌等人通过研究发现，遵循张仲景《金匮要略》理论研发的参附注射液在心绞痛改善、射血分数改变及临床心功能改善等治疗效果上均有显著改善，且与对照组活血化瘀组相比疗效更为明显，也证实了益气温阳法对冠心病心绞痛及慢性心功能不全的疗效并不差于常规活血化瘀法，甚至更好。

张明雪、刘宁等人通过研究证实，温阳活血中药对于冠心病阳虚血瘀证大鼠有明显治疗作用，具体表现在降低血小板聚集率以及修复血小板结构改变。

四、温阳法治疗胸痹心痛的重要意义

胸痹心痛的基本病机是"阳微阴弦"，胸中阳虚，心气或心阳不足，阴寒之邪上乘，导致寒凝、气滞、痰阻于胸。心痛，心慌气短，胸闷，肢体逆冷，口唇暗紫，舌淡苔白，脉细涩等症状是胸痹心痛常见的临床表现，从症状上看，为阳气亏虚的虚寒表现，故温阳法为治疗胸痹心痛之大法，不可偏颇，且温阳法基于"阳微阴弦"理论，本虚标实，阳微为本，治病求本，温通心阳在临床上疗效颇佳。

部分学者认为，阳微阴弦是东汉时期的典型证候。明清之后各医家对胸痹心痛病机理论进一步补充完善，认为其关键病机为血瘀气滞理论，在治法方药上广泛使用活血化瘀方，如王清任《医林改错》"血府逐瘀汤"，并通过对胸痹的痰热蕴结证的研究发现，开始更多地运用寒凉药物，温阳法的应用相对之前减少。也有研究表明，古代治疗冠心病以温里扶正为主，而现代方剂则以益气活血为主。随着当代人生活和饮食方式的改变，患者可能从两汉时期的素体亏虚、正气不足，逐渐往实、热、痰体质上转变，增加活血祛邪药的使用；但是否也说明现代人对阳气重视不够，在胸痹心痛的辨证上过于呆板。《郑钦安医书阐释》说："目下市习，不辨阴阳，听说心不安宁，一味重在心血不足一边，故治之有效有不效。"此虽为治心动不安，但同样适用于胸痹心痛。本文目的并非排斥活血祛瘀之法，而是在于重视阳气与治疗中的阴阳之辨，未来临床上应更加细致地辨别病人是为阳虚或是血瘀，多灵活使用温阳法化裁古方，或与活血化瘀法联合使用，或配合西医药物使用，这对于指导现代临床提供了新思路。

参考文献

[1] 薛博瑜，吴伟.中医内科学 [M].北京：人民卫生出版社，2016：86-94.

[2] 马骏.胸痹心痛病证的古代文献研究与学术源流探讨 [D].北京：北京中医药大学，2003.

[3] 江明桑.中医诊治胸痹心痛证学术源流探讨及文献整理研究 [D].广州：广州中医药大学，2010.

[4] 胡冬裴.胸痹证治文献研究 [J].山东中医药大学学报，2005（1）：37-40.

[5] 孙晋营，孙绍周.从《金匮要略》探讨冠心病的证治 [J].山东中医药大学学报，1997（3）：25-28，81

[6] 田昕，李丹.从阳微阴弦探讨益气活血法治疗冠心病证治特点 [J].实用中医内科杂志，2007（1）：7.

[7] 国家中医药管理局科学技术司.国内外中医药科技进展 [M].上海：上海科学技术出版社，1994.

[8] 魏道祥.从阳微阴弦探析冠心病之证治 [J].上海中医药杂志，2004（12）：25-27.

[9] 毛德西.从"阳微阴弦"谈冠心病的证治轨范 [J].河南中医，1997（1）：5-7，63.

[10] 唐俊琪，董正华.医宗必读校注 [M].西安：三秦出版社，2004.

[11] 梅岩，张明雪.从"阳微阴弦"论治冠心病 [J].中医药学刊，2006（4）：683-684.

[12] 蔡竣杰.胸痹心痛证治文献整理研究 [D].广州：广州中医药大学，2014.

[13] 董巡，刘景峰，张琦，等.论扶阳理论在"心主血脉"方面应用 [J].辽宁中医药大学学报，2018，20（1）：161-163.

[14] 王阶，李军，姚魁武，等.冠心病心绞痛证候要素和冠脉病变的 Logistic 回归分析 [J].辽宁中医杂志，2007（9）：1209-1211.

[15] 郭纪涛.《金匮要略》胸痹篇祛邪方法探析 [J]. 新中医，2009，41（1）：108-109.

[16] 吴佩衡. 吴佩衡医案 [M]. 北京：人民军医出版社 .2009.

[17] 范中林医案整理小组. 范中林六经辨证医案选 [M]. 沈阳：辽宁科学技术出版社，1984.

[18] 陈荣昌，孙桂波，张强，等. 附子及其复方中药的药理作用研究进展 [J]. 中草药，2014，45（6）：883-888.

[19] 王永发. 四逆汤和消心痛单用或联用治疗冠心病心绞痛的比较研究 [J]. 心血管病防治知识（学术版），2017（10）：48-50.

[20] 钱之平，范华昌. 益气温阳法治疗胸痹心痛临床疗效观察 [J]. 中成药，2000（9）：35-37.

[21] 张明雪，刘宁，常艳鹏，等. 温阳活血中药复方对冠心病阳虚血瘀证大鼠血小板超微结构及聚集率的影响 [J]. 中国中医急症，2008（4）：503-504.

[22] 朱春临，李瑞菡，景瑞青，等. 中医药治疗冠心病的古今文献用药规律分析 [J]. 中西医结合心脑血管病杂志，2022，20（4）：586-591.

第 9 章 基于扶阳理论挖掘的心衰病临证探析

当前中国高血压、冠心病等心血管疾病患病率正在提高，而且伴随着人口老龄化的增多，心力衰竭的发病率也大幅提高，且临床病死率较高。重症患者存活不到一年，慢性心衰的五年存活率几乎与一些恶性肿瘤相同。心力衰竭严重危害病人的生命质量和人类的健康，已变成了一种严峻的公共卫生问题，也是当前心血管疾病研究的热门话题之一。

随着现代医学的迅速进展和对心力衰竭的进一步研究，一方面西医对其发病机制、诊断、治疗的研究已取得长足进步，治疗理念已由强心、利尿、扩血管即改变血流动力学异常，逐步转化为调控神经体液内分泌以及试图改变心肌异常。另一方面，目前虽然西药治疗有效性已比从前大大增强，但其发病率、死亡率和病残率却仍居高不下，以病死率为硬终点的研究也较少取得阳性结论。另外，目前介入和手术疗法的适应证也较少，西医治疗心衰病面临着许多问题而陷入瓶颈。中医药治疗心衰在控制症状、稳定病情、提高心功能，以及调节机体免疫功能、降低复发、改善预后、改善患者生活质量等方面有着特殊优势。

一、心衰的中医认识

心力衰竭（简称"心衰"）是指多种病因引起的心脏舒缩功能障碍，形成具有血流动力学异常和多种神经体液因子参与的、以心脏泵出的血液不能满足组织的需求为特征的临床综合征。临床表现为活动耐量受限，如乏力、呼吸困难以及液体潴留，如肺淤血、外周水肿。心力衰竭是各类心脏疾病的转归、重症和终末发展阶段，预后差。

1. 病名

心衰病临床上多表现为呼吸急促、呼吸困难、咳嗽、咳痰、咯血、眩晕、乏力、心悸、少尿、下肢可凹性水肿等。中医古籍中并没有关于心力衰竭的具体病名，古代医家对心力衰竭的认识主要归属于心咳、喘证、喘咳、心水、水肿、水病、瘀证、痰饮、心悸、惊悸、怔忡、心胀、胸痹、心痹等疾病范畴。

2. 病因病机

心衰病因主要是禀赋不足、内伤七情、饮食失节、用药失宜、过度劳逸、妇人胎产、外感六淫等。在心衰的病机上，古代医家大多认为是阳气亏虚，阴性病理产物积聚。现代医家对心衰病机的认识日趋深入，普遍观点认为心衰属本虚标实之证，本虚包含气虚、阳虚、阴虚，标实则属水饮、痰浊、血瘀，病变脏腑首先是心，与肺、脾、肝、肾相关，在疾病的不同时期，病变脏腑和主要证型都有所不同。现代医家观点的相异之处主要体现在辨证分型的细分上。

3. 辨证分型

中医的核心在于辨证论治，虽然普遍认为本虚标实为心衰的主要病机，但本虚包含气虚、阳虚、阴虚，标实包含水饮、痰浊、血瘀，同时还与五脏有关，而且疾病不同时期的病变脏腑和主要证型有所不同，另外又因该病病程漫长，病情复杂，中医辨证分型易受个人主观经验的影响，对其中医辨证分型及辨证论治的相关标准并没有充分统一。

4. 治疗法则

古代中医对心力衰竭的治疗多温阳利水，而近年中医学上关于心力衰竭的治疗多以"益气温阳，活血利水"为常用方法，兼以养阴，且以心为本，兼顾五脏。从古至今扶阳在心衰病的治疗中都占据很大地位。

二、扶阳理论学术特点

1. 扶阳学派的理论渊源及传承

扶阳思想起源于《周易》《内经》，发展于《伤寒杂病论》，之后又经过历代名医的扩充与发展，于清代由四川知名医家郑寿全发展形成了一个全面而成熟的学说理论与实践体系。

2. 扶阳学派的理论特点

(1)共识：其一，扶阳理论主张万病一气，辨证上要先区别阴阳，主张执简驭繁，治病求本，本于阴阳。其二，对阳虚阴虚问题，条分缕析，对阴阳病变的病理表现做出了分辨和总结。其三，认为阳主阴从，重视阳气，注重扶阳，尤重坎中一阳，并且详述君火、相火，还认为心火和肾火共同温煦后天脾胃的阳气，治法包括温阳、通阳、潜阳、温阳滋阴等，理法方药一脉贯承。其四，崇尚《伤寒》六经辨证，认为"万病不离伤寒""伤寒钤百病"，继承和发扬了《伤寒论》三阴证的学术思想和方法，突出了扶阳理论。另外对于心衰病，扶阳理论医家共识是认为心衰的主要病机为少阴心肾阳虚。

(2) 分歧：其一是对温阳药使用剂量和指证上的分歧。以使用附子剂量上的不同举例，卢派和吴佩衡主张使用60~250克的较大剂量；范中林通常使用3~120克；李可分为5个使用剂量等级；祝味菊通常用30克左右的较小剂量。其二为阳虚证扶阳是否夹用滋阴药物的分歧。一派主张纯用温热药，单刀直入，认为夹用滋阴药则滞碍，大多数扶阳理论医家都持这种观点。另一派主张加用滋阴药，如祝味菊、李可，但主张纯用温热药的范中林、吴佩衡在诸如疾病的善后治疗中也会偶尔使用滋阴药。其三是对阴虚证治法治则的分歧。一派是以卢崇汉、李可为典型代表的用阳化阴、阳生阴长思想，阴虚患者使用的扶阳药只要配伍适当就可致津液，通气化，从而发挥阳生阴长、生化无穷的功效。另一派是以吴佩衡、范中林、祝味菊为典型代表的阳虚扶阳、阴虚益阴思想。对于心衰病，扶阳理论医家主要分歧也体现在第一和第二点。

三、扶阳理论治疗心衰的临床应用

1. 心脏生理病理特性决定心衰治疗须重视扶阳

(1) 心属火：心在五行属火，对应于《周易》中的离卦，是阳中之阳脏、阳中之太阳，以阳气为用。心在胸中，两肺之间，膈膜之上，在位置上居高，属阳位。心与四时之夏相通应。心为君主，为五脏六腑之大主、生命之主宰。心主血脉，心阳能推动心脏搏动，温通全身血脉。心藏神，通明为用，心阳统领全身脏腑、经脉、形体、官窍的生理活动。古人常把心比之为人身之"日"，所以，重视扶阳在心病、心衰的临床治疗中具有重要价值。

(2) 心肾相关：心肾同属少阴，两脏交互作用，相互制约，以保证正常的生理活动。心属火，肾属水，水克火，若心病心阳亏虚，则肾水上凌，更伤心阳，形成恶性循环，故心病常为心肾阳虚、阴寒内盛。心肾相关的理论说明了心病、心衰更应重视扶阳法。

(3) 心病日久，渐入三阴：慢性疾患以阳虚者居多，久病及肾，因其日久多入三阴，少有实证热证。慢性病并不仅局限于心力衰竭，或者说是心血管疾病，其基本趋势多为阴盛阳衰，而这也正是扶阳法最多见的适应证。

2. 心衰的证型分布决定心衰治疗须重视扶阳

尽管心衰的临床证型错综复杂，且目前并没有建立统一的中医辨证分型标准，但是有部分资料表明在心衰的证型分布中，阳虚证在心衰晚期担任了主要角色，因此治疗心衰时应重视扶阳法的使用。例如，《慢性心力衰竭中西医结合诊疗专家共识》将心衰分成四大发展阶段，第四阶段为难治性终末心衰阶段，病情危重，多见阳虚水饮证。有的专家认为应当将心衰分为早中晚期，在早期常见心气虚，中期为瘀血阻滞，晚期为阳虚水泛；也有专家学者指出心肺气虚血瘀是心衰早期的基本证候，气阴两虚可见于心衰的不同时期，而阳虚水泛多发生于心衰的中后期。陈可冀认为心衰的早期通常为病位在心肺的气虚血瘀证，中期为病位在心脾的脾虚水湿证，晚期为病位在心肾的肾阳虚水泛证。

3.扶阳理论对心衰治疗的认识

用扶阳之法治疗心衰分为温阳、通阳、潜阳以及温阳滋阴。

(1)温阳法：人之阳气可分为上焦心肺之阳，中焦脾胃之阳，下焦肾命之阳。心、脾、肾是维系生命功能的轴心。心阳是生命之动力；脾阳是生命后天之本，中土生化并斡旋和调节五脏气机；肾阳为生命先天之本。心脾肾轴心正常运转，则升降出入不息，三焦通畅。心衰如从温扶心、脾、肾之阳论治，重补先天，兼顾后天，整体把握，综合治疗，可有效改善心衰患者的症状和体征。代表方剂为附子理中汤，其治疗心阳不足，火不生土而致脾阳虚弱，日久及肾最终成为心脾肾阳虚证。心脾肾阳虚则中气逆乱、心肾不交，用温中扶阳和温扶心肾之品，使得中气斡旋，心肾相交。同时由于长期心脾肾阳功能低下会减弱气血的生化，所以温阳法也常与补益气血和脾胃的药物相配合，如小建中汤、人参汤等。

心衰扶阳所扶之阳首为元阳。郑钦安先生指出："少阴乃水火交会之地，元气之根，人身立命之主也。"心为君火，肾为命火，互根互用，而下焦阳气才是身体阳气之起源，故人身体立命全在坎中一阳。心衰从心肾之阳论治是抓住了治疗的根本。代表方包括四逆汤、白通汤、大小回阳饮。其中最突出的特点是破格重用附子。扶阳派医家治阳虚证基本上方方不离附子，主张"凡一切阳虚诸证"均可使用，不要等到病至少阴方用，扩展了附子的使用范围。心衰病心肾阳虚，亡阳危证，急当回阳救逆，其他症状便可随阳升阴降而得以解决。吴佩衡指出在三阴寒化重症时，若挽得一分阳气，则有一分生机。李可老中医也主张危急之中救阳为先。

(2) 通阳法：通阳法是在温阳的基础上，结合散结导滞、活血化瘀及利水渗湿等药，使阳气宣通。该法适用于水湿痰浊等阴性病理产物，阻滞气机，郁遏阳气者。阳化气，阴成形，当心衰阳虚失温，气化不能，水湿痰浊等阴邪滞留不行、蓄积凝滞，导致心衰缠绵难愈。代表方有真武汤、苓桂术甘汤、五苓散、小青龙汤等。真武汤大剂温阳助火，引水归壑；五苓散、苓桂术甘汤温阳化气，利水降冲。有扶阳医家运用含麻黄的通阳方剂后有效治疗了重度心衰水肿，其原理为提壶揭盖，开宣肺闭，通调水道，下输膀胱，尿量迅速增多，水肿迅速消退而愈。

(3) 潜阳法：潜阳法是温阳的同时，配合"潜镇""引降""纳归""酸敛""调中""反佐"之法。本法适用于虚阳上浮之病症，常用于心衰见喘促气短或烦躁心悸的症状。心衰之喘多为虚喘，以肾元虚惫，精气内夺，失于摄纳为主。心衰之烦躁、心悸、奔豚等症状，多为阳虚阴盛，肾阳虚浮，冲动不安之故。治疗当以求本固元、潜阳为主。代表方有桂枝龙骨牡蛎汤、温氏奔豚汤、补坎益离丹、破格救心汤等。温氏奔豚汤方中砂仁、肉桂、沉香纳气归肾，温阳降逆，为潜阳治奔豚之专药；破格救心汤，在四逆汤温阳的基础上，重用山萸肉入肝滋阴酸敛固脱，并加入生龙牡、磁石重镇固脱；补坎益离丹，在重用附子及肉桂的基础上，加入蛤粉重镇浮阳，咸补肾阴使阳有所附，并加入姜草调中斡旋，自然浮阳因潜镇、阴敛、调中而合一矣。

(4) 温阳滋阴法：心衰日久，势必造成阳损及阴、阴损及阳，体用俱损，阴阳皆无力相互资生而致阴阳虚竭、两败俱伤，终成脱竭之势。此时运用温阳法往往不能达到温阳目的，当用温阳滋阴法以收效。代表方剂破格救心汤、补坎益离丹、桂附地黄丸等。破格救心汤加山茱萸补肝肾阴精、固脱敛散，与附子阳药共用达到阴阳生长之效。本方继承发扬了古圣先贤和近代中西医结合治疗心衰的成果，比以往治疗心力衰竭的方剂，更全面有效。经过临床的不断检验与大胆应用，在救治心衰垂危急症方面，能够泛应曲当，挽救生死于顷刻。另外，在心衰病处于阴阳俱虚阶段时，李翰卿认为附子应注意使用微量小剂，因其病虽以阳虚为主，但又有虚实寒热夹杂为患，稍予温热必热甚，稍以补益必邪炽，故以《内经》"少火生气、壮火食气"之法治之。

四、扶阳理论治疗心衰的意义和启示

本章从扶阳理论探究了心衰病的治疗。大量临床和实验都证明扶阳理论中的温阳法用于心衰治疗时，常会取得意想不到的效果，在危急时刻心阳将脱，可通过重剂温阳药救急。然而，心衰是各类心血管疾病发展至危重阶段和最终结局，其病程长、病理产物复杂、症状多变，心衰日久，心脏体用阴阳都遭到严重损伤，单纯运用温阳法治疗心衰有所不足，不全面考虑病机，从长远角度也不能起到很好的效果。徐勇等人认为用这些药物短期应急时具有一定的效果，但是长期治疗可能会加重心肌重构，从而提高患者远期的死亡率。扶阳理论医家在探索治疗心衰病时，也逐步丰富其认知，体会到单纯使用温阳法防治心力衰竭短期效果显著，而长期往往比较难获得很好的疗效，因此灵活运用通阳、潜阳、温阳滋阴等方法补充温阳法治疗心衰的不足，通过对治疗心衰的认识逐步深入，达成较前更好的治疗效果，后期李可的破格救心汤更突出了一点。这提示人们治疗心衰重视扶阳，也应该通过多方式，多手段叠加进行综合治疗并持续跟踪与随访，以实现从整体上提高心力衰竭病人的心脏功能和躯体机能水平，改善生命质量，减少死亡率。

参考文献

[1] 张志华，毛甜甜，陈达．汤一新治疗慢性腹泻经验 [J]．四川中医，2012，30（8）：14-15.

[2] 翟双庆，黎敬波．内经选读 [M]．5 版．北京：中国中医药出版社，2021.

[3] 杨照坤．泄泻病证的古今文献研究与学术源流探讨 [D]．北京：北京中医药大学，2008.

[4] 罗桂青，李磊．《伤寒论》六经辨证体系与《周易》哲学思想的理论渊源 [J]．河南中医，2013，33（1）：4-6.

[5] 盛全成，盛生宽《伤寒论》治病重阳气思想探析 [J]．江苏中医药，2017，49（9）：9-10.

[6]　王庆国 . 伤寒论 [M]. 北京：中国中医药出版社，2016.

[7]　南京中医学院 .《诸病源候论》校释 [M].2 版 . 北京：人民卫生出版社，2009.

[8]　吴生元 . 扶阳理论与临床实践 [M]. 北京：人民卫生出版社，2016：10-37.

[9]　李东垣 . 脾胃论 [M]. 靳国印，校注 . 北京：中国医药科技出版社，2019.

[10]　程传浩 . 脾胃论白话解 [M]. 郑州：河南科学技术出版社，2019.

[11]　陈梓越，李奕诗，蓝海 . 李东垣"阴火"理论探析 [J]. 中华中医药杂志，2017，32（6）：2389-2391.

[12]　苏麒麟，郑洪新 . 李东垣"阴火论"之理论内涵 [J]. 中国中医基础医学杂志，2016，22（1）：12-14.

[13]　刘云平 .《脾胃论》益气升阳理论及组方思维研究 [D]. 哈尔滨：黑龙江中医药大学，2013.

[14]　崔佳莹，许峰巍，杨振斅，等 . 李东垣论治泄泻理论探讨 [J]. 天津中医药，2019，36（5）：453-455.

[15]　朱绍祖 . 明清时期医学"四大家"的建构历程及其演变 [J]. 安徽史学，2019（1）：28-35，119.

[16]　闫石 .《景岳全书》脾胃学术思想研究 [D]. 济南：山东中医药大学，2011.

[17]　赵怀舟 . 李翰卿研究《伤寒论》学术特点初探 [J]. 山西中医，2012，28（5）：1-4.

[18]　徐勇，徐方镇 . 心脉隆注射液治疗慢性心力衰竭的临床疗效观察 [J]. 中西医结合心脑血管病杂志，2016，14（20）：2413-2414.

[19]　一帆 . 张介宾的温补学说及其辨证论治特点 [J]. 福建中医药，1962（4）：27，37.

[20]　张景岳 . 景岳全书 [M]. 北京：中国医药科技出版社，2011.

[21]　刘儒佳《景岳全书》治疗泄泻的组方配伍特点研究 [D]. 哈尔滨：黑龙江中医药大学，2020.

[22] 郑钦安. 医理真传 [M]. 北京：中国医药科技出版社，2016.

[23] 魏宁静. 郑钦安对《伤寒论》脾胃学术思想的继承与发展 [D]. 沈阳：辽宁中医药大学，2017.

[24] 宋科. "火神派"创始人郑钦安临证学术思想研究 [D]. 北京：中国中医科学院，2011.

[25] 腰向颖，王晓静，葛丽英. 郑寿全《医理真传》贵 "中" 思想浅探 [J]. 河北中医药学报，2015，30（2）：16–18.

[26] 郑钦安. 医法圆通 [M]. 北京：中国医药科技出版社.2016.

[27] 李颖飞，朱凌宇. 黄文东在治疗慢性泄泻方面对东垣学说的继承和发展 [J]. 江苏中医药，2017，49（2）：18–20.

[28] 佚名. 黄帝内经素问 [M]. 北京：人民卫生出版社，2012.

[29] 佚名. 灵枢经 [M]. 北京：人民卫生出版社，2012.

[30] 佚名. 注解伤寒论 [M]. 北京：人民卫生出版社，2012.

[31] 郑钦安. 医理真传 [M]. 唐步祺，阐译. 成都：巴蜀书社，1989.

[32] KOEHLER F, WINKLER S, SCHIEBER M, et al. Impact of remote telemedical management on mortality and hospitalizations in ambulatory patients with chronic heart failure：the telemedical interventional monitoring in heart failure study.[J]. Circulation：An Official Journal of the American Heart Association，2011，123（17）：1873–1880.

[33] 闫玲玲. 慢性心力衰竭中医证候及证候要素分布规律十年文献分析 [D]. 郑州：河南中医药大学，2016.

[34] 刘艳，陈丽云，章忱，等. 慢性心力衰竭中医证型的文献分析 [J]. 上海中医药大学学报，2008，22（4）：43–46.

[35] 孙政红. 扶阳学派辨治思路研究 [D]. 石家庄：河北医科大学，2011.

[36] 宋科. "火神派"创始人郑钦安临证学术思想研究 [D]. 北京：中国中医科学院，2011.

[37] 卢崇汉. 扶阳讲记 [M]. 北京：中国中医药出版社，2006：32.

[38] 张建伟. 浅析当代火神派学术思想差异 [J]. 中国中医基础医学

杂志，2013，19（12）：1385-1387.

[39] 范中林.范中林六经辨证医案选 [M].沈阳：辽宁科学技术出版社，1984.

[40] 祝味菊.伤寒质难 [M].福州：福建科技出版社，2005：58.

[41] 杨福龙.心系疾病应重视扶阳的理论思考 [J].中国中医药现代远程教育，2014，12（2）：11-13.

[42] 张存悌.火神派研究的现代意义（下）[J].辽宁中医杂志，2007，34（7）：987-988.

[43] 冠心病中医临床研究联盟，中国中西医结合学会心血管疾病专业委员会，中华中医药学会心病分会，等.慢性心力衰竭中医诊疗专家共识 [J].中医杂志，2014，55（14）：1258-1260.

[44] 王瑞，温速女，刘文林，等.中医治疗慢性心力衰竭研究进展 [J].按摩与康复医学，2018，9（7）：1-3.

[45] 王震.慢性心衰的中医临床辨治 [J].中西医结合心血管病电子杂志，2020，8（4）：162，171.

[46] 张艳，杨继，冯伟.中医药治疗慢性心力衰竭研究进展 [J].现代中西医结合杂志，2019，28（32）：3638-3641.

[47] 郑钦安.医理真传 [M].北京：中国中医药出版社，2004：15.

[48] 郑钦安.医法圆通 [M].2 版.周鸿飞，点校.北京：学苑出版社，2009：129.

[49] 吴佩衡.吴佩衡医案 [M].昆明：云南人民出版社，1979：52.

[50] 王云川，赵薇，杨勇，等.扶阳法治疗慢性心力衰竭 [J].中国中医药现代远程教育，2018，16（24）：61-62.

[51] 李可.李可老中医急危重症疑难病经验专辑 [M].太原：山西科学技术出版社，2004.

[52] 张存悌，吕海婴.唐步祺医案（上）[J].辽宁中医杂志，2008，35（4）：603-604.

附录部分

附录一 扶阳中土论创始人简介

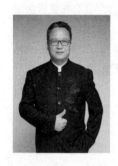

董学军，民间中医，火神派传人，"扶阳中土论"创始人，世界中医药学会联合会扶阳专业委员会副会长，中华中医药学会"扶阳与补土派学术传承与创新论坛"负责人，北京扶阳国际中医科学研究院院长，世中联青年中医工作委员会理事，中国老子文化研究院内蒙古分院副院长，中国老子文化研究院内蒙古分院养生院院长，清华大学老科委特聘中医专家。

得扶阳疗法精义，从医后研《伤寒杂病论》《脾胃论》等传统医典，认为《内经》五脏皆禀气于胃，胃气即为中气，五行中土为中心，中土可以灌四维，带动中气升降，溉五脏以保生命活力；纯理中不效，火不生土，即益火之源以生土，法以补中土气机运转，至五脏得保，元阳得建。由此提出"扶阳中土论"学说，治病立法重人身正气，深谙"有胃气则生，无胃气则死"之经旨，提出"明生死，明阴阳，明先后，明升降"。现已将"扶阳中土论"应用于内、外、妇、儿等多科疾病的诊治，对慢性肾病、癌症、免疫系统疾病及硬皮病等疑难杂症具有丰富的临床经验。

附录二 世界中医药学会联合会扶阳专业委员会简介

世界中医药学会联合会扶阳专业委员会成立于2022年7月，是世界中医药学会联合会的二级学术组织。孙永章主任医师、研究员担任首任会长，秘书处设在深圳国医传承医学研究院，目前有会员1000余人。

专委会立足传承创新扶阳医学，加大扶阳医学理论研究与人才队伍建设，推动扶阳医学创新与发展。以扶阳医学人才培养体系为依托，专注于强化自身独特技术，以中医扶阳法脉等技术实践为引领，实现扶阳医学学术的推进，助力于健康中国建设中医疗资源的丰富与优化。以扶阳医学学派发展为先导与典范，为当代中医药学派在新时代的传承、创新、发展探索新路径、新模式。挖掘与传承扶阳文化，发挥中医药在传承弘扬传统文化中的排头兵作用，向世界撒播扶阳文化火种。推进扶阳医学学术与文化联动与融合，助力构建具有中国特色的哲学学科体系、学术体系、话语体系。结合现代化信息技术、大数据等探索扶阳医学产业转化的路径，推动及优化相关产业链的循环与发展。

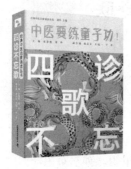
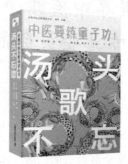
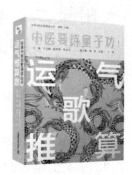

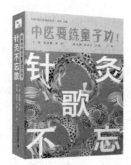
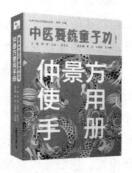
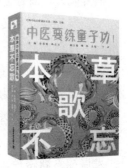

统一定价：29.80 元

> **不背一点书，**
> **是没有功夫可言的。**
>
> ——刘渡舟